福建省中等职业学校学生学业水平考试复习指导用书

# 学前儿童卫生保健

主 编：刘永萍 张 婕

U0216575

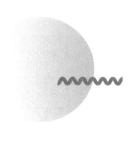

厦门大学出版社
XIAMEN UNIVERSITY PRESS
国家一级出版社
全国百佳图书出版单位

**图书在版编目（CIP）数据**

学前儿童卫生保健 / 刘永萍，张婕主编. -- 厦门 ：
厦门大学出版社，2023.6
福建省中等职业学校学生学业水平考试复习指导用书
ISBN 978-7-5615-9017-1

Ⅰ．①学… Ⅱ．①刘… ②张… Ⅲ．①学前儿童－卫
生保健－中等专业学校－教材 Ⅳ．①R175

中国版本图书馆CIP数据核字(2023)第099491号

出 版 人　郑文礼
策划编辑　姚五民
责任编辑　姚五民　　杨红霞
美术编辑　李夏凌
技术编辑　许克华

出版发行　厦门大学出版社
社　　　址　厦门市软件园二期望海路 39 号
邮政编码　361008
总　　　机　0592-2181111　　0592-2181406(传真)
营销中心　0592-2184458　　0592-2181365
网　　　址　http://www.xmupress.com
邮　　　箱　xmup@xmupress.com
印　　　刷　厦门金凯龙包装科技有限公司

开本　787 mm×1 092 mm　1/16
印张　20
字数　450 千字
版次　2023 年 6 月第 1 版
印次　2023 年 6 月第 1 次印刷
定价　52.00 元

本书如有印装质量问题请直接寄承印厂调换

厦门大学出版社
微信二维码

厦门大学出版社
微博二维码

# 编 委 会

## 主 编

刘永萍　张　婕

## 副主编

洪娇蓉　朱华锋　王月晓　陆　琳

## 参 编

陈灵颖　郑　菁　叶月珠　薛旻雪

汪舒怡　尹春雨　王春花

# 前　言

党的二十大报告指出："教育、科技、人才是全面建设社会主义现代化国家的基础性、战略性支撑。"培养什么人、怎样培养人、为谁培养人是教育的根本问题。育人的根本在于立德，我们教师应该全面贯彻党的教育方针，落实立德树人根本任务，培养德智体美劳全面发展的社会主义建设者和接班人。

本教材是针对福建省中等职业学校学业水平考试的复习指导用书之一，依据《福建省中等职业学校学业水平考试大纲》，结合福建省中职学校"学前儿童卫生保健"课程教学的实际情况编写而成，旨在帮助考生提升对学前儿童卫生保健知识的认知程度和运用知识分析问题、解决问题的能力，从而使学生达到职业岗位的基本要求。

本教材的编者都是具有多年一线教学经验的专家和骨干教师，具有多年指导学考的实践教学经验。教材分为概述、学前儿童生理特点及卫生保健、学前儿童的生长发育及健康评价、学前儿童的营养与膳食卫生、学前儿童常见疾病及预防、学前儿童意外事故的预防和急救、学前儿童的心理健康、托幼园所的卫生保健制度、托幼园所的环境卫生等 9 章。第二章至第九章紧扣"学前儿童卫生保健"课程考试大纲的要求，贴近教学实际，符合考试复习规律，每章都设有考纲要求、考点解析、考题解析和精编习题，帮助学生掌握每个章节的学习重难点。

本教材突出"精讲多练""讲练结合"，注重知识的系统化，强调实用性、实效性，有针对性地帮助考生加强练习，提高实战能力。

编　者

2023 年 2 月

# 目　录

# 第一章　学业水平考试概述

## 一、考试类别

中职学校学业水平考试分为合格性考试和等级性考试。合格性考试包括公共基础知识(含德育、语文、数学、英语、计算机应用基础)、专业基础知识、专业技能考试 3 个部分;等级性考试包括公共基础知识中的德育、语文、数学、英语和专业基础知识。

## 二、考试对象

福建省中等职业学校全日制学历教育学生(含高职院校招收的全日制中职学历教育学生)均须参加合格性考试,有升学意愿的学生还需参加等级性考试。

技工院校在校生和社会人员也可报名参加合格性考试和等级性考试。

## 三、考试组织

1.公共基础知识、专业基础知识考试,由省里统一组织。

2.专业技能考试由中职学校负责组织,学校应在每年 10 月底前将专业技能考试实施方案,报设区市教育局、平潭综合实验区社会事业局备案,省属中职学校报省教育厅备案。鼓励有条件的设区市教育局统一组织实施。

## 四、考试内容

### (一)公共基础知识考试

公共基础知识考试包括德育、语文、数学、英语、计算机应用基础 5 门课程,按照《福建省教育厅关于印发福建省中等职业学校学业水平考试大纲(修订)的通知》(闽教考〔2021〕1 号)执行。

### (二)专业基础知识考试

按专业进行,每个专业指定 1 门考试课程,考试内容按照《福建省教育厅关于印发福建省中等职业学校学业水平考试大纲(修订)的通知》(闽教考〔2021〕1 号)执行。

### (三)专业技能考试

按专业进行,考试内容以教育部《中等职业学校专业教学标准(试行)》为依据,由中职学校按照专业人才培养方案确定。

## 五、考试方式

### (一)公共基础知识考试

1.合格性考试。将德育、语文、数学、英语4门课程考试合并在一张试卷(公共基础知识综合卷Ⅰ),采取书面闭卷笔试方式,考试时长90分钟。计算机应用基础考试采取上机考试方式,考试时长60分钟。

2.等级性考试。将德育、语文、数学、英语4门课程考试合并在一张试卷(公共基础知识综合卷Ⅱ),采取书面闭卷笔试方式,考试时长60分钟。与合格性考试分卷分场举行。

### (二)专业基础知识考试

1.合格性考试。使用专业基础知识卷Ⅰ,采取书面闭卷笔试方式,考试时长90分钟。

2.等级性考试。使用专业基础知识卷Ⅱ,采取书面闭卷笔试方式,考试时长60分钟。与合格性考试分卷分场举行。

### (三)专业技能考试

专业技能合格性考试,采取现场实际操作或应用信息化综合实训平台等方式进行,具体考试方式、考试时长由中职学校根据实际确定。

## 六、考试时间

考试时间安排如下:

| 考试科目 | 考试时间 |
| --- | --- |
| 公共基础知识(计算机应用基础) | 每年6月 |
| 合格性考试:公共基础知识(德育、语文、数学、英语)综合卷Ⅰ<br>等级性考试:公共基础知识(德育、语文、数学、英语)综合卷Ⅱ | 每年6月 |
| 合格性考试:专业基础知识卷Ⅰ<br>等级性考试:专业基础知识卷Ⅱ | 每年6月 |
| 专业技能 | 每年12月 |

公共基础知识考试(计算机应用基础)安排在一年级下学期,公共基础知识考试(德育、语文、数学、英语)安排在二年级下学期,专业基础知识考试安排在二年级下学期,专业技能考试安排在三年级上学期。

## 七、成绩评定与使用

### (一)成绩评定

1.合格性考试。公共基础知识综合卷Ⅰ满分值 200 分,其中德育 40 分、语文 60 分、数学 60 分、英语 40 分;公共基础知识(计算机应用基础)满分值 100 分;专业基础知识卷Ⅰ满分值 150 分;专业技能满分值 100 分。

合格性考试各个科目根据原始成绩划定 5 个等级,由高到低分为 A、B、C、D、E,原则上 A 等级约 10%,B 等级约 35%,C 等级约 30%,D、E 等级约 25%,其中 E 等级为不合格,比例不超过 5%。合格性考试不合格的(不含缺考),由中职学校组织补考,补考通过的认定为 D 等级,仅用于毕业资格认定。补考方案由中职学校报设区市教育局、平潭综合实验区社会事业局备案后实施,省属中职学校报省教育厅备案。

2.等级性考试。公共基础知识综合卷Ⅱ满分值 100 分,其中德育 20 分、语文 30 分、数学 30 分、英语 20 分。专业基础知识卷Ⅱ满分值 100 分。

对于获得全国职业院校技能大赛一、二、三等奖和全省职业院校技能大赛一等奖的学生,合格性考试各个科目成绩认定为 A 等级;获得全省职业院校技能大赛二、三等奖的学生,专业基础知识、专业技能合格性考试成绩认定为 A 等级;获得全省职业院校技能大赛优秀奖的学生,专业基础知识合格性考试成绩认定为 B 等级,专业技能合格性考试成绩认定为 A 等级。技能大赛获奖学生合格性考试成绩等级认定仅作为毕业依据。有升学意愿的技能大赛获奖学生仍需参加合格性考试和等级性考试,有关升学照顾政策按照《福建省教育厅关于印发福建省高职院校分类考试招生改革实施办法的通知》(闽教学〔2019〕35 号)有关录取照顾政策执行。

### (二)成绩使用

合格性考试成绩作为评估中职学校办学质量重要依据,是中职学生毕业的依据之一。

公共基础知识(德育、语文、数学、英语)和专业基础知识的合格性考试、等级性考试成绩作为高职院校、应用型本科院校招收中等职业学校毕业生的依据之一。

附：

# "学前儿童卫生保健"课程考试大纲

本考试大纲以教育部《中等职业学校专业教学标准》为指导,结合我省中职学校"学前儿童卫生保健"课程教学的实际情况而制定。

# Ⅰ．考试目标与要求

"学前儿童卫生保健"课程主要考查学生对学前儿童卫生保健知识的认知程度和运用知识分析问题、解决问题的能力,使学生达到职业岗位的基本要求。具体要求如下:

1. 了解层次:要求对某一概念、知识内容,能够准确再认、再现,具有初步识别、辨认事实或正确描述对象基本特征的能力,即知道"是什么"。

2. 理解层次:要求对某一概念、知识内容,在了解基础上,能够深刻领会相关知识、原理、方法,并借此解释、推断、分析现象,辨明正误,即明白"为什么"。

3. 掌握层次:要求能够灵活运用相关原理、法则和方法,综合分析、解决实际问题,进行总结论述,与已有技能建立联系,即清楚"怎么办"。

# Ⅱ．考试范围与考核要求

## 一、学前儿童生理特点及卫生保健

1. 了解学前儿童卫生保健的概念;

2. 了解人体的基本形态、基本结构、基本生理特征和生理功能调节;

3. 掌握学前儿童八大系统和感觉器官的特点及卫生保健要求。

## 二、学前儿童的生长发育及健康评价

1. 了解生长、发育和成熟的概念;

2. 理解学前儿童生长发育的一般规律;

3. 了解影响学前儿童生长发育的因素;

4. 了解学前儿童健康检查的时间(《幼儿园工作规程》第19条);

5. 了解学前儿童生长发育的评价指标。

## 三、学前儿童的营养与膳食卫生

1. 了解营养、营养素的概念,营养素作用及营养与学前儿童生长发育的关系;

2. 了解能量的概念和幼儿热能的消耗;

3. 了解学前儿童所需六大类营养素的生理功能、组成、食物来源和缺乏症;

4. 掌握合理营养、平衡膳食的概念,理解学前儿童合理营养、平衡膳食的内容;

5. 理解学前儿童膳食特点,掌握膳食环境的创设;

6. 掌握学前儿童膳食配制的原则;

7. 了解学前儿童食物中毒的原因和预防措施;

8. 掌握学前儿童良好饮食习惯的培养。

### 四、学前儿童常见疾病及预防

1. 掌握传染病的概念、基本特征及其流行的三个环节。

2. 掌握传染病的预防措施。

3. 了解学前儿童几种常见传染病(流行性感冒、水痘、流行性腮腺炎、手足口病和急性出血性结膜炎)的病因和主要症状,掌握其护理方法和预防措施。

4. 学前儿童常见非传染性疾病:

(1)了解弱视、斜视、维生素 D 缺乏性佝偻病、缺铁性贫血、中耳炎的病因、主要症状、护理方法和预防措施;

(2)了解小儿肺炎、腹泻、龋齿、肥胖、痱子的病因和主要症状,掌握其护理方法和预防措施。

### 五、学前儿童意外事故的预防和急救

1. 掌握学前儿童常见意外事故发生的原因。

2. 理解学前儿童安全教育的内容。

3. 掌握幼儿园常规的安全措施。

4. 常用的急救技术:

(1)了解判断伤情轻重的依据及急救的原则;

(2)了解小外伤、动物咬伤、异物入体、急性中毒的种类和症状,掌握其处理方法和预防措施;

(3)了解烫伤、扭伤、脱臼、中暑、骨折、触电、溺水、晕厥的症状,掌握其处理方法和预防措施。

5. 常用的护理技术:

(1)掌握测体温、冷敷、热敷、止鼻血的方法;

(2)掌握喂药、滴眼药、滴鼻药、滴耳药的方法。

### 六、学前儿童的心理健康

1. 了解健康的概念和心理健康的标志;

2. 了解幼儿期恐惧、遗尿症、攻击性行为、说谎、口吃、习惯性阴部摩擦、多动症的表现,掌握其发生的原因和矫正方法;

3. 了解影响学前儿童心理健康的因素;

4. 掌握维护和促进学前儿童心理健康的措施。

## 七、托幼园所的卫生保健制度

1. 了解幼儿园生活制度的概念和制定生活制度的意义;
2. 掌握制定学前儿童生活制度的原则;
3. 掌握学前儿童一日活动的内容和各环节的卫生要求;
4. 理解幼儿健康检查制度、体格锻炼制度、卫生与消毒制度、信息收集制度的内容。

## 八、托幼园所的环境卫生

1. 理解幼儿园环境的概念;
2. 了解幼儿园户外环境、房舍的卫生要求;
3. 掌握幼儿园玩具、书籍、文具的卫生要求;
4. 掌握托幼园所精神环境的创设要求。

# Ⅲ. 考试形式与试卷结构

## 一、考试形式

1. 考试采用闭卷笔试形式;
2. 卷Ⅰ(合格性考试)满分为 150 分,考试时间为 90 分钟;
3. 卷Ⅱ(等级性考试)满分为 100 分,考试时间为 60 分钟。

## 二、内容比例

| 序号 | 内　　容 | 分值比例(约占)/% |
|---|---|---|
| 1 | 学前儿童生理特点及卫生保健 | 20 |
| 2 | 学前儿童的生长发育及健康评价 | 5 |
| 3 | 学前儿童的营养与膳食卫生 | 12 |
| 4 | 学前儿童常见病及预防 | 13 |
| 5 | 学前儿童意外事故的预防与急救 | 18 |
| 6 | 学前儿童的心理健康 | 10 |
| 7 | 托幼园所的卫生保健制度 | 15 |
| 8 | 托幼园所的环境卫生 | 7 |

## 三、考试题型

1. 卷Ⅰ(合格性考试)包括单项选择题和判断题;
2. 卷Ⅱ(等级性考试)包括简答题、论述题和案例分析题。

# 第二章　学前儿童生理特点及卫生保健

◎考纲要求

1. 了解学前儿童卫生保健的概念；
2. 了解人体的基本形态、基本结构、基本生理特征和生理功能调节；
3. 掌握学前儿童八大系统和感觉器官的特点及卫生保健要求；
4. 分值比例 20%。

## 考点 1　了解学前儿童卫生保健的概念

**考点解析**

学前儿童卫生保健是一门研究如何**保护**和**增进**学前儿童健康的学科。

**【记忆关键点】**

保护　增进　健康

**【考题解析】**

**一、判断选择题**

1.(2019 年真题)学前儿童卫生与保健是研究如何保护和增进幼儿健康的学科。
(　　)

A. 正确　　B. 错误

【参考答案】A

【解析】本题考查对学前儿童卫生保健概念的了解。此题表述正确,因此选 A。

2.(2020 年真题)学前儿童卫生保健是一门研究如何保护和增进幼儿生长发育的学

科。（　　）

    A．正确　　　　B．错误

【参考答案】B

【解析】学前儿童卫生保健是一门研究如何保护和增进学前儿童**健康**的学科，而不仅仅是**生长发育**，因此选 B。

# 考点2　了解人体的基本形态、基本结构、基本生理特征和生理功能调节

**考点解析**

## 一、人体的基本形态

人体从外形上分为头、颈、躯干、四肢四个部分。

人体结构由表及里分为皮肤、肌肉和骨骼等。

## 二、人体的基本结构

**(一)细胞**

细胞是人体形态、结构、生理功能与生长发育的基本单位。

细胞由细胞膜、细胞质和细胞核三部分组成。

**(二)组织**

组织是人体内由许多形态和功能相似的细胞和细胞间质组成的结构。

人体的组织根据形态功能的不同，可分为上皮组织、结缔组织、肌肉组织、神经组织四大类。

1．上皮组织

覆盖于人体表面和体内各种管腔壁的内表面，如被覆上皮、腺上皮，具有保护、吸收、分泌和排泄等功能。

2．结缔组织

种类很多，广泛分布于身体各部位，几乎遍布所有器官，如脂肪组织、肌腱、软骨组织、骨组织、血液和淋巴，具有连接、保护、支持等功能。

3．肌肉组织

按形态结构和功能的不同，分为平滑肌、骨骼肌和心肌三大类，具有收缩和舒张的功能。

4．神经组织

存在于脑、脊髓和周围神经系统中。神经元是神经组织的主要成分，具有感受刺激、传导神经冲动和整合信息的能力。神经对人体的各种生理功能具有调节作用。

（三）器官

器官是指不同组织经发育分化并互相结合构成特定形态和特定功能的结构。

（四）系统

在人体内若干功能和结构相近的器官，共同执行某一完整的生理功能而组成系统。

人体包含运动系统、呼吸系统、消化系统、排泄系统、循环系统、内分泌系统、神经系统和生殖系统八大系统。

## 三、人体的基本生理特征

人体具有新陈代谢、兴奋性、生殖等基本生理特征，其中新陈代谢是其他基本特征的基础。

（一）新陈代谢

新陈代谢是指人体与外界环境之间的物质和能量的交换，以及人体内物质和能量的转化过程。

（二）同化作用和异化作用

新陈代谢包括同化作用和异化作用。

1. 同化作用

是指人体不断从外界环境摄取营养物质，并把它转化成机体自身的物质并贮存能量。

2. 异化作用

是指机体把自身的物质不断进行分解，把分解产生的废物排出体外，并在物质分解时释放能量，供机体生命的需要。

学前儿童正处于生长发育期，同化作用一般大于异化作用。

（三）酶

人体的新陈代谢之所以能顺利进行是因为酶在起作用。人体如果缺乏酶或酶分泌不足，就会导致代谢紊乱，从而引发疾病。

## 四、人体的生理功能调节

人体的生理功能调节主要包括神经调节、体液调节和自身调节。

（一）神经调节

神经调节是指通过反射对各器官功能活动的调节，其特点是迅速、局限、短暂。

（二）体液调节

体液调节是由体内分泌腺所分泌的各种激素来完成。这些激素通过血液循环运送到全身各处，调节人体的新陈代谢、生长、发育、生殖等基本功能。

（三）自身调节

自身调节是指器官、组织、细胞不依赖于神经或体液调节而产生的适应性调节，范围较小且不灵敏，但仍有一定的意义。

【记忆关键点】

> 基本形态——头、颈、躯干、四肢
> 基本结构——细胞、组织、器官、系统
> 基本生理特征——新陈代谢、兴奋性、生殖
> 生理功能调节——神经调节、体液调节、自身调节

【考题解析】

## 一、单项选择题

1.(2019 年真题)人体形态、结构、生理功能与生长发育的基本单位是(　　)。

A. 细胞　　　　　B. 组织　　　　　C. 器官　　　　　D. 系统

【参考答案】A

【解析】本题考查对人体基本结构的了解。构成人体的基本单位是细胞,因此选 A。

2.(2021 年真题)人体的结构从简单到复杂的顺序是(　　)。

A. 器官—组织—细胞—系统　　　　　B. 细胞—组织—器官—系统

C. 组织—器官—细胞—系统　　　　　D. 系统—细胞—器官—组织

【参考答案】B

【解析】本题考查对人体基本结构的了解。细胞是构成人体的基本单位,许多细胞构成组织,不同组织发育分化构成器官,若干功能和结构相近的器官组成系统。因此选 B。

3.(2021 年真题)下列不是人体八大系统名称的是(　　)。

A. 淋巴系统　　　B. 神经系统　　　C. 生殖系统　　　D. 排泄系统

【参考答案】A

【解析】循环系统是八大系统之一,而淋巴系统属于循环系统,因此选 A。

4.(2022 年真题)能通过收缩、舒张来完成各种运动的组织是(　　)。

A. 上皮组织　　　B. 结缔组织　　　C. 肌肉组织　　　D. 神经组织

【参考答案】C

【解析】肌肉的收缩、舒张可完成各种运动,因此选 A。

5.(2022 年真题)脑垂体通过分泌生长激素来调节学前儿童的生长发育。这种调节机制属于(　　)。

A. 神经调节　　　　B. 情绪调节　　　C. 体液调节　　　　D. 自身调节

【参考答案】C

【解析】体液调节是由体内分泌腺所分泌的各种激素来完成的。因此选 C。

# 考点3　掌握学前儿童八大系统和感觉器官的特点及卫生保健要求

**考点解析一**

学前儿童运动系统的特点及卫生保健

运动系统由骨、骨连接和骨骼肌组成,具有保护、支持、运动等功能。人体的骨骼共有 206 块。

## 一、学前儿童运动系统的特点

### (一)柔软的骨

1. 学前儿童骨的构成及成分

(1)骨由骨膜、骨质和骨髓构成。学前儿童骨骼比较柔软、软骨多。

(2)**骨膜**较厚,血管丰富;骨受损后,愈合较成人快。

(3)**骨髓**全是红骨髓,具有造血功能。

(4)骨骼中含**有机物较多、无机物较少**,因此,骨的弹性大而硬度小,不易骨折,但受压后容易弯曲变形。

2. 学前儿童各部分骨组织的特点

(1)腕骨:新生儿时期的腕骨都是**软骨**。学前儿童手腕负重能力差,不要提拎较重的物品,也不宜长时间做运用手的精细动作。

(2)胸骨:要在 20～25 岁才能完成结合。维生素 D 缺乏、呼吸系统疾病以及不正确的坐姿都会影响学前儿童胸骨的发育。

(3)骨盆:尚未**定型**,要避免从高处向硬的地面上跳,特别是女孩,以免损伤骨盆的骨,影响骨盆的发育和成年后的生育功能。

(4)脊柱:学前儿童在胎儿期开始形成**骶曲**,2～3 个月开始抬头时出现**颈曲**,6～7 个月会坐时出现**胸曲**,10～12 个月开始行走时出现**腰曲**。学前儿童期四个生理弯曲尚未定型,要注意培养良好的体姿,预防脊柱变形。

(5)足弓:过于肥胖,走路、直立时间过长或负重过度,都可导致足弓塌陷,形成**扁平足**。

### (二)灵活的关节

1. **直接连接**:如颅骨。

2. **间接连接**:如关节。关节窝浅,关节附近的韧带较松,肌肉纤维比较细长,所以韧带的伸展性和活动范围比成人大,但关节牢固性较差,在外力作用下易发生脱臼。

**(三)易疲劳的骨骼肌**

1. 肌肉**重量**与体重比随年龄增长而增加。

2. **肌肉嫩、柔软,肌肉纤维**较细,**肌腱**宽而短。

3. 肌肉含水分相对较多,含蛋白质、脂肪、无机盐少,收缩力差,**力量和耐力**不足,容易疲劳或受损伤。

4. 新陈代谢旺盛,氧气供应充足,**疲劳恢复快**。

5. 神经系统的调节功能不强,所以肌肉的**力量和协调性**较差。

6. **大肌肉群**发育较早,**小肌肉群**发育较晚,**精细动作**不易掌握。

## 二、学前儿童运动系统的卫生保健

**(一)培养学前儿童正确的坐、立、行姿势**

学前儿童在坐立行走时应该有正确的姿势,即"坐有坐相、站有站相",不仅是为了美观,更是为了保证学前儿童身心健康发育。

1. 正确的坐姿:整个身体的姿势保持自然状态,上身正直,两肩同高,不驼背、不耸肩,胸部不要靠在桌子上,胸部脊柱不要向前弯,脚自然地放在地面上,小腿与大腿成直角。

2. 正确的立姿:头端正,两肩平,挺胸收腹,肌肉放松,双手自然下垂,两腿站直,两足并行,前略分开。

学前儿童应注意做到:头正、身直、胸舒、臂开、足安。

3. 正确的行姿:走路时,挺胸抬头,双眼平视前方,不弯腰驼背,不乱晃身子。

**(二)合理地组织体育锻炼和户外活动**

1. 体育和户外活动,可以促进全身的新陈代谢,加速血液循环,使肌肉更健壮有力。

2. 刺激骨的生长,使身体长高,并促进骨中无机盐的积淀,使骨更坚硬。

3. 户外活动时,接受空气的温度、湿度和气流的刺激,增强机体的抵抗力。

4. 适量接受太阳光的照射,可促进身体维生素 D 的合成以预防佝偻病。

**注意**:要根据学前儿童的年龄特点,选择运动方式及运动量,使学前儿童全身得到锻炼,但不宜开展拔河、长跑、踢球等剧烈运动,也不宜让学前儿童长时间站立。

**(三)保证充足的营养和睡眠**

1. 应供应充足的营养,让学前儿童多晒太阳,蛋白质、钙、磷、维生素 D 都能促进骨的钙化和肌肉的发育。

2. 保证充足的睡眠,促进学前儿童运动系统的正常生长发育。

**(四)衣服和鞋子应宽松适度**

1. 不宜穿过于紧身的衣服,以免影响血液循环。衣服应宽松适度,如过于肥大,则影响运动,易造成意外伤害。

2. 鞋的大小要合脚,鞋头应宽松,鞋腰要稍硬,鞋底要有一定高度(1～1.5 cm),但不宜穿高跟鞋。如果鞋过小则会影响足弓的正常发育。

3. 走路时不可过度负重,站立和行走时间不宜过长,以防形成扁平足。

**(五)注意安全,预防意外事故的发生**

1. 在组织活动时,要做好运动前的各项准备工作,避免用力过猛牵拉学前儿童手臂,否则容易导致脱臼和肌肉损伤。

2. 女孩不宜从高处向硬的地面上跳,以免髂骨、耻骨和坐骨发生移位,影响骨盆发育和成年后的生育功能。

3. 注意学前儿童不宜拎过重的东西,手做精细动作的时间宜短。

## 【记忆关键点】

厚骨膜 红骨髓 有机物多、无机物少
腕骨负重差 胸骨结合晚 骨盆未定型 生理弯曲 扁平足
关节窝浅 脱臼 肌肉嫩、柔软 水分 易疲劳 恢复快
大肌肉群发育较早 小肌肉群发育较晚 精细动作不易掌握
姿势 锻炼、户外 营养、睡眠 宽松适度 安全

## 【考题解析】

### 一、单项选择题

1.(2019年真题)根据幼儿腕骨生长发育的特点,幼儿园适宜开展的活动是(　　)。

A. 拔河活动　　　　　　　　B. 掰手腕活动

C. 长时间握笔画画　　　　　D. 练习扣纽扣

【参考答案】D

【解析】学前儿童腕骨负重能力差,不宜长时间用手做精细动作,因此选D。

2.(2019年真题)在外力作用下,幼儿容易发生脱臼的原因是(　　)。

A. 幼儿的骨膜比较厚,血管丰富

B. 关节窝较浅,关节牢固性较差

C. 关节附近的韧带较紧,伸缩性较差

D. 骨骼中有机物含量较多、无机物含量较少

【参考答案】B

【解析】学前儿童具有灵活的关节,但关节窝较浅,关节牢固性较差,易发生脱臼。因此选B。

3.(2020年真题)依据幼儿运动系统的特点,幼儿园不宜开展的活动是(　　)。

A. 韵律操　　　B. 滑滑梯　　　C. 荡秋千　　　D. 拔河

【参考答案】D

【解析】学前儿童关节窝较浅,关节牢固性较差,拔河易导致脱臼。因此选D。

4.(2021年真题)幼儿骨受损时愈合比成人快的原因是(　　)。

A. 骨骼较柔软,软骨多　　　　B. 骨膜较厚,血管丰富

C. 红骨髓少,黄骨髓多　　　　D. 骨骼有机物多、无机物少

【参考答案】B

【解析】骨膜较厚,血管丰富,对骨的生长及再生起重要作用。因此选 B。

5.(2021 年真题)下列可能导致幼儿扁平足的原因是( )。

A. 身体虚弱　　　B. 过度肥胖　　　C. 营养缺乏　　　D. 坐姿错误

【参考答案】B

【解析】学前儿童过度肥胖可导致足弓塌陷,形成扁平足。因此选 B。

6.(2021 年真题)下列关于幼儿运动系统的卫生保健措施,正确的是( )。

A. 幼儿可以长时间做精细的手部动作

B. 幼儿园可以组织幼儿开展拔河活动

C. 幼儿应穿平底鞋,鞋底不能有高度

D. 幼儿坐立行走时应该有正确的姿势

【参考答案】D

【解析】正确的坐立行走姿势,可以预防学前儿童脊柱变形,利于身心健康发育。因此选 D。

## 二、判断选择题

1.(2020 年真题)幼儿的骨膜比较厚,血管丰富,当幼儿骨受伤时,愈合的速度较成人慢。( )

A. 正确　　　　　B. 错误

【参考答案】B

【解析】由于学前儿童骨膜比较厚,血管丰富,且新陈代谢旺盛,所以骨伤愈合较成人快。因此选 B。

2.(2020 年真题)幼儿腕骨还没有钙化,负重能力较差,所以不宜提拎较重物品,但可以较长时间写字、画画。( )

A. 正确　　　　　B. 错误

【参考答案】B

【解析】学前儿童腕骨负重能力差,不宜长时间用手做精细动作。因此选 B。

3.(2020 年真题)在幼儿整个发育时期,都要注意培养幼儿良好的体姿,预防脊柱变形。( )

A. 正确　　　　　B. 错误

【参考答案】A

【解析】良好的体姿,可以预防学前儿童脊柱变形,利于身心健康发育。因此选 A。

4.(2020 年真题)幼儿肌肉中含水分较多,含蛋白质、脂肪、无机盐较少,收缩力较差,力量和耐力不足,容易疲劳或受损伤,且恢复速度慢。( )

A. 正确　　　　　B. 错误

【参考答案】B

【解析】由于学前儿童新陈代谢比较旺盛,氧气供应充足,疲劳后恢复比成人快。因此选 B。

5.(2020年真题)幼儿鞋的大小要合脚,鞋头应宽松些,鞋腰要稍硬,鞋底要有一定高度(1~1.5 cm)。(　　)

A. 正确　　　　　　　B. 错误

【参考答案】A

【解析】学前儿童的鞋子应宽松适度,如果鞋过小会影响足弓的正常发育,因此选 A。

### 考点解析二

学前儿童呼吸系统的特点及卫生保健

呼吸系统由呼吸道和肺组成。

上呼吸道:鼻、咽、喉。

下呼吸道:气管、支气管。

肺:气体交换的场所。

## 一、学前儿童呼吸系统的特点

### (一)鼻

是呼吸道的起始部分,是保护肺的第一道防线。

1. 鼻腔窄小,鼻毛细致,不能阻挡灰尘和细菌,易堵塞患上呼吸道感染。

2. 鼻泪管特别短,鼻部炎症会影响耳、咽、眼等,引起中耳炎、泪囊炎、扁桃体炎。

### (二)咽

是呼吸道与消化道的共同通道。

咽部相对狭小且垂直,咽鼓管较短并且呈水平位,易患中耳炎。

### (三)喉

是呼吸道最狭窄的部分,也是发音器官。

1. 喉腔狭窄,软骨柔软,黏膜柔嫩,血管和淋巴组织丰富,有炎症时易发生梗阻而致吸气性呼吸困难。

2. 声带不够坚韧,声门肌肉容易疲劳,发音时间过长、发音不得法,或经常哭闹,均可使声带增厚,声音嘶哑。

### (四)气管、支气管

气管上接喉的下方,下端在胸腔内分为左、右支气管。

1. 气管、支气管软骨柔软,缺乏弹力组织。

2. 黏膜柔嫩,纤毛运动差,黏液分泌少,不易清除外来微生物,易发生感染。

3. 气管管腔较小,有炎症后易引起水肿、充血而导致阻塞,引起呼吸困难。

4. 气管位置较成人高,右侧支气管较直,支气管异物以右下肺为多见。

### (五)肺

是呼吸系统的主要器官,是气体交换的场所。

1. 肺组织发育尚未完善,肺泡数量少,弹力组织发育较差,气体交换面积不足,间质发育良好,血管组织丰富,因此学前儿童肺含气量少而含血量多,容易感染。

2. 呼吸表浅,肺容量相对较小,所以年龄越小,呼吸频率越快。

## 二、学前儿童呼吸系统的卫生保健

### (一)培养学前儿童良好的卫生习惯

1. 养成用鼻呼吸的习惯,充分发挥鼻腔的保护作用。

2. 不用手挖鼻孔,以防鼻腔感染或鼻出血。

3. 学会正确擤鼻涕的方法:轻轻捂住一侧鼻孔,擤完,再擤另一侧。

4. 养成打喷嚏时用手帕捂住口、鼻,不随地吐痰,不蒙头睡觉等好习惯。

### (二)保持室内空气新鲜

新鲜的空气里病菌少并含有充足的氧气,促进人体的新陈代谢,有利于学前儿童呼吸系统健康,使其情绪饱满,心情愉快。

### (三)加强体育锻炼和户外运动

1. 可以加强呼吸肌的力量,促进胸廓和肺的正常发育,增加肺活量。

2. 提高学前儿童呼吸系统对疾病的抵抗力,降低呼吸道疾病的发病率。

**注意点**:组织学前儿童进行体育锻炼,做体操、跑步时,应注意配合动作,自然而正确地加深呼吸,使肺部充分吸进氧气,排出二氧化碳。

### (四)保护学前儿童声带

1. 教师应选择适合学前儿童音域特点的歌曲和朗读材料,每句不要太长,音调不要过高或过低,唱歌或朗读的过程中要适当安排休息,以防声带过分疲劳。

2. 要避免学前儿童大声唱歌或喊叫,鼓励他们用自然、优美的声音唱歌、说话,成人与学前儿童说话不要太大声,要教会学前儿童听到过大的声音时捂耳或张口。

3. 当学前儿童咽部有炎症时,应减少发音,直至完全恢复。

### (五)严防异物进入呼吸道

1. 培养安静进餐的习惯,吃饭时不哭笑打闹,不边吃边玩,以免将食物呛入呼吸道。

2. 年龄小的孩子吃东西不能整吞,以免食物滑入气管,引起气管堵塞,造成生命危险。

3. 不要让学前儿童玩扣子、硬币、玻璃球、豆类等小东西,教育他们不把小物品放入鼻孔。

【记忆关键点】

鼻:鼻腔狭窄　鼻毛细致　上呼吸道感染　鼻泪管短　中耳炎　泪囊炎　扁桃体炎

咽:咽鼓管较短呈水平位　中耳炎

喉:狭窄　柔嫩　呼吸困难　声带不坚韧　疲劳

气管、支气管:感染　呼吸困难　右下肺

肺:含气量少　含血量多　易感染　呼吸频率快

卫生习惯　空气清新　体育锻炼　户外活动　保护声带　严防异物

【考题解析】

## 一、单项选择题

1.(2019年真题)保护肺的第一道防线是(　　)。

A. 鼻　　　　　　　B. 咽　　　　　　　C. 喉　　　　　　　D. 气管

【参考答案】A

【解析】鼻是呼吸道的起始部分,是保护肺的第一道防线。因此选A。

2.(2019年真题)幼儿的咽部相对狭小且垂直,咽鼓管较短且呈水平位,因此容易患(　　)。

A. 咽喉炎　　　　　B. 中耳炎　　　　　C. 鼻炎　　　　　　D. 气管炎

【参考答案】B

【解析】因咽鼓管与中耳鼓室相通,学前儿童咽鼓管较短且呈水平位,所以易患中耳炎。因此选B。

3.(2020年真题)下列与幼儿易患感冒无关的生理特点是(　　)。

A. 幼儿鼻腔窄小,鼻毛细致　　　　B. 幼儿淋巴系统发育较快

C. 幼儿肺含气量少而含血量多　　　D. 幼儿皮肤调节体温的能力较差

【参考答案】B

【解析】淋巴系统属于循环系统,感冒是呼吸系统疾病。因此选B。

4.(2021年真题)下列关于幼儿肺的特点,表述正确的是(　　)。

A. 肺含血量少　　　　　　　　　　B. 肺泡数量少

C. 肺组织发育已经完善　　　　　　D. 肺的弹力组织发育较好

【参考答案】B

【解析】学前儿童肺组织发育尚未完善,肺泡数量少,弹力组织发育较差,肺含气量少而含血量多。因此选B。

5.(2020年真题)严防异物进入幼儿呼吸道的正确做法是(　　)。

A. 允许幼儿吃果冻时整吞

B. 允许幼儿吃饭时嬉笑打闹

C. 进食时可以惊吓、逗乐、责骂幼儿

D. 教育幼儿不能将豆类、花生、瓜子等小物品放入鼻孔

【参考答案】D

【解析】学前儿童喜欢将豆类、花生、瓜子等小物品放入鼻孔,成人的教育可以防患于未然,避免意外事故的发生。因此选D。

6.(2021年真题)下列关于幼儿呼吸系统的卫生保健措施,错误的是(　　)。

A. 培养幼儿安静进餐的习惯　　　　B. 室内经常开窗,通风换气

C. 朗读或唱歌时音调不要过高或过低　　D. 擤鼻涕时把鼻孔全捂上使劲地擤

【参考答案】D

【解析】正确擤鼻涕的方法是:轻轻捂住一侧鼻孔,擤完,再擤另一侧。因此选 D。

## 二、判断选择题

1.(2019 年真题)幼儿的声带坚韧,声门肌肉不易疲劳,幼儿可以随意大声唱歌或喊叫。( )

A. 正确 B. 错误

【参考答案】B

【解析】学前儿童声带不够坚韧,声门肌肉容易疲劳,随意大声唱歌或喊叫会导致声带增厚,声音嘶哑。因此选 B。

2.(2020 年真题)教师应鼓励幼儿用自然、优美的声音唱歌和说话。( )

A. 正确 B. 错误

【参考答案】A

【解析】学前儿童用自然、优美的声音唱歌和说话,能保护声带。因此选 A。

### 考点解析三

学前儿童循环系统的特点及卫生保健

## 一、学前儿童循环系统的特点

**(一)血液循环系统**

是一个密封的、连续性的管道系统。

1. 血液(由血浆和血细胞组成)

(1)年龄越小,**血液量**相对越多。

(2)血液中**血浆**含水分较多,含凝血物质较少,出血时血液凝固得较慢。

(3)**红细胞**含血红蛋白的数量较多,有强烈的吸氧性,利于新陈代谢。

(4)**中性粒细胞**较少,淋巴细胞较多,抵抗疾病能力较差,易感染疾病。

2. 心脏(是血液循环的动力器官)

(1)心脏的**体积**比例相较成人大。

(2)年龄越小,**心率**越快。

(3)心率不稳定,**脉搏**节律不齐,10 岁左右才较稳定。

(4)脉搏易受内外因素的影响,应在安静时测量脉搏。

3. 血管(动脉、静脉、毛细血管)

(1)血管**内径**较成人粗,毛细血管丰富,血流量大,供氧充足。

(2)血管比成人短,血液在体内循环一周所需时间短,利于生长发育和消除疲劳。

(3)年龄越小,**血压**越低。

**(二)淋巴系统**

血液循环的辅助系统,含淋巴管、淋巴结、扁桃体。

1. 淋巴系统发育较快,淋巴结防御和保护功能比较显著,常有**淋巴结肿大现象**。

2. 扁桃体在 4～10 岁时发育达到高峰,14～15 岁开始退化,常有**扁桃体炎**。

3. 幼儿园经常检查学前儿童的淋巴结和扁桃体,以便及时发现异常,尽早治疗。

## 二、学前儿童循环系统的卫生保健

### (一)保证营养,防止贫血

学前儿童血液总量增加较快,合成血红蛋白需以铁和蛋白质为原料,缺乏铁可导致**缺铁性贫血**。缺少维生素 $B_{12}$ 和叶酸可导致**营养性巨幼红细胞贫血**。应纠正学前儿童挑食、偏食的毛病,适当增加含**铁**和**蛋白质**较为丰富的食物。

### (二)合理安排学前儿童一日活动

注意动静交替,劳逸结合,养成按时睡觉的习惯,减轻**心脏负担**。

### (三)组织体育锻炼,增强体质

组织学前儿童参加适合年龄特点的体育锻炼和户外活动,可促进血液循环,增强**造血功能**,使心肌粗壮结实,收缩力加强,提高心肌的工作能力,增强**心脏的功能**。应注意以下几点:

1. 对不同年龄、不同体质的学前儿童应**安排**不同时间、不同强度的活动。

2. **避免**长时间的剧烈活动以及要求憋气的活动。

3. 运动前做好**准备**活动,结束时做**整理**活动,剧烈运动时不可立即停止。

4. 剧烈运动后**不宜**立刻饮大量的开水,出汗过多**可喝**少量的淡盐开水。

### (四)学前儿童的衣着要宽大舒适

窄小的衣服会影响血液的流动和养料、氧气的供给,因此学前儿童的衣服应宽大舒适,以保证**血液循环**的畅通。

### (五)要预防传染病和放射性污染

1. 学前儿童血液中含吞噬细菌作用的白细胞较少,所以抗病能力差,易患传染病。要关心学前儿童的起居和活动,预防各种传染病。

2. 生病发烧时一定要卧床休息,以减轻身体负担。

3. 某些药物和放射性污染会危害学前儿童的造血器官,也要注意预防。

### (六)预防动脉硬化应始于学前儿童

1. 预防动脉硬化关键在一个"早"字,要帮助学前儿童形成有利健康的**饮食习惯**。

2. 学前儿童膳食应控制胆固醇和饱和脂肪酸的摄入量,宜少盐,口味"淡"。

### (七)避免刺激

过度或突然的刺激,会影响学前儿童身体各器官的正常功能,所以,要提供轻松、和谐的生活环境。

## 【记忆关键点】

血液:血液量　凝血物质　血红蛋白　中性粒细胞　淋巴细胞
心脏:体积比例　心率　脉搏
血管:内径粗　血流量大　血管短　循环时间短　血压低
淋巴系统:发育较快　淋巴结肿大　扁桃体炎
卫生保健:营养　一日活动　锻炼　衣着　传染病　动脉硬化　刺激

## 【考题解析】

### 一、单项选择题

1.(2019年真题)血液循环系统是一个密封、连续性的管道系统,其组成包括血液、心脏和(　　)。

A. 血管　　　　　　B. 胰腺　　　　　　C. 脾脏　　　　　　D. 肝脏

【参考答案】A

【解析】血液循环系统由血液、心脏和血管组成,因此选 A。

2.(2020年真题)幼儿出血时,血液凝固速度比成人慢的原因是(　　)。

A. 血液中血浆含水分较多,含凝血物质较少

B. 血液中红细胞含血红蛋白的数量较多

C. 血液中白细胞数量与成人接近,中性粒细胞较少

D. 血管较成人短,血液在体内循环一周的时间较短

【参考答案】A

【解析】学前儿童血液中血浆含水分较多,含凝血物质较少,所以出血时血液凝固得较慢。因此选 A。

3.(2020年真题)幼儿心率比成人快的原因是(　　)。

A. 血管内径相对较成人粗

B. 血管壁较薄、弹性小

C. 心脏收缩的节律不稳定

D. 心肌薄弱、心腔小、心排出量少,且新陈代谢旺盛

【参考答案】D

【解析】学前儿童心肌薄弱、心腔小、心排出量少,且新陈代谢旺盛,身体需要更多的血液供给,所以心脏每分钟搏动的次数多,即心率快。因此选 D。

4.(2019年真题)下列关于幼儿血液循环系统特点表述错误的是(　　)。

A. 幼儿年龄越小,血液量相对越多

B. 幼儿心肌薄弱、心腔小、心排出量少

C. 幼儿年龄越小,心率越慢

D. 幼儿出血时,血液凝固得较慢

【参考答案】C

【解析】年龄越小,心率越快,因此选 C。

5.(2021年真题)下列关于幼儿血液循环系统特点的表述,错误的是(　　)。

A. 幼儿血液凝固得比成人快

B. 幼儿每分钟心跳的次数多

C. 幼儿的脉搏易受各种内外因素的影响

D. 幼儿血液在体内循环一周所需的时间短

【参考答案】A

【解析】学前儿童血液中血浆含水分较多,含凝血物质较少,出血时血液凝固得较成人慢。因此选 A。

6.(2022年真题)给婴幼儿按压止血时,医生总会特别交代要多按压一会儿。这是因为学前儿童(　　)。

A. 心跳频率比成人快　　　　　　　B. 血流量大,供氧充足

C. 血液量相对比成人多　　　　　　D. 血液中含凝血物质较少

【参考答案】D

【解析】学前儿童血液中血浆含水分较多,含凝血物质较少,出血时血液凝固得较成人慢。因此选 D。

## 二、判断选择题

1.(2021年真题)幼儿年龄越小,血液量相对越少。(　　)

A. 正确　　　　　　B. 错误

【参考答案】B

【解析】幼儿年龄越小,血液量相对越多。因此选 B。

2.(2020年真题)幼儿年龄越小,血压越高。(　　)

A. 正确　　　　　　B. 错误

【参考答案】B

【解析】幼儿年龄越小,血压越低。因此选 B。

3.(2019年真题)幼儿血液中中性粒细胞较少,淋巴细胞较多,所以幼儿对疾病的抵抗力较差,易感染疾病。(　　)

A. 正确　　　　　　B. 错误

【参考答案】A

【解析】中性粒细胞对机体防御和保护功能较强,而淋巴细胞防御功能较差。因此选 A。

**考点解析四**

> 学前儿童消化系统的特点及卫生保健

消化系统由消化管和消化腺组成。

消化管包括口腔、食管、胃、小肠、大肠和肛门。

消化腺包括大消化腺（大唾液腺、肝脏、胰腺）、小消化腺（小唾液腺、胃腺和肠腺）。

## 一、学前儿童消化系统的特点

### (一)牙

人体最坚硬的器官。

1. 学前儿童2岁半左右出齐20颗乳牙,6岁左右开始,乳牙先后脱落,逐渐换上恒牙。

2. 乳牙因牙釉质薄,牙本质松脆,易生**龋齿**。

3. 乳牙是学前儿童的主要**咀嚼器官**。

4. 乳牙的**生理功能**:帮助消化和营养的吸收、刺激颌骨的正常发育、诱导恒牙的正常萌出及发育。

### (二)食管

1. 婴幼儿食管呈漏斗状,弹性组织及肌肉组织发育不成熟,控制能力差,容易**溢奶**,常发生胃食管反流。

2. 学前儿童食管比成人短而窄,管壁较薄,黏膜柔嫩,易受**损伤**。

### (三)胃(消化道中最膨大的部分)

胃容量较小,胃黏膜血管丰富,胃壁肌肉发育不完善,伸展性和蠕动功能较差,胃液分泌量较成人少且酶活力低,**消化能力**较弱。

### (四)肠

消化管中最长的一段,是消化食物、吸收养料最重要的部分。

1. 肠的总长度相对比成人长,肠黏膜发育较好,**肠道吸收能力比消化能力强**。

2. 肠壁肌肉组织和弹性组织发育较差,肠蠕动能力比成人弱,容易**便秘**。

3. 肠的位置不稳定,结肠与后壁固定差,易发生**肠套叠**,**脱肛**等疾病。

### (五)唾液腺

1. 学前儿童唾液腺在**出生时**已形成,但分泌唾液少,口腔较干燥。

2.3～6个月唾液腺发育完善,但这时学前儿童还没有吞咽大量唾液的习惯,唾液往往流到口腔外面,出现"生理性流涎"。

### (六)肝脏

人体最大的消化腺。

1. 学前儿童肝脏相对较大。

2. 学前儿童肝脏分泌胆汁较少,脂肪消化吸收能力差。

3. 学前儿童肝脏**糖原**贮存少,受饿易低血糖。

4. 学前儿童肝细胞和肝功能不成熟,肝脏的**解毒能力**差,严防食物中毒和药物中毒。

（七）胰

幼儿期胰腺不发达,胰液及消化酶分泌少,对淀粉和脂肪的消化能力较弱,易受炎热天气及疾病影响而被抑制,导致**消化不良**。

## 二、学前儿童消化系统的卫生保健

（一）保护牙齿

1. **预防龋齿**,定期检查。注意少吃甜食,吃甜食后及时漱口或刷牙,并定期检查牙齿,每半年检查一次。

2. 做好口腔卫生首要的是养成学前儿童早晚刷牙、饭后漱口的习惯。宜选择头小、刷毛较软较稀的儿童牙刷。从 2 岁开始即应逐渐养成早晚刷牙的习惯。

3. 勤于咀嚼,不吃过冷过热的食物。要常吃含纤维素较多的食物。

4. 纠正某些**不良习惯**。不允许吸吮手指、托腮、咬下嘴唇、咬手指甲、咬其他硬物等,以防牙列不齐。

（二）建立合理的饮食制度,培养良好的卫生习惯

1. 少吃多餐,养成定时定量进餐的习惯。

2. 饭菜要新鲜,无污染,营养要丰富且易于消化。

3. 注意饮食的清洁卫生,防止病从口入。

4. 培养细嚼慢咽、不吃汤泡饭、少吃零食及不挑食的好习惯。

5. 饭后擦嘴、漱口,吃完零食及时漱口,不边吃边说笑,不边玩边吃零食。

（三）饭后不做剧烈运动

饭前进行较安静的室内活动,饭后宜轻微活动。不宜立即午睡,最好散步 15～20 分钟再午睡。

（四）培养学前儿童定时排便的习惯

1. 养成定时排便的习惯,最好在早饭后排便,不要憋着大便,以防形成习惯性便秘。

2. 要经常参加运动,多吃蔬菜、水果,搭配粗粮,多喝开水,预防便秘。

【记忆关键点】

乳牙:2 岁半　20 颗　釉质薄　本质松脆　龋齿

食管:短　窄　薄　柔嫩　易损伤

胃:胃容量　胃黏膜　胃壁肌肉　伸展性　蠕动功能　消化能力弱

肠:总长度　吸收能力　肠的位置　肠套叠　脱肛

唾液腺:生理性流涎

肝脏:较大　胆汁　低血糖　解毒能力

胰:消化酶较少　消化不良

卫生保健:保护牙齿　饮食制度　饭后运动　定时排便

【考题解析】

一、单项选择题

1.（2021年真题）下列保护幼儿牙齿的措施,表述正确的是（　　）。

A. 早晚刷牙,饭后漱口　　　　　　B. 允许幼儿托腮、咬下嘴唇

C. 每年检查一次牙齿　　　　　　　D. 多吃含纤维素较少的食物

【参考答案】A

【解析】做好口腔卫生首要的是养成学前儿童早晚刷牙、饭后漱口的习惯。托腮、咬下嘴唇是不良习惯,牙齿应每半年检查一次,多吃含纤维素较多的食物。因此选A。

2.（2019年真题）幼儿每天膳食在保证正常三餐外,两餐之间还应有点心。这主要是因为幼儿（　　）。

A. 胃呈水平状态　　　　　　　　　B. 胃的容量较小

C. 肠的吸收能力差　　　　　　　　D. 乳牙咀嚼功能差

【参考答案】B

【解析】学前儿童胃容量较小,消化能力较弱,宜少吃多餐。因此选B。

3.（2022年真题）肝脏属于哪个系统?（　　）

A. 消化系统　　　B. 循环系统　　　C. 内分泌系统　　　D. 排泄系统

【参考答案】A

【解析】肝脏是人体最大的消化腺。因此选A。

4.（2020年真题）下列关于幼儿消化系统生理特点的表述,正确的是（　　）。

A. 幼儿胰腺很发达,胰液及消化酶的分泌较多,对淀粉类的消化能力较强

B. 幼儿胃黏膜血管丰富,胃壁肌肉发育不完善,伸展性和蠕动功能较差

C. 幼儿肠蠕动能力比成人强,粪便中的水分不易被吸收,故不易便秘

D. 幼儿肝脏相对较大,分泌的胆汁较多,所以对脂肪类的消化吸收能力较强

【参考答案】B

【解析】幼儿胰腺很不发达,肠蠕动能力比成人弱,肝脏相对较大,但分泌的胆汁较少。幼儿胃黏膜血管丰富,胃壁肌肉发育不完善,伸展性和蠕动功能较差。因此选B。

5.（2021年真题）下列关于幼儿消化系统特点的表述,错误的是（　　）。

A. 婴幼儿4～10个月时出牙　　　　B. 乳牙的牙釉质薄,牙本质松脆

C. 幼儿肠的消化能力比吸收能力强　　D. 婴幼儿的胃容量随年龄的增长逐渐增大

【参考答案】C

【解析】学前儿童肠的吸收能力比消化能力强,这有利于生长发育。因此选C。

6.（2019年真题）幼儿消化系统的卫生保健工作正确的是（　　）。

A. 饭后剧烈运动促进消化

B. 允许幼儿随时进餐

C. 多吃高热量、高脂肪类的食物

D. 建立合理的饮食制度,培养良好的卫生习惯

【参考答案】D

【解析】学前儿童饭后不宜做剧烈运动,饮食要定时定量,多吃蔬菜、水果。因此选 D。

## 二、判断选择题

1.(2019 年真题)幼儿乳牙的牙釉质薄,牙本质松脆,容易龋齿。（　　）

A. 正确　　　　　　B. 错误

【参考答案】A

【解析】幼儿乳牙的牙釉质薄,牙本质松脆,容易龋齿。因此选 A。

2.(2020 年真题)幼儿胃肠消化能力不受情绪的影响。（　　）

A. 正确　　　　　　B. 错误

【参考答案】B

【解析】幼儿胃肠消化能力易受情绪、气候及疾病等因素的影响。因此选 B。

3.(2020 年真题)幼儿肠的吸收能力比消化能力强。（　　）

A. 正确　　　　　　B. 错误

【参考答案】A

【解析】幼儿肠的总长度相对比成人长,肠黏膜发育较好,肠道吸收能力比消化能力强。因此选 A。

4.(2021 年真题)婴儿出现"生理性流涎",家长要及时带婴儿到医院治疗。（　　）

A. 正确　　　　　　B. 错误

【参考答案】B

【解析】3～6 个月时唾液腺发育完善,但这时幼儿还没有吞咽大量唾液的习惯,唾液往往流到口腔外面,出现"生理性流涎",这种现象随年龄增长可逐渐消失,无须治疗。因此选 B。

5.(2022 年真题)婴幼儿胆汁分泌较少,受饿时容易发生低血糖。（　　）

A. 正确　　　　　　B. 错误

【参考答案】A

【解析】此题表述正确。

6.(2022 年真题)定时排便的习惯可以从婴幼儿半岁后开始培养。（　　）

A. 正确　　　　　　B. 错误

【参考答案】A

【解析】此题表述正确。

## 三、简答题

1.(2020 年真题)简述如何保护幼儿的牙齿。

【参考答案】略

**考点解析五**

学前儿童排泄系统的特点及卫生保健

人体产生的大部分代谢产物通过泌尿系统以尿的形式排出体外,一部分代谢废物由皮肤通过汗液排出体外。

## 一、学前儿童排泄系统的特点

### (一)泌尿系统

1. 肾脏

(1)学前儿童肾脏还未发育完善,不起作用和不成熟的肾单位较多。

(2)学前儿童肾脏的储备能力差,调节机制不够成熟,经常处于紧张状态。

(3)喂养不当、疾病或应激状态下易出现不适现象。

2. 输尿管

学前儿童**输尿管**长而弯曲,**管壁肌肉**弹力纤维发育差,易于扩张尿道,造成尿潴留及尿道感染。

3. 尿道

(1)**女童**尿道较短,黏膜薄嫩,尿道外口显露且接近肛门,易受细菌污染。

(2)**男童**有包茎,易引起上行性泌尿系统感染。

4. 膀胱

(1)膀胱肌肉层较薄,**弹性组织**发育不完善,贮尿功能差,排尿次数较多。

(2)年龄越小,**主动控制排尿**的能力越差,常有遗尿。

### (二)皮肤

1. 学前儿童皮肤**面积**相对较大,皮肤**汗液**是成人的 2 倍。

2. 皮肤**水分**多,约占体内水分的 13%。

3. 皮肤薄嫩,偏于碱性,**保护功能**差,易受损伤和感染。

4. 皮肤中毛细血管丰富,流经皮肤的血流量比成人多。

5. 皮肤**调节体温**的能力较差,易患感冒。

## 二、学前儿童排泄系统的卫生保健

### (一)培养学前儿童及时排尿的习惯

1. 在组织活动及睡觉之前均应**提醒排尿**,注意不要太频繁,否则会影响正常的贮尿功能而引起尿频。

2. 不要让学前儿童长时间**憋尿**,这不仅难以及时清除废物,还容易发生泌尿道感染。

3. 不要让学前儿童长时间**坐便盆**,以免影响正常的排尿反射。

4. 对有尿床习惯的学前儿童,做好**遗尿**的防范工作,要为其安排好合理的生活制度。

5. 提醒学前儿童不要渴急了才喝水,保证充足的**饮水**,可以减少泌尿系统感染。

**(二)注意会阴部的清洁卫生,预防泌尿道感染**

1. 每晚睡前应给学前儿童**清洗**会阴部,要有专用的毛巾、脸盆,毛巾用后消毒。不要让学前儿童穿开裆裤。

2. 教会学前儿童**擦屁股**的正确方法,即由前往后擦。

3. 注意防止个别学前儿童**玩弄生殖器**。

4. 每天适量**喝水**,通过排尿起到清洁尿道的作用。

**(三)保持皮肤的清洁**

保护皮肤最重要的方法是保持皮肤的**清洁**。清洁的皮肤具有一定的杀菌能力。

1. 教育学前儿童每天擦洗身体裸露的部分,如脸、颈、手、耳。

2. 给学前儿童洗头时,要避免皂沫进入眼睛。

3. 洗手洗脸后应使用儿童护肤品,不宜用成人用的护肤品或化妆品。

4. 修剪指甲时,手指甲应剪成弧形,脚趾指甲应剪平,边缘稍修剪即可。

5. 学前儿童不宜烫发。

6. 在幼儿园,教师应根据学前儿童的年龄特点,培养良好的**盥洗习惯**,尤其在夏天要注意皮肤的清洁卫生。

**(四)加强体育锻炼和户外活动**

1. 组织学前儿童参加适当的体育锻炼,并保证每天有一定的户外活动时间。接受阳光的照射和气温气流的刺激,从而提高学前儿童的耐寒和抗病能力。

2. 加强"三浴"锻炼,坚持冷水洗脸,可提高皮肤调节体温的能力,增强对冷热变化的适应性。

**(五)注意学前儿童衣着卫生**

1. 学前儿童平时着装**不宜**过多,衣服应安全舒适,式样简单,便于穿脱。

2. 学前儿童**不宜**戴首饰。

3. 对不同年龄的学前儿童在不同季节的衣着卫生应有**不同**的要求。冬季应主要防寒保暖,夏季要注意防暑降温,内衣衣料要易于通风透气,以免发生皮肤病。

**(六)预防和及时处理外伤**

1. 教师应对学前儿童加强**安全教育**,预防事故的发生。

2. 一旦发生外伤事故,应及时给予处理。

3. 学前儿童皮肤渗透性强,易中毒,因此还要注意避免接触腐蚀性物品。

## 【记忆关键点】

肾脏:肾单位　储备能力　调节机能　紧张状态　不适现象

输尿管:长而弯曲　弹力纤维　尿潴留　尿道感染

尿道:短　污染　上行性泌尿系统感染

膀胱:贮尿功能差　排尿多

面积　水分　保护功能　毛细血管　调节体温　感冒

排尿习惯　会阴卫生　皮肤清洁　体育锻炼　衣着卫生　处理外伤

【考题解析】

### 一、单项选择题

1.(2021年真题)幼儿年龄越小,主动控制排尿的能力越差,这是因为(    )。

A. 输尿管长而弯曲  
B. 尿道较短,黏膜薄嫩  
C. 肾脏的调节机制不够成熟  
D. 膀胱肌肉的弹性组织发育不完善

【参考答案】D

【解析】学前儿童膀胱弹性组织发育不完善,贮尿功能差,排尿次数较多。年龄越小,主动控制排尿的能力越差,常有遗尿。因此选 D。

2.(2019年真题)幼儿皮肤特点表述错误的是(    )。

A. 皮肤保护功能较强  
B. 皮肤毛细血管丰富  
C. 皮肤调节体温能力差  
D. 皮肤面积相对较大

【参考答案】A

【解析】学前儿童的皮肤薄嫩,保护功能较差。因此选 A。

3.(2020年真题)下列关于幼儿排泄系统的卫生保健措施,正确的是(    )。

A. 频繁提醒幼儿上厕所,以免幼儿尿裤子  
B. 教会幼儿擦屁股的方法是从后往前擦  
C. 可以给幼儿使用成人的护肤品和化妆品  
D. 提醒幼儿不要渴急了才喝水,允许幼儿随时饮水

【参考答案】D

【解析】培养学前儿童及时排尿的习惯,提醒幼儿不要渴急了才喝水,允许幼儿随时饮水,可以减少泌尿系统感染。因此选 D。

### 二、判断选择题

1.(2019年真题)幼儿肾脏的贮备能力较差,所以要频繁提醒幼儿如厕。(    )

A. 正确          B. 错误

【参考答案】B

【解析】在组织活动及睡觉之前均应提醒学前儿童排尿,但注意不要太频繁,否则会影响正常的贮尿功能而引起尿频。因此选 B。

2.(2020年真题)幼儿膀胱肌肉层较薄,弹性组织发育不完善,所以贮尿功能差,排尿次数较多。(    )

A. 正确          B. 错误

【参考答案】A

【解析】学前儿童膀胱弹性组织发育不完善,贮尿功能差,排尿次数较多。年龄越小,主动控制排尿的能力越差,常有遗尿。因此选 A。

3.(2020年真题)幼儿皮肤薄嫩,偏碱性,保护功能差,易受损伤和感染。(    )

A. 正确　　　　　B. 错误

【参考答案】A

【解析】学前儿童的皮肤薄嫩,保护功能和调节体温功能较差,易受损伤和感染,易患感冒。因此选 A。

4.(2021 年真题)从公共场所返回应洗手,这是因为清洁的皮肤对人体有保护作用。( )

A. 正确　　　　　B. 错误

【参考答案】A

【解析】保护皮肤最重要的方法是保持皮肤清洁,清洁的皮肤具有一定的杀菌能力。因此选 A。

## 考点解析六

学前儿童内分泌系统的特点及卫生保健

## 一、学前儿童内分泌系统的特点

### (一)甲状腺

人体最大的内分泌腺。

1. 甲状腺分泌甲状腺素,其合成主要原料是**碘**。

2. 甲状腺素的功能:调节机体的新陈代谢、促进儿童的生长发育、提高神经系统的兴奋性。

3. 甲状腺素分泌异常。

(1)学前儿童甲状腺激素分泌过少。

**呆小症**:神经兴奋性降低,反应迟钝,智力低下,骨骼生长发育缓慢,身体矮小,引起听力、语言障碍。

(2)学前儿童甲状腺激素分泌过多。

**甲亢**:甲状腺肿大、突眼。

### (二)垂体

1. 垂体可分泌**生长激素**、促甲状腺素和促性腺激素等多种激素。

2. 垂体的功能:对学前儿童的生长、发育、成熟起重要作用,并能调节其他内分泌腺的活动。

3. 生长素分泌异常。

(1)学前儿童生长激素分泌不足。

**侏儒症**:生长发育迟缓,身材矮小,性器官发育不全,但智力正常。

(2)学前儿童生长激素分泌过多。

**巨人症**:过度生长。

29

**(三)胸腺(既是淋巴器官,也是内分泌器官)**

与人体的免疫功能有重要关系。学前儿童如果胸腺发育不全,可导致反复出现呼吸道感染或腹泻。

## 二、学前儿童内分泌系统的卫生保健

**(一)组织好学前儿童的睡眠**

1. 学前儿童在夜间入睡后,垂体才大量分泌生长激素。

2. 睡眠时间不够、睡眠不安,会影响孩子的身高,使遗传潜力不能充分发挥。

3. 幼儿园要组织好学前儿童的睡眠,使他们睡眠时间充足,睡得踏实。

**(二)安排好学前儿童的膳食**

碘是合成甲状腺素的原料。若缺碘,除了脖子粗,最大的威胁是影响智力发育,引起听力下降、语言障碍等。所以,学前儿童饮食中要注意补碘。

**(三)预防性早熟**

1. 性早熟是指女童8岁前,男童9岁前呈现第二性特征的异常性疾病。

2. 性早熟会影响学前儿童的最终**身高**,易造成心理障碍和误入歧途。

3. 要注意预防性早熟,**避免使用营养品和成人美容用品,避免**食用含激素的蔬菜、水果、饮料和动物性食品。

【记忆关键点】

> 甲状腺:碘　呆小症　甲亢
> 垂体:生长激素　侏儒症　巨人症
> 胸腺:免疫功能
> 睡眠　膳食　性早熟

【考题解析】

## 一、单项选择题

1.(2020年真题)甲状腺素分泌不足,可能会出现(　　)。

A. 侏儒症　　　　B. 呆小症　　　　C. 巨人症　　　　D. 肥胖症

【参考答案】B

【解析】甲状腺素分泌不足,会使骨骼生长发育缓慢,身体矮小,引起听力、语言障碍,容易患"呆小症"。因此选B。

2.(2019年真题)甲状腺功能亢进可能会出现(　　)。

A. 智力低下　　　　　　　　　　B. 人体代谢缓慢

C. 神经兴奋性降低　　　　　　　D. 新陈代谢过于旺盛

【参考答案】D

【解析】甲状腺功能亢进可能会出现新陈代谢过于旺盛,虽然食量大增,身体却日见消瘦、乏力。因此选 D。

## 二、判断选择题

1.(2022 年真题)胸腺与机体的免疫功能有关,松果体有防止性早熟的作用。(　　)

A. 正确　　　　　　　B. 错误

【参考答案】A

【解析】此题表述正确。

### 考点解析七

学前儿童神经系统的特点及卫生保健

神经系统是人体生命活动的主要调节机构。

神经系统分为中枢神经系统(脑、脊髓)和周围神经系统(脑神经、脊神经、自主神经)。

## 一、学前儿童神经系统的特点

**(一)脑重量变化快**

1. 妊娠 3 个月时,胎儿的**神经系统**已基本成形。

2. 出生半年到出生后一年是**脑细胞数目**增长的重要阶段。

3. 随着年龄的增长,**脑的重量**也随着增长,出生时 350 g,1 岁时 950 g,6 岁为 1200 g,7 岁左右基本接近成人。

4. **脑功能**也逐渐复杂、成熟和完善。

5. 脑的迅速发育为建立各种条件反射提供了生理基础,为实施早期教育提供了物质基础。

**(二)神经系统发育不均衡**

1. **脊髓**和**延髓**在人出生时已基本发育成熟,确保婴幼儿的呼吸、消化、血液循环和排泄等器官的正常活动,也保证了新陈代谢的调节。

2. **小脑**发育则相对较晚,这是早期幼儿肌肉活动不协调的主要原因。

3. **大脑皮质**发育尚不成熟,直到学龄前期大脑皮质各中枢才接近成人水平,为学前儿童智力的迅速发展提供了可能性。

**(三)容易兴奋与疲劳**

1. 学前儿童高级神经活动的**特点**:兴奋占优势,抑制过程不够完善,兴奋过程强于抑制过程。主要**表现**为:好动不好静,容易激动、容易疲劳,注意力不稳定、不易集中。

2. 随着年龄的增长,**大脑皮质**的功能日趋完善,表现在兴奋过程和抑制过程会同步加强。兴奋过程的加强,使学前儿童睡眠时间逐渐减少;抑制过程的加强,使学前儿童逐渐学会控制自己的行为和较精准地进行各种活动。

**(四)自主神经发育不完善**

学前儿童自主神经中的**交感神经**兴奋性强,而**副交感神经**兴奋性较弱。表现为胃肠消化能力极易受情绪影响。

## 二、学前儿童神经系统的卫生保健

**(一)制定和执行合理的生活制度**

为不同年龄的学前儿童安排好一天的活动时间和内容。活动内容和方式应注意**动静交替**,使大脑皮质的神经细胞能轮流工作和休息,**避免疲劳**。

制定学前儿童的生活制度要注意以下几点。

1．游戏时间多,上课时间少。

2．各项活动时间较短,内容与方式多变。

3．进餐间隔时间短,睡眠时间长。

4．生活自理时间比较多。

5．保证呼吸到新鲜空气。

**(二)保证学前儿童充足的睡眠**

长时间睡眠不足,会影响学前儿童身体和智力的发育。**年龄越小,所需睡眠时间越多**。幼儿园要培养学前儿童午睡和夜间按时睡觉的习惯。

**(三)提供合理的营养**

1．营养是大脑发育的物质基础,充足的营养能促进大脑的发育,营养不良则会给大脑的发育带来不良的影响,表现为:学习时注意力涣散,记忆力减退,反应迟钝,语言发展缓慢等。

2．为学前儿童提供优质蛋白质、脂类、无机盐等,以**保证学前儿童神经细胞发育的数量及质量**。

**(四)创造良好的生活环境**

1．情绪不愉快,精神过于压抑,都会抑制脑垂体的分泌活动,使学前儿童消化不良,生长发育缓慢。

2．保教人员要关心热爱学前儿童,全面细致地照顾他们,努力为他们创造一个轻松愉快的生活环境。

3．幼儿教师要坚持正面教育,不伤害学前儿童的自尊心,不歧视有缺陷的学前儿童,严禁体罚或变相体罚。

**(五)开发右脑**

右脑半球主要通过情感和形象来表达内心世界,开发右脑能提高学前儿童观察力和思考力,所以要有意识加强左侧肢体的锻炼。

1．让学前儿童多参加体育游戏和全身性运动,提高神经系统反应的灵敏性和准确性。

2．让学前儿童多动手,在活动中"左右开弓",促进大脑两半球的均衡发育。

3．让学前儿童尽早使用筷子进餐,学会使用剪刀,玩穿珠子游戏等。

【记忆关键点】

> 变化快　不均衡　兴奋　疲劳　不完善
>
> 生活制度　睡眠　营养　生活环境　左右脑

【考题解析】

## 一、单项选择题

1.(2020年真题)人体生命活动的主要调节机构是(　　)。

A. 运动系统　　　　　B. 消化系统　　　　C. 神经系统　　　　D. 循环系统

【参考答案】C

【解析】神经系统是人体生命活动的主要调节机构。在神经系统的统一指挥下,机体各器官、系统各司其职,成为对立统一的整体。因此选C。

2.(2021年真题)1～3岁婴幼儿平衡能力差,容易摔跤的原因是(　　)。

A. 小脑的发育相对较晚　　　　　　B. 神经活动兴奋性占优势

C. 自主神经发育不完善　　　　　　D. 脊髓已基本发育成熟

【参考答案】A

【解析】小脑发育相对较晚,这是学前儿童早期肌肉活动不协调的主要原因。因此选A。

3.(2020年真题)下列关于幼儿神经系统的卫生保健措施,错误的是(　　)。

A. 一日活动中,集中教学活动时间长,游戏活动时间短

B. 保证幼儿充足的睡眠,提供合理的营养

C. 创造良好的生活环境,使幼儿保持愉快的情绪

D. 在活动中"左右开弓",促进大脑两半球的均衡发育

【参考答案】A

【解析】制定学前儿童的生活制度要注意,一天中游戏活动时间多,上课时间要少。因此选A。

4.(2022年真题)下列关于开发学前儿童的右脑、协调左右脑的正确做法是(　　)。

A. 学习数学运算　　　　　　　　　B. 朗诵经典文

C. 识字并学习拼音　　　　　　　　D. 参加全身性运动

【参考答案】D

【解析】学前儿童多参加全身性运动,提高神经系统反应的灵敏性和准确性,可以促进大脑两半球的均衡发育。因此选D。

## 二、判断选择题

1.(2021年真题)成人要为幼儿提供优质的蛋白质、脂类和无机盐,以保证幼儿神经

细胞发育的数量及质量。（　　）

A．正确　　　　　　　B．错误

【参考答案】A

【解析】营养是大脑发育的物质基础,充足的营养能促进脑的发育。因此选 A。

2.(2022 年真题)婴幼儿好动是因为他们的高级神经活动的抑制过程强于兴奋过程。
(　　)。

A．正确　　　　　　　B．错误

【参考答案】B

【解析】婴幼儿高级神经活动的特点是兴奋过程强于抑制过程,主要表现为好动不好静。因此选 B。

## 三、论述题

1.(2019 年真题)论述如何做好幼儿神经系统的卫生保健工作并举例说明。

【参考答案】略

**考点解析八**

学前儿童生殖系统的特点及卫生保健

## 一、学前儿童生殖系统的特点

**(一)学前儿童的生殖系统发育缓慢,进入青春期后发育迅速**

**(二)学前儿童时期是性心理发育的关键时期**

学前儿童时期是形成性角色、发展健康的性心理的关键期。3 岁左右,学前儿童会发现男女之间的一些差异,如男孩、女孩小便的姿势不同,并对"我是怎么来的"之类的问题感兴趣。

## 二、学前儿童生殖系统的卫生保健

**(一)注意进行性教育**

教师应注意对学前儿童进行科学的、系统化的性教育,使他们形成正确的性别自我认同,提高自我保护意识,防范性侵害。

**(二)保持外生殖器的卫生**

1.培养学前儿童养成每天清洗外阴部的习惯,要有专用毛巾和洗屁股盆,不要用洗脚水洗外阴,毛巾要经常消毒、晾晒。

2.若学前儿童出现玩弄生殖器的现象或出现习惯性擦腿动作,成人不要责骂他们,而要以有趣的事情转移其注意力,并认真查明原因。

3.如果在幼儿期出现性发育征象,则要考虑是否为内分泌疾病,或是滥服"补药"等带来的后果。

【记忆关键点】

发育缓慢　关键期　性角色　性心理
性教育　保持卫生

【考题解析】

### 一、判断选择题

1.(2020 年真题)幼儿期是性心理发育的关键时期。(　　)

A. 正确　　　　　　B. 错误

【参考答案】A

【解析】学前儿童时期是形成性角色、发展健康的性心理的关键期。因此选 A。

2.(2021 年真题)幼儿园教师应注意对幼儿进行科学的、系统化的性教育,使幼儿形成正确的性别自我认同,提高自我保护意识,防范性侵害。(　　)

A. 正确　　　　　　B. 错误

【参考答案】A

【解析】学前儿童时期是形成性角色、发展健康的性心理的关键期,所以应注意性教育。因此选 A。

3.(2019 年真题)每天要用专用的毛巾和盆子清洗外阴部,以保持外生殖器的卫生。(　　)

A. 正确　　　　　　B. 错误

【参考答案】A

【解析】要培养学前儿童养成每天清洗外阴部的习惯,要有专用毛巾和洗屁股盆。因此选 A。

## 考点解析九

学前儿童感觉器官的特点及卫生保健

感觉器官包括视觉器官、听觉器官、嗅觉器官、味觉器官和皮肤感受器等。

### 一、学前儿童感觉器官的特点

(一)视觉器官(眼)

1. 学前儿童眼球较小,前后径较短,出现**生理性远视**,5～6 岁转为正视。

2. 晶状体弹性大,调节力较强,能看清较近的物体。但长时间看近距离物体易疲劳,晶状体凸度加大,形成**调节性近视**(假性近视),若不及时矫治,会发展为轴性近视(真性近视)。

3.0～3岁是视觉发育的**敏感期**,要注意外界环境光的适当刺激。

**(二)听觉器官(耳)**

1. 学前儿童的外耳道比较狭窄,外耳道壁尚未完全骨化。

2. 学前儿童的耳廓血液循环差,易**生冻疮**。

3. 学前儿童的咽鼓管短又粗,倾斜度小,易引起**中耳炎**。

4. 因为硬脑膜血管和鼓膜血管相通,所以中耳炎又可引起**脑膜炎**。

5. 中耳炎治疗不及时,还会导致**耳聋**。

## 二、学前儿童感觉器官的卫生保健

**(一)眼的卫生保健**

1. 教育学前儿童养成良好的用眼习惯

(1)看书时坐姿要端正,眼睛与书本保持 0.33 m(1尺)距离。

(2)不躺着看书,以免眼睛与书本距离过近。

(3)不在走路或乘车时看书,避免视觉疲劳。

(4)用眼时间不宜过长,看电视、玩电脑游戏和其他电子产品要有节制。每周 1～2 次,每次不超过 1 小时,小班不超过半小时。

2. 注意科学采光

(1)活动室窗户应大小适中,使自然光充足。

(2)室内墙壁、桌椅家具等宜用浅色,反光要好。

(3)自然光不足时,宜用白炽灯照明。

(4)不在光线过强或过暗的地方看书、画画,且柔和的光线应来自学前儿童的左上方,以免造成暗影而影响视力。

3. 加强安全教育

不玩可能伤害眼的物品,如小刀、剪子、竹签、弹弓;不撒沙子,不燃鞭炮,预防眼外伤。

4. 定期为学前儿童调换座位

要照顾视力差的学前儿童,合理安排他们的座位,以防斜视。

5. 培养良好的卫生习惯

教育学前儿童不要用手揉眼睛。不用他人的毛巾和手帕,预防沙眼和结膜炎。

6. 定期给学前儿童测查视力

幼儿期是视觉发育的关键期,也是矫治视觉缺陷效果最明显的时期。应定期为幼儿测查视力,及时发现和处理眼部异常。

7. 为学前儿童提供的书籍

字体宜大,字迹、图案应清晰。教具大小要适中,颜色鲜艳,画面清楚。

**(二)耳的卫生保健**

1. 禁止用锐利的工具为学前儿童挖耳

外耳道内分泌的耵聍有保护作用,可自行脱落。若耵聍较多可请医生取出,而不能随意挖耳,以免损伤外耳道,引起外耳道感染,或不慎损伤鼓膜,则影响听力。

2. 预防中耳炎

（1）保持鼻、咽部的清洁，既可预防感冒，又可预防中耳炎。

（2）要教会学前儿童正确擤鼻涕的方法，同时擤鼻涕时不要太用力，以免将鼻咽部的分泌物挤入耳中，导致感染。

（3）不要躺着进食、喝水。

（4）如果污水进入外耳道，可将头偏向进水一侧，单脚跳几下，将水排出，或用干软毛巾将水吸出。

3. 减少噪声，发展学前儿童的听力

（1）听到过大的声音要教会学前儿童捂耳或张口，预防强音震破鼓膜。

（2）成人与学前儿童说话不要大声喊叫。

（3）教育学前儿童辨别各种细微而复杂的声音，促进听力发展。

（4）注意观察学前儿童的活动，及早发现其听觉异常。

## 【记忆关键点】

眼：生理性远视 调节性近视 轴性近视 敏感期

耳：外耳道 耳廓 咽鼓管 中耳炎 脑膜炎 耳聋

用眼习惯 科学采光 安全教育 定期调座位 习惯 测查

挖耳 中耳炎 噪声

## 【考题解析】

一、单项选择题

1.（2021年真题）幼儿视力从生理性远视转为正视的年龄是（　　）。

A. 2～3岁　　　　B. 3～4岁　　　　C. 5～6岁　　　　D. 7～8岁

【参考答案】C

【解析】学前儿童眼球前后径较短，出现生理性远视，5～6岁转为正视。因此选C。

2.（2020年真题）幼儿易患中耳炎的原因是（　　）。

A. 耳廓的血液循环较差　　　　　B. 外耳道比较狭窄

C. 咽鼓管较短且呈水平位　　　　D. 外耳道壁尚未完全骨化

【参考答案】C

【解析】咽鼓管与中耳鼓室相通，学前儿童咽鼓管较短且呈水平位，所以易患中耳炎。因此选C。

3.（2020年真题）保护幼儿眼的正确做法是（　　）。

A. 允许幼儿在光线过强的地方看书　　B. 允许幼儿长时间看电视

C. 允许幼儿用手揉眼　　　　　　　　D. 定期给幼儿检查视力

【参考答案】D

【解析】保护幼儿眼应注意不在光线过强或过暗的地方看书;用眼时间不宜过长,玩游戏和其他电子产品要有节制,还要教育幼儿不要用手揉眼睛。因此选 D。

4.(2020 年真题)保护幼儿耳的正确做法是(　　)。

A. 经常用挖耳勺为幼儿挖耳,避免耵聍栓塞

B. 教育幼儿擤鼻涕时,把鼻孔全捂上使劲擤

C. 通过各种噪声培养幼儿的节奏感和辨别各种声音的能力

D. 污水进入外耳道时,可将头偏向进水一侧,单脚跳几下将水排出

【参考答案】D

【解析】保护幼儿的耳要注意禁止用锐利的工具为其挖耳,擤鼻涕时不要太用力,减少噪声。因此选 D。

## 二、判断选择题

1.(2022 年真题)学前儿童时期是视觉发育的关键期,也是矫治视觉缺陷效果最明显的时期。(　　)

A. 正确　　　B. 错误

【参考答案】A

【解析】此题表述正确。

2.(2021 年真题)幼儿耳廓血液循环差,易生冻疮。(　　)

A. 正确　　　B. 错误

【参考答案】A

【解析】此题表述正确。

3.(2019 年真题)幼儿看书时坐姿要端正,眼睛与书本至少保持半尺距离。(　　)

A. 正确　　　B. 错误

【参考答案】B

【解析】学前儿童看书时眼睛与书本至少要保持 1 尺距离。因此选 B。

4.(2020 年真题)幼儿对噪声十分敏感,教会幼儿听到过大的声音时,懂得捂耳或闭口,预防强音震破鼓膜。(　　)

A. 正确　　　B. 错误

【参考答案】B

【解析】此题表述不正确。

## 三、论述题

1.(2021 年真题)结合生活实际,论述保护婴幼儿视力的措施。

【参考答案】略

精编习题

## 一、单项选择题

1. 人体的肌腱、血液、淋巴都是（　　　）。
   A. 细胞 　　　　　　B. 组织 　　　　　　C. 器官 　　　　　　D. 系统

2. 人的眼、耳、口、鼻都是（　　　）。
   A. 细胞 　　　　　　B. 组织 　　　　　　C. 器官 　　　　　　D. 系统

3. 通过内分泌腺所分泌的各种激素来完成的调节是（　　　）。
   A. 神经调节 　　　B. 系统调节 　　　C. 体液调节 　　　D. 自身调节

4. 当手碰到开水，不自觉地就会把手收回来，这种反射是依靠以下哪种生理功能调节完成？（　　　）
   A. 神经调节 　　　B. 系统调节 　　　C. 体液调节 　　　D. 自身调节

5. 以下关于学前儿童骨的特点，正确的是（　　　）。
   A. 骨骼比较柔软，软骨多
   B. 骨髓全为红骨髓，造血功能较差
   C. 骨膜较厚，骨受损后，愈合较成人慢
   D. 骨的弹性大而硬度小，不易骨折，也不易变形

6. 以下关于学前儿童骨组织的特点，正确的是（　　　）。
   A. 腕骨到 25 岁左右才能全部钙化
   B. 胸骨的结合要在 10 岁才能完成
   C. 2～3 个月婴儿开始抬头，出现胸曲
   D. 骨盆尚未定型，要避免从高处往硬地上跳

7. 以下关于学前儿童脊柱的发育，正确的是（　　　）。
   A. 新生儿脊柱有四个生理弯曲　　　B. 2～3 个月婴儿开始抬头，出现颈曲
   C. 6～7 个月婴儿会坐，出现腰曲　　　D. 10～11 岁或更晚，脊柱才最后定型

8. 根据学前儿童运动系统的特点，以下做法正确的是（　　　）。
   A. 学前儿童喜欢画画，可以让他长时间画画
   B. 可以让学前儿童提重物，以训练其手腕的负重力
   C. 妈妈牵着孩子一只手长时间走路
   D. 要避免学前儿童从高处向硬的地面上跳

9. 根据学前儿童运动系统的卫生保健要求，以下正确的是（　　　）。
   A. 长时间站立 　　　　　　　　B. 可以穿高跟鞋
   C. 开展踢球活动 　　　　　　　D. 不宜穿过于紧身的衣服

10. 教师引导学前儿童擤鼻涕的正确方法是（　　　）。
    A. 用手背擦鼻涕
    B. 把鼻涕吸进鼻腔

    C. 同时捏住鼻翼两侧擤

    D. 轻轻捏住一侧鼻孔,先擤一侧,再擤另一侧

11. 下列关于学前儿童呼吸系统的特点,正确的是(　　)。

    A. 鼻腔窄小,鼻毛细致,能较好地阻挡灰尘和细菌

    B. 咽鼓管较短且呈水平位,易患中耳炎

    C. 声带坚韧,声门肌肉不易疲劳

    D. 肺含气量多而含血量少,容易感染

12. 根据学前儿童声带的卫生保健要求,下列做法正确的是(　　)。

    A. 要求学前儿童朗读长句

    B. 要求学前儿童用最响亮的声音歌唱

    C. 鼓励学前儿童唱音域八度以上的歌曲

    D. 鼓励学前儿童用自然、优美的声音歌唱

13. 血液循环系统是一个密封、连续性的管道系统,其组成包括血液、心脏和(　　)。

    A. 气管　　　　　B. 食管　　　　　C. 血管　　　　　D. 淋巴管

14. 下列属于淋巴系统的是(　　)。

    A. 松果体　　　　B. 扁桃体　　　　C. 脑垂体　　　　D. 唾液腺

15. 血细胞中具有凝血功能的细胞是(　　)。

    A. 红细胞　　　　B. 白细胞　　　　C. 血小板　　　　D. 血红蛋白

16. 下列关于学前儿童血液的特点,正确的是(　　)。

    A. 血浆含水分较少,含凝血物质较多

    B. 红细胞含血红蛋白的数量较多

    C. 含中性粒细胞较多,淋巴细胞较少

    D. 年龄越小,血液量相对越少

17. 下列关于学前儿童血液循环系统的特点,正确的是(　　)。

    A. 学前儿童年龄越小,心率越慢

    B. 学前儿童年龄越小,血压越低

    C. 学前儿童年龄越小,血液量相对越少

    D. 学前儿童心肌薄弱,心腔小,心排出量多

18. 根据学前儿童呼吸系统的卫生保健要求,下列物品可提供给学前儿童游戏的是(　　)。

    A. 扑克牌　　　　B. 小珠子　　　　C. 小纽扣　　　　D. 硬币

19. 学前儿童每天膳食在保证正常三餐外,两餐之间还应有点心。这主要是因为学前儿童(　　)。

    A. 胃的容量较小　　　　　　　　B. 胃呈水平状态

    C. 肠的吸收能力差　　　　　　　D. 乳牙咀嚼功能差

20. 关于学前儿童消化系统的卫生保健工作,下列正确的是(　　)。

    A. 允许幼儿随时进餐　　　　　　B. 多吃高热量、高脂肪类的食物

C. 饭后可剧烈运动促进消化　　　　D. 培养定时排便的习惯

21. 学前儿童乳牙开始脱落的时间为（　　　）。

　　A. 2.5 岁左右　　　B. 5 岁左右　　　　C. 6 岁左右　　　　D. 7 岁左右

22. 下列关于学前儿童消化系统的特点，正确的是（　　　）。

　　A. 肝脏相对较大，解毒能力强

　　B. 肠蠕动能力比成人强，不容易便秘

　　C. 3～6 个月时出现"生理性流涎"，要及时就医

　　D. 肠的吸收能力比消化能力强，利于生长发育

23. 学前儿童"生理性流涎"发生的时间一般是（　　　）。

　　A. 1～2 个月　　　B. 2～3 个月　　　C. 3～6 个月　　　D. 6～9 个月

24. 泌尿系统主要的泌尿器官是（　　　）。

　　A. 肾脏　　　　　B. 尿道　　　　　　C. 输尿管　　　　　D. 膀胱

25. 关于学前儿童泌尿系统的特点，下列正确的是（　　　）。

　　A. 肾脏的储备能力较强

　　B. 输尿管长而直，易发生尿道感染

　　C. 储尿功能差，排尿次数较少

　　D. 年龄越小，主动控制排尿的次数越差，常有遗尿

26. 学前儿童皮肤的特点为（　　　）。

　　A. 保护功能强，调节体温的功能差，渗透作用强

　　B. 保护功能差，调节体温的功能强，渗透作用强

　　C. 保护功能差，调节体温的功能差，渗透作用强

　　D. 保护功能强，调节体温的功能强，渗透作用弱

27. 甲状腺功能亢进可能会出现（　　　）。

　　A. 智力低下　　　　　　　　　　B. 人体代谢缓慢

　　C. 神经兴奋性降低　　　　　　　D. 新陈代谢过于旺盛

28. 分泌生长激素的内分泌腺是（　　　）。

　　A. 甲状腺　　　B. 甲状旁腺　　　C. 胸腺　　　　　D. 垂体

29. 生长激素分泌不足可能让学前儿童患上（　　　）。

　　A. 肥胖症　　　B. 侏儒症　　　　C. 呆小症　　　　D. 巨人症

30. 垂体分泌生长激素主要是在（　　　）。

　　A. 上午　　　　B. 下午　　　　　C. 傍晚　　　　　D. 夜里

31. 下列关于学前儿童内分泌系统的特点，正确的是（　　　）。

　　A. 垂体只分泌生长激素　　　　　B. 胸腺从幼儿期逐渐萎缩

　　C. 白天生长激素分泌相对旺盛　　D. 甲状腺素分泌不足可能导致"呆小症"

32. 关于学前儿童神经系统的特点，正确的是（　　　）。

　　A. 容易兴奋，容易疲劳

　　B. 自主神经发育完善

    C. 6岁左右脑重量基本接近成人

    D. 小脑发育相对较早,大脑发育尚不成熟

33. 关于学前儿童神经系统的卫生保健要求,正确的是(　　)。

    A. 一天中游戏时间少,上课时间多　　B. 进餐间隔时间长,睡眠时间长

    C. 年龄越小,所需睡眠时间越少　　　D. 活动内容和方式注意动静交替

34. 关于学前儿童眼的特点,正确的是(　　)。

    A. 眼的晶状体弹性较差　　　　　　　B. 5～6岁以前存在生理性远视

    C. 5～6岁以前存在生理性近视　　　D. 3～6岁是视觉发育的敏感期

35. 根据学前儿童眼的卫生保健要求,下列做法正确的是(　　)。

    A. 定期测查视力　　　　　　　　　　B. 固定活动室位置

    C. 买弹弓给孩子玩　　　　　　　　　D. 儿童读物字体宜小

36. 学前儿童视觉发育的敏感期是(　　)。

    A. 1岁前　　　　　　B. 3岁前　　　　　　C. 4岁前　　　　　　D. 6岁前

37. 下列关于学前儿童耳的特点,正确的是(　　)。

    A. 咽鼓管细长　　　　　　　　　　　B. 对噪声十分敏感

    C. 耳廓血液循环好　　　　　　　　　D. 外耳道壁已完全骨化

## 二、判断选择题

1. 学前儿童卫生保健是一门研究如何保护和增进学前儿童身体健康的学科。(　　)

    A. 正确　　　　　　B. 错误

2. 人体的结构由表及里可分为皮肤、骨骼、肌肉。(　　)

    A. 正确　　　　　　B. 错误

3. 人体具有新陈代谢、兴奋性、生殖等基本生理特征,其中生殖是其他基本特征的基础。(　　)

    A. 正确　　　　　　B. 错误

4. 学前儿童正处于生长发育期,同化作用一般大于异化作用。(　　)

    A. 正确　　　　　　B. 错误

5. 人体有完整的调节机制,主要包括神经调节、体液调节和心理调节。(　　)

    A. 正确　　　　　　B. 错误

6. 学前儿童骨的弹性大而硬度小,易骨折,但不易发生变形。(　　)

    A. 正确　　　　　　B. 错误

7. 学前儿童大肌肉群发育较早,小肌肉群发育较迟,所以,3～4岁的学前儿童走路很稳,但使用筷子显得很吃力。(　　)

    A. 正确　　　　　　B. 错误

8. 维生素D缺乏、疾病以及不正确的坐姿会影响学前儿童胸骨的发育。(　　)

    A. 正确　　　　　　B. 错误

9. 学前儿童声带不够坚韧,声门肌肉容易疲劳。(　　)

    A. 正确　　　　　　B. 错误

10. 学前儿童正确擤鼻涕的方法:用力捏住一侧鼻孔,先擤一侧,再擤另一侧。(　　)

    A. 正确　　　　　　B. 错误

11. 学前儿童肺发育不全,呼吸表浅,年龄越小,呼吸频率越慢。(　　)

    A. 正确　　　　　　B. 错误

12. 学前儿童咽鼓管较短,并且呈水平位,故易患中耳炎。(　　)

    A. 正确　　　　　　B. 错误

13. 学前儿童的肺容易感染,是由于肺含气量多而含血量少。(　　)

    A. 正确　　　　　　B. 错误

14. 学前儿童吃果冻、汤圆等滑溜食物时不可整吞,否则有可能导致生命危险。(　　)

    A. 正确　　　　　　B. 错误

15. 学前儿童出血时血液凝固较成人慢。(　　)

    A. 正确　　　　　　B. 错误

16. 学前儿童心律不稳定,10 岁左右才较稳定。(　　)

    A. 正确　　　　　　B. 错误

17. 幼儿园在进行晨、午检时,不必检查扁桃体。(　　)

    A. 正确　　　　　　B. 错误

18. 学前儿童血液中红细胞含血红蛋白的数量较多,并具有强烈的吸氧性,有利于新陈代谢。(　　)

    A. 正确　　　　　　B. 错误

19. 学前儿童乳牙萌出过程中,恒牙还没开始发育。(　　)

    A. 正确　　　　　　B. 错误

20. 学前儿童易患龋齿,是由于恒牙的牙釉质薄,牙本质松脆。(　　)

    A. 正确　　　　　　B. 错误

21. 学前儿童应每年检查一次牙齿。(　　)

    A. 正确　　　　　　B. 错误

22. 为了让学前儿童多吃饭,可以允许边吃边玩。(　　)

    A. 正确　　　　　　B. 错误

23. 托腮、咬下嘴唇、咬手指甲等可导致学前儿童牙列不齐。(　　)

    A. 正确　　　　　　B. 错误

24. 婴儿过了半岁,便可以培养定时排便的习惯,最好是在早饭前排便。(　　)

    A. 正确　　　　　　B. 错误

25. 学前儿童排尿次数较多是由于膀胱肌肉层较薄,弹性组织发育不完善,贮尿功能差。(　　)

    A. 正确　　　　　　B. 错误

26. 学前儿童手指甲应剪平,脚指甲应剪成弧形。（　　　）
　　A. 正确　　　　　　B. 错误

27. 可以让学前儿童长时间坐便盆,以形成良好的排尿反射。（　　　）
　　A. 正确　　　　　　B. 错误

28. 要鼓励学前儿童坚持冷水洗脸,以提高皮肤调节体温的能力。（　　　）
　　A. 正确　　　　　　B. 错误

29. 学前儿童洗手后可以使用妈妈的护手霜。（　　　）
　　A. 正确　　　　　　B. 错误

30. 要保证学前儿童甲状腺的正常功能,需要合理补充铁。（　　　）
　　A. 正确　　　　　　B. 错误

31. 甲状腺既是一个淋巴器官,又是一个内分泌器官,与人体的免疫功能有密切关系。（　　　）
　　A. 正确　　　　　　B. 错误

32. 缺碘最大的威胁是影响学前儿童的身高发育。（　　　）
　　A. 正确　　　　　　B. 错误

33. 学前儿童如果胸腺发育不全,可导致反复出现呼吸道感染或腹泻。（　　　）
　　A. 正确　　　　　　B. 错误

34. 性早熟是指女童9岁前,男童8岁前呈现第二性特征的异常性疾病。（　　　）
　　A. 正确　　　　　　B. 错误

35. 性早熟不会影响学前儿童的身高。（　　　）
　　A. 正确　　　　　　B. 错误

36. 学前儿童脑重量变化快,6岁左右基本接近成人。（　　　）
　　A. 正确　　　　　　B. 错误

37. 学前儿童早期肌肉活动不协调的主要原因是小脑发育相对较晚。（　　　）
　　A. 正确　　　　　　B. 错误

38. 学前儿童高级神经活动的兴奋过程强于抑制过程,表现为好动不好静,容易激动、容易疲劳等。（　　　）
　　A. 正确　　　　　　B. 错误

39. 开发右脑能提高学前儿童观察力和思考力,在各种活动中要提倡让儿童"左右开弓"。（　　　）
　　A. 正确　　　　　　B. 错误

40. 学前儿童的生殖系统发育缓慢,进入青春期后发育迅速。（　　　）
　　A. 正确　　　　　　B. 错误

41. 学前儿童年龄还小,在幼儿园开展性教育为时太早。（　　　）
　　A. 正确　　　　　　B. 错误

42. 学前儿童若长时间看近距离物体易疲劳,晶状体凸度加大,形成轴性近视。（　　　）
　　A. 正确　　　　　　B. 错误

43. 胎儿从母亲怀孕第一天就开始了眼的生长发育。（　　　）

　　A. 正确　　　　　B. 错误

44. 1～3 岁是视觉发育的敏感期,要注意外界环境光的适当刺激。（　　　）

　　A. 正确　　　　　B. 错误

45. 学前儿童耳廓血液循环差,易生冻疮。（　　　）

　　A. 正确　　　　　B. 错误

46. 外耳道内分泌的耵聍有害无益,应及时取出。（　　　）

　　A. 正确　　　　　B. 错误

47. 当耵聍发生栓塞时,家长可自行用耳匙为孩子取耵聍。（　　　）

　　A. 正确　　　　　B. 错误

## 三、简答题

1. 简述学前儿童骨骼肌的特点。

2. 简述学前儿童肺的特点。

3. 简述学前儿童气管、支气管的特点。

4. 简述保护学前儿童声带的卫生要求。

5. 简述乳牙的生理功能。

6. 简述学前儿童肝脏的特点。

7. 简述学前儿童血液的特点。

8. 简述学前儿童皮肤的特点。

9. 简述学前儿童排尿习惯的培养。

10. 简述如何保持会阴部卫生,预防泌尿道感染。

11. 简述学前儿童神经系统的特点。

12. 简述开发右脑、协调左右脑的措施。

13. 简述学前儿童听觉器官的特点。

## 四、论述题

1. 论述学前儿童运动系统的特点。

2. 举例说明如何做好学前儿童运动系统的卫生保健。

3. 举例说明如何做好学前儿童呼吸系统的卫生保健。

4. 举例说明如何做好学前儿童循环系统的卫生保健。

5. 举例说明如何做好学前儿童消化系统的卫生保健。

6. 举例说明如何做好学前儿童排泄系统的卫生保健。

7. 论述幼儿园应如何做好学前儿童内分泌系统的卫生保健工作。

## 五、案例分析题

1. 一年一度的秋季运动会就要到了,陈园长打算在运动会中增加拔河比赛,以此锻炼幼儿的身体素质,培养合作意识。

问题:(1)陈园长的做法合理吗? 请说明原因。

(2)幼儿园应如何做好学前儿童运动系统的卫生保健工作?

2. 李老师是刚入职的新老师,她看到户外活动时小朋友很容易出汗,担心太热,就让他们把外套脱了。没想到,下课后发现班里有几个孩子出现了打喷嚏,甚至流鼻涕的现象,李老师赶紧在所有小朋友背后垫了干净的毛巾,并照顾他们穿上外套。

问题:(1)请结合学前儿童皮肤特点,说明小朋友出现打喷嚏流鼻涕的原因。

(2)幼儿教师应如何做好学前儿童皮肤的卫生保健?

# 第三章　学前儿童的生长发育及健康评价

◎考纲要求
1. 了解生长、发育和成熟的概念;
2. 理解学前儿童生长发育的一般规律;
3. 了解影响学前儿童生长发育的因素;
4. 了解学前儿童健康检查的时间(《幼儿园工作规程》第19条);
5. 了解学前儿童生长发育的评价指标;
6. 分值比例5%。

## 考点1　了解生长、发育和成熟的概念

### 考点解析

#### 一、生长

生长是指身体各个器官以及全身的大小、长短和重量的增加与变化,是机体在**量**的方面的变化,是能观测到的。

#### 二、发育

发育是指细胞、组织、器官和系统功能的成熟与完善,是机体在**质**的方面的变化。

#### 三、成熟

成熟是指机体的生长发育达到一种**完备**的状态。

### 【记忆关键点】

生长是量的变化　　发育是质的变化　　成熟是完备的状态

【考题解析】

**一、单项选择题**

1.（2019 年真题）机体的生长发育达到一种完备的状态,指的是(　　)。

A. 遗传　　　　　B. 心理　　　　　C. 成熟　　　　　D. 成长

【参考答案】C

【解析】本题考查对成熟概念的了解。成熟是一种完备的状态,因此选 C。

2.（2020 年真题）身体各个器官以及全身的大小、长短和重量的增加与变化,指的是(　　)。

A. 生长　　　　　B. 发育　　　　　C. 成熟　　　　　D. 完善

【参考答案】A

【解析】本题考查对生长概念的了解。生长是量的方面的变化,因此选 A。

**二、判断选择题**

1.（2019 年真题）发育是指细胞、组织、器官和系统功能的成熟与完善,是机体在量的方面的变化。(　　)

A. 正确　　　　　B. 错误

【参考答案】B

【解析】本题考查对发育概念的了解。发育是机体在质的方面的变化。因此选 B。

# 考点 2　理解学前儿童生长发育的一般规律

考点解析

## 一、生长发育是由量变到质变的过程

**(一)量变到质变**

学前儿童的生长发育是由**细小的量变和质变到根本的质变**的复杂过程。不仅表现为身高体重的增加,还表现为器官的逐渐分化、功能的逐渐成熟。

**(二)量变与质变同时进行**

学前儿童生长发育的量变和质变是**同时**进行的。如大脑在逐渐增大和增重的过程中,皮质的记忆、思维和分析的功能也在不断地发展。

## 二、生长发育是有阶段性和程序性的连续过程

### (一)连续非等速且具有阶段性

学前儿童的生长发育是一个**连续**的过程,但并非**等速**进行,具有**阶段性**,每个阶段都有其特点,并且各阶段间相互联系,前一阶段为后一阶段的发展打下必要的基础,各个阶段按顺序衔接,不能跳跃。

例如,会说单词前,必先学会发音、听懂单词;学会吃固体食物前要经过吃流质、吃半流质食物;会走路前必先经过抬头、转头、翻身、直坐、站立等发育步骤。

### (二)过程按照一定的程序

学前儿童生长发育的过程也有一定的程序。

如婴儿期的动作发育遵循"头尾发展的规律":抬头、转头、翻身、直坐、站立、行走。

## 三、生长发育的速度是波浪式的,身体各部分的生长速度也不均衡

### (一)快慢交替且呈波浪式上升

学前儿童的生长发育是**快慢交替**的,发育速度曲线是随年龄呈**波浪式**上升。

生长有两次**突增高峰**,第一次是**胎儿期**,第二次是**青春发育初期**。如学前儿童的身高和体重,在出生后第一年增长最快,身高增长 1.5 倍,体重增长 3 倍。

### (二)生长速度不完全相同

在生长发育的过程中,身体各部分的**生长速度**也不完全相同。

头颅增长 1 倍,躯干增长 2 倍,上肢增长 3 倍,下肢增长 4 倍。

身体的形态:出生时头颅特大、躯干较长,四肢短小;成人时头颅较小、躯干较短、四肢较长。

## 四、身体各系统的生长发育不均衡,但统一协调

### (一)各系统的生长发育不均衡

如神经系统发育**最早**;淋巴系统发育**最快**,10 岁左右达高峰,以后逐渐退化;生殖系统在幼儿时期进展缓慢,到青春期迅速发育并达到成人水平。

### (二)各系统的发育互相协调

各系统的发育不均衡,但相互影响,相互适应。如体育锻炼不但能促进肌肉和骨骼系统的发育,也能促进呼吸系统和神经系统的发育。

## 五、生理的发育与心理的发展密切相关

生理发育是心理发育的基础,心理的发展影响生理的功能。

### (一)生理的缺陷会引起学前儿童心理活动的不正常

如身材矮小、斜视或口吃的学前儿童常常会产生自卑心理。

### (二)心理的状态也影响生理的发育

如学前儿童情绪不好时,消化液分泌减少,使食欲减退,进而影响其消化和吸收。长

期情绪受压抑的学前儿童往往表现精神不振、行动迟缓等病态。

## 六、生长发育具有个体差异性

**(一)身体形态和机体功能存在个体差异**

生长发育是有一般规律的,但由于每个学前儿童的先天遗传素质与后天环境条件并不完全相同,因此,无论是身体的形态还是机体的功能,都存在着个体的差异。

如有的学前儿童先学会走路,再学会说话,而有的学前儿童则刚好相反。

**(二)研究和评价生长发育应考虑个体差异**

研究和评价学前儿童的生长发育时,应考虑个体发育的差异性,将他们以往的情况与现在的情况进行比较,观察生长发育动态。

**(三)生长发育的波动幅度是有限的**

正常情况下,学前儿童的生长发育波动的幅度是有限的,如果发生较大的波动,应及时观察、严格检查。

### 【记忆关键点】

量变到质变　阶段性和程序性　不均衡性　统一协调性　相关性　个体差异性

### 【考题解析】

## 一、单项选择题

1.(2019 年真题)婴幼儿的神经系统发育最早、淋巴系统发育最快、生殖系统发育最缓慢。说明(　　)。

A. 身体各系统的生长发育是不均衡的　　B. 生长发育是由量变到质变的过程

C. 生长发育具有个体差异性　　D. 生理的发育与心理的发展密切相关

【参考答案】A

【解析】本题考查对身体各系统的生长发育是不均衡的,但统一协调的理解。神经系统、淋巴系统、生殖系统发育速度都不一样,说明各系统的生长发育不均衡,因此选 A。

2.(2021 年真题)婴幼儿乳牙萌出过程中,恒牙已开始发育。这体现了学前儿童生长发育的哪个规律?(　　)

A. 生长发育具有个体差异性

B. 生长发育的速度是波浪式的

C. 生长发育是有阶段性和程序性的连续过程

D. 身体各系统的生长发育不均衡,但统一协调

【参考答案】C

【解析】本题考查对生长发育是有阶段性和程序性的连续过程的理解,生长发育各阶

段间相互联系,前一阶段为后一阶段的发展打下必要的基础,各个阶段按顺序衔接,不能跳跃。因此选 C。

3.(2022 年真题)婴幼儿生长发育的阶段性和程序性的连续过程表现在( )。

A. 同龄男孩比女孩重而高　　　　　B. 情绪不好会影响消化和吸收

C. 动作发育遵循"头尾发展的规律"　　D. 适当的体育锻炼能促进神经系统的发育

【参考答案】C

【解析】婴儿期的动作发育遵循"头尾发展的规律":抬头、转头、翻身、直坐、站立、行走,体现出生长发育的过程的程序性。因此选 C。

## 二、判断选择题

1.(2020 年真题)幼儿胃肠消化能力不受情绪的影响。( )

A. 正确　　　　　B. 错误

【参考答案】B

【解析】本题考查对生理的发育与心理的发展密切相关的理解,心理的发展影响生理的功能,因此选 B。

2.(2021 年真题)斜视、口吃的幼儿通常会产生自卑感。这是因为生理缺陷引起心理变化。( )

A. 正确　　　　　B. 错误

【参考答案】A

【解析】本题考查对生理的发育与心理的发展密切相关的理解,生理发育是心理发育的基础,因此选 A。

3.(2022 年真题)学前儿童 3～4 岁就能走稳,5～6 岁才能熟练使用筷子吃饭,这说明学前儿童的大小肌肉群发育不同速。( )

A. 正确　　　　　B. 错误

【参考答案】A

【解析】学前儿童身体各部分的生长速度不均衡,大肌肉群支持行走,小肌肉群支持手部精细动作。因此选 A。

4.(2022 年真题)婴幼儿出生后第一年身高、体重增长速度最快。( )

A. 正确　　　　　B. 错误

【参考答案】A

【解析】婴幼儿出生后第一年,身高约是出生时的 1.5 倍,体重约是出生时的 3 倍,是增长速度最快的一年。因此选 A。

## 三、简答题

1.(2020 年真题)简述学前儿童生长发育的一般规律。

【参考答案】略

# 考点 3　了解影响学前儿童生长发育的因素

### 考点解析

影响学前儿童生长发育的因素可以分为内在的遗传因素和外在的环境因素，**遗传决定生长发育的可能性，环境决定生长发育的现实性。**

## 一、内在因素

**(一)遗传**

遗传是很重要的内在因素，它决定个体生长发育的可能性。

**(二)性别**

一般同龄男孩比女孩重而高，女孩青春发育期比男孩早 2 年左右。

**(三)内分泌**

甲状腺、脑垂体、性腺等内分泌器官所分泌的激素与学前儿童的成长发育密切相关。

## 二、外在因素

**(一)母亲的健康状况**

1. 母亲在受孕早期受到精神创伤、患病、X 线照射、服药、中毒等均可影响学前儿童的发育。

2. 母亲在孕期营养不良，可导致早产或婴儿出生时低体重，并伴有脑细胞减少及智力发育迟缓等现象。

3. 哺乳期母亲的营养、社会、工作条件及情绪状况也会影响婴儿的生长发育。

**(二)营养**

营养是保证学前儿童生长发育的物质基础。营养素的缺乏或不合理的膳食会影响学前儿童的生长发育，严重的会导致疾病。

**(三)生活制度**

合理的生活制度，可以保证学前儿童足够的户外活动时间，保证学前儿童充足的睡眠，保证学前儿童的生活有规律，从而促进学前儿童的生长发育。

**(四)体育锻炼**

体育锻炼是促进学前儿童身体发育和增强体质的有效手段。体育锻炼可以全面促进机体的新陈代谢，增强呼吸系统和心血管的发育。

**(五)疾病**

任何急慢性疾病对学前儿童的生长发育都能产生直接的影响。其影响程度决定于病变涉及的部位、病程的长短和疾病的严重程度。

**（六）季节与气候**

季节对学前儿童的生长发育有明显的影响。

春季身高增长最快，秋季体重增长最快。在炎热的夏季有些学前儿童还有体重减轻的可能。热带地区儿童发育较早，寒带地区儿童生长迅速。

**（七）环境污染**

环境污染不仅影响健康，引发各种疾病，还明显阻抑发育进程。

**（八）家庭因素**

家庭的社会经济状况、父母素质、教育方式及家庭结构的完整性等，都会影响学前儿童的生长发育。

**（九）社会因素**

地区社会经济状况的差异、城乡差异、战争、工业化等社会因素都会对学前儿童生长发育产生深远的影响。

**（十）精神因素**

精神因素对学前儿童生长发育也有较大影响。得不到抚爱的学前儿童，体内分泌的生长激素较少，平均身高可能低于同龄学前儿童。

## 【记忆关键点】

内在可能性因素：遗传　性别　内分泌

外在现实性因素：母亲的健康状况　营养　生活制度　体育锻炼　疾病
　　　　　　　　季节与气候　环境污染　家庭因素　社会因素　精神因素

## 【考题解析】

### 一、单项选择题

1.（2019年真题）影响幼儿生长发育的外在因素是（　　）。

A. 遗传　　　　　　B. 性别　　　　　　C. 内分泌　　　　　　D. 营养

【参考答案】D

【解析】本题考查对影响学前儿童生长发育的外在因素的了解。营养是保证学前儿童生长发育的物质基础，属于外在因素，因此选D。

2.（2020年真题）下列属于影响幼儿生长发育的内在因素的是（　　）。

A. 内分泌　　　　　B. 营养　　　　　C. 疾病　　　　　D. 母亲的健康状况

【参考答案】A

【解析】本题考查对影响学前儿童生长发育的内在因素的了解。内分泌是影响生长发育的内在因素之一，其分泌的激素与幼儿的成长发育密切相关，因此选A。

3.（2021年真题）下列关于影响幼儿生长发育的外在因素，说法错误的是（　　）。

A. 严重的营养不良会导致幼儿疾病

B. 社会经济状况会影响幼儿的生长发育

C. 生活有规律使幼儿身高体重增长减慢

D. 体育锻炼能提高幼儿对疾病的抵抗力

【参考答案】C

【解析】本题考查对影响学前儿童生长发育的外在因素的了解。生活有规律会促进幼儿的生长发育,使其身高体重增加显著,而不是增长减慢,因此选 C。

## 二、判断选择题

1.(2019 年真题)合理的生活制度能促进幼儿的生长发育,保证幼儿的生活规律。( )

A. 正确　　　　　　B. 错误

【参考答案】A

【解析】本题考查对生活制度影响学前儿童生长发育的了解。合理的生活制度可以保证学前儿童足够的户外活动时间、充足的睡眠以及生活有规律,从而促进其生长发育,因此选 A。

2.(2019 年真题)遗传决定生长发育的现实性,环境决定生长发育的可能性。( )

A. 正确　　　　　　B. 错误

【参考答案】B

【解析】本题考查对影响学前儿童生长发育因素的了解。遗传决定生长发育的可能性,环境决定生长发育的现实性,因此选 B。

3.(2019 年真题)母亲在受孕早期如果受到精神创伤、患感染性或病毒性疾病、X 线照射、服药等对幼儿的发育影响不大。( )

A. 正确　　　　　　B. 错误

【参考答案】B

【解析】本题考查对母亲健康状况影响学前儿童生长发育的了解。母亲在受孕早期的身心状况均可影响学前儿童的发育,甚至导致胎儿畸形或先天性疾病,因此选 B。

4.(2019 年真题)地区经济状况的差异、城乡差异、战争、工业化等社会因素都会对幼儿生长发育产生深远的影响。( )

A. 正确　　　　　　B. 错误

【参考答案】A

【解析】本题表述正确,因此选 A。

5.(2021 年真题)一般说来,春季体重增长最快,秋季身高增长最快。( )

A. 正确　　　　　　B. 错误

【参考答案】B

【解析】本题考查对季节与气候影响学前儿童生长发育的了解。一般说来,春季身高增长最快,秋季体重增长最快,因此选 B。

# 考点 4　了解学前儿童健康检查的时间
## （《幼儿园工作规程》第 19 条）

**考点解析**

### 一、《幼儿园工作规程》第 19 条

幼儿园应当建立幼儿健康检查制度和幼儿健康卡或档案。**每年体检一次，每半年测身高、视力一次，每季度量体重一次**；注意幼儿口腔卫生，保护幼儿视力。

幼儿园对幼儿健康发展状况定期进行分析、评价，及时向家长反馈结果。

幼儿园应当关注幼儿心理健康，注重满足幼儿的发展需要，保持幼儿积极的情绪状态，让幼儿感受到尊重和接纳。

### 二、卫健委规定的定期检查时间

不同年龄段的健康检查时间和次数是有区别的，见表 3-1。

表 3-1　学前儿童健康检查时间表

| 年龄段 | 检查次数 | 检查时间 | 备注 |
| --- | --- | --- | --- |
| 0～1 岁 | 5 次 | 30 天、3 个月、6 个月、9 个月、12 个月 | 如果发现异常，应随时增加检查次数 |
| 1～2 岁 | 2 次 | 18 个月、24 个月 | |
| 2～3 岁 | 2 次 | 30 个月、36 个月 | |
| 3 岁后 | 1 次 | 每年一次 | |

**【记忆关键点】**

每年　每半年　每季度

**【考题解析】**

### 一、单项选择题

1.（2019 年真题）幼儿身高、视力健康检查次数是（　　）。

A. 一年一次　　　B. 半年一次　　　C. 三个月一次　　　D. 一个月一次

【参考答案】B

【解析】本题考查对健康检查时间的了解。《幼儿园工作规程》第19条规定每半年测身高、视力一次,因此选 B。

2.(2020年真题)幼儿体重检查的频率是( )。

A. 一个月一次 B. 三个月一次 C. 六个月一次 D. 一年一次

【参考答案】B

【解析】本题考查对健康检查时间的了解。《幼儿园工作规程》第19条规定每季度量体重一次,因此选 B。

3.(2021年真题)幼儿身高、视力检查的频率是( )。

A. 每个月一次 B. 每季度一次 C. 每半年一次 D. 每年一次

【参考答案】C

【解析】本题考查对健康检查时间的了解。《幼儿园工作规程》第19条规定每半年测视力一次,因此选 C。

## 二、判断选择题

1.(2022年真题)幼儿视力的检查频率是每半年检查一次。( )

A. 正确 B. 错误

【参考答案】A

【解析】本题考查对健康检查时间的了解。《幼儿园工作规程》第19条规定每半年测视力一次,因此选 A。

# 考点5 了解学前儿童生长发育的评价指标

## 考点解析

学前儿童的生长发育评价指标一般包括**形态指标**、**生理功能指标**和**心理指标**,其中以形态指标最为常见。

## 一、形态指标

**形态指标**是指身体及其各部分在形态上可测出的各种量度,如身高、体重、头围。

### (一)身高

1. 身高的形态指标

**身高**指人站时颅顶到脚跟(与地面相及处)的垂直高度。它是反映**骨骼生长发育**的重要指标,也是正确估计**身体发育水平和速度**的重要依据。

身高的个体差异较大,新生儿为 50 cm 左右,1 岁 75 cm 左右。

1 岁以后平均身高估算公式:身高(cm)= 年龄(岁)×7+70(cm)(青春期例外)

2. 身高的测量方法

**(1)量床测量：**

①3 **岁以下**学前儿童可采用。

②取**仰卧位**,脱去鞋袜,卧于量床底板中线上。

③测量者扶住学前儿童的头部,使其面部朝上,两耳在同一水平线上,**颅顶接触头板**。

④另一测量者位于学前儿童右侧,左手握住学前儿童双膝,使其下肢伸直并紧贴量床床板,右手移动足板,使**足板接触**学前儿童**足跟**。

⑤读取量床上的读数,以**厘米**为单位,记录至**小数点后一位数**即身高。

⑥卧式身高往往比立式身高长 2～3 cm。

**(2)身高计测量：**

①3 **岁以上**的学前儿童可采用;

②脱去鞋帽,以**立正姿势**站在身高计底板上;

③头部保持正直,两眼平视前方,躯干尽量挺直,上肢自然下垂;

④足跟靠拢,足尖分开,使足跟、臀部、两肩胛三点紧靠在身高计的垂直立柱上;

⑤测度者将滑板轻轻移至学前儿童头顶并接触,眼睛与滑板呈水平位,读取立柱上的数值,以厘米为单位,记录结果。

⑥测量误差不得超过 0.5 cm。

**(二)体重**

1. 体重的形态指标

**体重**是指人体(包括组织、器官和体液等)的总重量。**体重与身高比**,是衡量幼儿**营养状况**的重要标志。

1～10 岁学前儿童平均体重估算公式:体重(kg)＝实足年龄(岁)×2＋8(kg)

2. 体重的测量方法

①通常使用**杠杆式体重计**或**身高体重测量仪**测量体重。

②测量前先**校验**,确保体重计或测量仪的准确性、灵活性。

③学前儿童仅穿背心、短裤,或测后将衣服的重量减去。

④3 岁以上的可站于秤台或测量仪中央,3 **岁以下**可蹲于秤台或测量仪中央,1 岁以下可躺着测量。

⑤测试者调整砝码至搭杆平衡读取读数,即体重。体重测量误差不得超过 0.1 kg。

⑥体重测量最好在**早晨**、**空腹**、**便后**进行。

**(三)头围**

1. 头围的形态指标

**头围**是指经眉弓上方至枕后结节绕头一周的长度。头围的大小反映**脑和颅骨**的发育程度。头围的测量在**出生后头 2 年**意义重大,有助于了解大脑的发育情况,对诊断智力低下也有一定的参考意义。大脑发育不全时,可出现头小畸形;头围过大常见于脑积水。

2. 头围的测量方法

①可用**布尺**测量头围。

②以额部眉间为**起点**,将尺从右侧经过枕骨最突起处,绕至左侧,然后回至原起点,测出的距离即头围。

③测量时,布尺需贴紧头皮,左右对称。

④测量女孩应将头发向上下分开。

⑤头围测量误差不得超过 0.1 cm。

**(四)胸围**

1. 胸围的形态指标

**胸围**是指经过胸中点的胸部水平围度。胸围在一定程度上说明**身体形态**和**呼吸功能**的发育(如胸廓和肺),并能反映**体育锻炼**的效果。一般婴儿在 1 岁时胸围赶上头围。

2. 胸围的测量方法

①可用刻有厘米的**软尺**测量学前儿童胸围。

②3 岁以下取**卧位**,3 岁以上取立位。

③学前儿童处于平衡状态,自然躺平或两手自然下垂,两眼平视,两足分开与肩同宽,双肩放松,呼吸均匀。

④测量者立于学前儿童正前方,将尺置于学前儿童左右肩胛下角下缘,沿胸两侧至前面乳头的中心点测量。

⑤胸围测量误差不得超过 0.1 cm。

**(五)坐高**

1. 坐高的形态指标

**坐高**是从头顶至坐骨结节的长度。**它与身高相比较**,能反映躯干和下肢的比例关系;**坐高的增长**反映脊柱和头部的增长。如学前儿童此比例大于正常时,应考虑内分泌疾病和软骨发育不全等疾病。

2. 坐高的测量方法

①一般用**坐高计**测量坐高。

②学前儿童坐在坐高计的坐盘上,先使身躯前倾,骶部紧靠量板,然后坐直,大腿与凳面完全接触,并要与身躯成直角而与地面平行,两腿并拢,膝关节屈曲成直角。足尖向前,头及肩部的位置与测身高的要求相同。

③测试者下移头板使之与学前儿童头顶接触,读取记录结果。

④测量误差不得超过 0.5 cm。

⑤注意坐凳高度要适合,过高或过低都会影响读数。

## 二、生理功能指标

**生理功能指标**指身体各系统、各器官在生理功能上可测出的各种量度。

**(一)心血管系统功能指标**

脉搏、血压、心率。

**(二)呼吸系统功能指标**

呼吸频率、肺活量、呼吸差。

(三)运动系统功能指标

握力、拉力、背肌力。

## 三、心理指标

对学前儿童心理发展的研究,一般通过感觉、知觉、语言、记忆、思维、情感、意志、行为、性格及社会适应力等进行观察。

**心理指标测试**采用的是专门设计、国内外公认格式的测试量表或问卷调查表,必须由专业人士负责操作。

## 【记忆关键点】

| 指标 | 内　容 | 工　具 | 要　　求 | 误差 |
|------|--------|--------|----------|------|
| 身高 | 骨骼、身体发育水平和速度 | 量床、身高计 | 3岁以下仰卧位<br>3岁以上立姿 | 0.5 cm |
| 体重 | 营养状况 | 杠杆式体重计<br>身高体重测量仪 | 3岁以上站、3岁以下蹲<br>1岁以下躺 | 0.1 kg |
| 头围 | 脑和颅骨 | 布尺 | | 0.1 cm |
| 胸围 | 身体形态和呼吸功能 | 软尺 | 3岁以下卧位<br>3岁以上立位 | 0.1 cm |
| 坐高 | 脊柱和头部的增长 | 坐高计 | 坐位 | 0.5 cm |

## 【考题解析】

### 一、单项选择题

1.(2019年真题)幼儿生长发育最常见的评价指标是(　　)。

A. 形态指标　　　　　　　　　　B. 生理功能指标

C. 心理指标　　　　　　　　　　D. 营养指标

【参考答案】A

【解析】本题考查对生长发育评价的了解。学前儿童的生长发育评价指标一般包括形态指标、生理功能指标和心理指标,其中以形态指标最为常见,因此选 A。

2.(2020年真题)幼儿身高的形态指标反映了(　　)。

A. 身体形态和呼吸功能的发育状况　　B. 骨骼的生长发育状况

C. 脑和颅骨的发育状况　　　　　　　D. 运动功能的发展状况

【参考答案】B

【解析】本题考查对形态指标的了解。身高是反映骨骼生长发育的重要指标,因此选 B。

3.(2021年真题)下列属于生长发育形态指标的是(　　)。

A. 胸围　　　　　B. 心率　　　　　C. 背肌力　　　　　D. 肺活量

【参考答案】A

【解析】本题考查对形态指标的了解。胸围在一定程度上说明身体形态和呼吸功能的发育，因此选 A。

4.（2021 年真题）下列关于体重测量的说法，错误的是（　　）。

A. 测体重前应先校验体重计　　　　　B. 幼儿园每学年测量一次

C. 通常使用杠杆式体重计测量体重　　　D. 最好在早晨、空腹、便后测量

【参考答案】B

【解析】本题考查对体重测量方法的了解。依据《幼儿园工作规程》第 19 条的规定，幼儿园应当每季度量体重一次，因此选 B。

5.（2022 年真题）关于学前儿童体重的说法，正确的是（　　）。

A. 测量体重最好在早晨、饭后

B. 每季度要为学前儿童测量体重

C. 超过标准体重的 30％～50％者为重度肥胖

D. 体重是反映骨骼生长发育的重要指标

【参考答案】B

【解析】体重测量最好在早晨、空腹、便后进行。超过标准体重的 30％～50％者为中度肥胖，身高是反映骨骼生长发育的重要指标。依据《幼儿园工作规程》第 19 条的规定，幼儿园应当每季度量体重一次，因此选 B。

## 二、判断选择题

1.（2019 年真题）体重与身高之间的相互比例，不是衡量幼儿营养状况的重要标志。（　　）

A. 正确　　　　　B. 错误

【参考答案】B

【解析】本题考查对形态指标的了解。体重与身高之间的相互比例，是衡量幼儿营养状况的重要标志依据，因此选 B。

2.（2019 年真题）头围是指经眉弓上方至枕后结节绕头一周的长度。（　　）

A. 正确　　　　　B. 错误

【参考答案】A

【解析】本题考查对形态指标的了解。头围是指经眉弓上方至枕后结节绕头一周的长度，因此选 A。

3.（2020 年真题）坐高是衡量幼儿营养状况的重要标志。（　　）

A. 正确　　　　　B. 错误

【参考答案】B

【解析】本题考查对形态指标的了解。体重与身高之间的相互比例，是衡量幼儿营养状况的重要标志，而坐高的增长反映脊柱和头部的增长，因此选 B。

4.（2021年真题）头围的测量在出生后头5年意义重大,有助于了解大脑的发育情况,对诊断智力低下也有一定的参考意义。（　　）

　　A. 正确　　　　　　　　B. 错误

【参考答案】B

【解析】本题考查对形态指标的了解。学前儿童1岁时头围增加2 cm,第二年头围只增加2 cm,2～14岁仅再增6～7 cm,因此,头围的测量在出生后头2年意义重大,因此选B。

5.（2022年真题）身高、体重、头围、肺活量等是评价学前儿童生长发育的形态指标。（　　）

　　A. 正确　　　　　　　　B. 错误

【参考答案】B

【解析】学前儿童生长发育的形态指标包括身高、体重、头围等,肺活量是呼吸生理功能指标。因此选B。

## 精编习题

### 一、单项选择题

1. 学前儿童大脑逐渐增大和增重的过程属于（　　）。
　　A. 生长　　　　　　B. 发育　　　　　　C. 成熟　　　　　　D. 完善

2. 学前儿童身高和体重的增加属于（　　）。
　　A. 生长　　　　　　B. 发育　　　　　　C. 成熟　　　　　　D. 成长

3. 学前儿童大脑的记忆、思维和分析功能不断发展,这个过程属于（　　）。
　　A. 生长　　　　　　B. 发育　　　　　　C. 成熟　　　　　　D. 成长

4. 随儿童消化功能逐渐完善,能吃的食物越来越多样,这种变化是属于（　　）。
　　A. 生长　　　　　　B. 发育　　　　　　C. 成熟　　　　　　D. 完善

5. 下列关于成熟的说法正确的是（　　）。
　　A. 是机体在量方面的变化
　　B. 是机体在质方面的变化
　　C. 生长发育达到一定完备的状态
　　D. 生长发育由量变到质变的过程

6. 学前儿童的生长发育不仅表现出身高体重的增加,还表现为器官的逐渐分化、功能逐渐成熟,这说明生长发育是（　　）。
　　A. 量变到质变的过程　　　　　　B. 具有个体差异性
　　C. 速度不均衡的过程　　　　　　D. 具有统一协调性

7. 出生时只能吃流质,而后能吃半流质,到第一年末便能吃多种普通食物,说明学前儿童的生长发育具有（　　）。
　　A. 不均衡性　　　　　　　　　　B. 阶段性和程序性
　　C. 个体差异性　　　　　　　　　　D. 统一协调性

8. 学前儿童学会走路之前,必先经过抬头、转头、翻身、直坐、站立等发育步骤,说明其生长发育具有(　　)。

　　A. 阶段性　　　　B. 程序性　　　　C. 不均衡性　　　D. 统一协调性

9. 在整个生长发育期间,全身和大多数器官、系统有两次生长突增高峰,这说明幼儿的生长发育(　　)。

　　A. 具有一定阶段性　　　　　　　B. 具有个体差异性
　　C. 生长速度不均衡　　　　　　　D. 具有统一协调性

10. 学前儿童生长发育速度曲线是随年龄呈(　　)。

　　A. 直线上升　　　B. 平行线　　　C. 波浪式上升　　D. 直线下降

11. 在出生后的整个生长发育过程中,头颅增加 1 倍,躯干增加 2 倍,上肢增加 3 倍,下肢增加 4 倍。这说明在生长发育过程中(　　)。

　　A. 生长发育是有阶段性的　　　　B. 生长发育的速度是波浪式
　　C. 身体各系统的生长发育不均衡　D. 身体各部分的生长速度不均衡

12. 适当的体育锻炼不但能促进运动系统发育,也能促进呼吸和神经系统发育,这说明身体各系统的生长发育是(　　)。

　　A. 连续的过程　　B. 统一协调　　C. 不均衡　　　D. 有差异性

13. 身材矮小或斜视、耳聋、口吃的学前儿童常常会产生自卑感,这说明学前儿童生长发育(　　)。

　　A. 具有个体差异性　　　　　　　B. 各系统发育是不均衡的
　　C. 具有统一协调性　　　　　　　D. 与生理发育和心理发展密切相关

14. 学前儿童长期情绪不好,食欲减退,影响消化和吸收,身体发育就会落后同龄正常儿童,这在一定程度上说明了学前儿童生长发育(　　)。

　　A. 与生理发育和心理发展密切相关　B. 各系统发育具有统一协调性
　　C. 具有个体差异性　　　　　　　　D. 有阶段性和程序性

15. 有些学前儿童先会开口讲话,后会走,有些儿童刚好相反,这体现了生长发育的(　　)。

　　A. 连续性　　　　B. 阶段性　　　C. 不均衡性　　　D. 个体差异性

16. 同龄组学前儿童高矮、胖瘦、强弱以及智力的不同,体现了生长发育的(　　)。

　　A. 连续性　　　　B. 阶段性　　　C. 不均衡性　　　D. 个体差异性

17. 关于学前儿童生长发育的一般状况,以下说法正确的是(　　)。

　　A. 生长发育的质变到量变的过程

　　B. 生长发育是一个非等速的连续过程

　　C. 发育速度曲线随着年龄呈直线上升

　　D. 发育水平和发育过程基本上都是相同的

18. 以下关于学前儿童生长发育的一般规律,说法正确的是(　　)。

　　A. 身体各部分的生长速度不均衡　B. 各系统的生长发育是独立进行的
　　C. 心理发育是生理发育的基础　　D. 个体之间机体的功能具有一致性

19. 以下属于影响幼儿生长发育内在因素的是( )。
    A. 营养　　　　　　　　　　B. 母亲的健康状况
    C. 内分泌　　　　　　　　　 D. 疾病

20. 以下属于影响幼儿生长发育的外在因素的是( )。
    A. 遗传　　　 B. 性别　　　 C. 内分泌　　　 D. 疾病

21. 同卵双生子身高的差别很小,头围也很接近,说明对骨骼系统发育有较大影响的
    因素是( )。
    A. 家庭　　　　　　　　　　B. 遗传
    C. 母亲的健康状况　　　　　 D. 生活制度

22. 性别影响学前儿童的生长发育,以下说法正确的是( )。
    A. 同龄男孩比女孩重而高　　 B. 男孩比女孩发育早
    C. 男孩和女孩用同一套评价指标 D. 男孩成骨中心出现的比女孩早

23. 龙凤胎中男孩和女孩的生长发育有明显差异,说明影响到生长发育的因素有
    ( )。
    A. 遗传　　　 B. 性别　　　 C. 内分泌　　　 D. 营养

24. 母亲在受孕早期如患感染性或病毒性疾病均可影响学前儿童的发育,说明影响
    到生长发育的因素有( )。
    A. 遗传　　　 B. 疾病　　　 C. 内分泌　　　 D. 母亲的健康状况

25. 学前儿童的膳食中要合理分配六大营养素,说明影响到生长发育的因素有
    ( )。
    A. 生活制度　　 B. 营养　　　 C. 内分泌　　　 D. 环境污染

26. 进入幼儿园后,生活有了规律,学前儿童的身高体重增加显著,动作发展也加快
    了。说明影响到生长发育的因素有( )。
    A. 社会因素　　 B. 精神因素　　 C. 生活制度　　 D. 体育锻炼

27. 有些学前儿童长期不上幼儿园,在家生活没有规律,身高体重增加都比较慢,还
    容易生病。说明影响到生长发育的因素有( )。
    A. 社会因素　　 B. 精神因素　　 C. 生活制度　　 D. 体育锻炼

28. 促进学前儿童生长发育和增强体质的有效手段是( )。
    A. 营养　　　 B. 内分泌　　　 C. 体育锻炼　　 D. 生活制度

29. 学前儿童长期患胃肠道疾病会影响消化和吸收,导致营养不良,体重减轻,甚至
    在动作和语言的发展上落后同龄儿童。说明影响到生长发育的因素有( )。
    A. 家庭因素　　 B. 精神因素　　 C. 生活制度　　 D. 疾病

30. 热带地区的儿童发育较早,寒带地区的儿童生长迅速。说明影响到生长发育的
    因素有( )。
    A. 季节　　　 B. 气候　　　 C. 种族　　　 D. 营养

31. 一般来说,春季幼儿身高增长最快,秋季幼儿体重增长最快。说明影响到生长发
    育的因素有( )。

A. 季节   B. 气候   C. 锻炼   D. 营养

32. 季节和气候对幼儿的生长发育有明显的影响,下列说法正确的是(  )。

  A. 春季体重增长最快     B. 秋季身高增长最快

  C. 热带地区儿童发育晚    D. 寒带地区儿童生长迅速

33. 为了学前儿童健康成长,托幼园所选址时要远离马路、工地、飞机场等噪声严重的地方。说明影响到生长发育的因素有(  )。

  A. 生活制度  B. 环境污染  C. 家庭因素  D. 社会因素

34. 在父母正确的教育方式下,学前儿童往往更能健康成长。说明影响到生长发育的因素有(  )。

  A. 父母素质  B. 父母性格  C. 家庭因素  D. 家庭经济

35. 父母的身高、体型等,均可影响学前儿童的生长发育。说明影响到生长发育的因素有(  )。

  A. 家庭因素  B. 遗传   C. 性别   D. 父母素质

36. 长期得不到父母爱抚的学前儿童,分泌生长激素较少,平均身高可能低于同龄儿童。说明影响到生长发育的因素有(  )。

  A. 父母素质  B. 精神因素  C. 疾病   D. 营养

37. 《幼儿园工作规程》第19条规定,入园后的学前儿童,每年体检(  )。

  A. 一次   B. 二次   C. 三次   D. 四次

38. 《幼儿园工作规程》第19条规定,入园后的学前儿童,每年测身高(  )。

  A. 一次   B. 二次   C. 三次   D. 四次

39. 《幼儿园工作规程》第19条规定,入园后的学前儿童,视力检查的频率为(  )。

  A. 1年1次  B. 1年2次  C. 1年4次  D. 2年1次

40. 《幼儿园工作规程》第19条规定,入园后的学前儿童,体重测量的频率为(  )。

  A. 每年1次  B. 每半年1次  C. 每季度1次  D. 每月1次

41. 学前儿童的生长发育评价指标中,最为常见的是(  )。

  A. 体格指标  B. 生理功能指标  C. 心理指标  D. 形态指标

42. 反映骨骼生长发育的重要指标是(  )。

  A. 身高   B. 坐高   C. 头围   D. 胸围

43. 3岁以下学前儿童测量身高可采用(  )。

  A. 立位   B. 坐位   C. 俯卧位   D. 仰卧位

44. 关于学前儿童测量身高,以下说法正确的是(  )。

  A. 一般都采用身高计测量身高   B. 采用立姿测量时足尖要靠拢

  C. 测量误差不超过 0.1 cm    D. 采用立姿测量时要脱去鞋帽

45. 采用立姿测量学前儿童身高时,躯干尽量挺直,足跟靠拢,足尖分开,使以下三点紧靠在身高计的垂直立柱上(  )。

  A. 足跟、臀部、两肩胛    B. 头部、臀部、两肩胛

  C. 头部、两肩胛、足跟    D. 头部、臀部、足跟

46. 衡量学前儿童营养状况重要指标的是（　　　）。

　　A. 体重　　　　　　　　　　　　B. 身高

　　C. 身高与体重的比例　　　　　　D. 身高与胸围的比例

47. 关于学前儿童测量体重，以下说法正确的是（　　　）。

　　A. 测量前要先校验测量工具，以免发生安全意外

　　B. 测量时 3 岁以上的可站于秤台或测量仪中央

　　C. 测量最好在早晨、餐后、便后进行

　　D. 测量误差不得超过 0.5 kg

48. 头围测量有助于了解大脑的发育情况，在以下时间段测量意义重大（　　　）。

　　A. 在出生后头半年　　　　　　　B. 在出生后头 1 年

　　C. 在出生后头 2 年　　　　　　　D. 在出生后头 3 年

49. 关于学前儿童测量头围，以下说法正确的是（　　　）。

　　A. 头围的大小反映脑和颅骨的发育程度

　　B. 头围测量对诊断智力低下有重大意义

　　C. 测量可用布尺，要以额头最突起处为起点

　　D. 测量误差不得超过 0.5 cm

50. 3 岁以上学前儿童测胸围时应采用（　　　）。

　　A. 立位　　　　B. 坐位　　　　C. 趴位　　　　D. 卧位

51. 婴儿出生时胸围比头围小，一般在（　　　）时间赶上头围。

　　A. 半岁时　　　B. 1 岁时　　　C. 2 岁时　　　D. 3 岁时

52. 能反映躯干和下肢的比例的评价指标是（　　　）。

　　A. 坐高　　　　　　　　　　　　B. 身高

　　C. 坐高与身高的比例　　　　　　D. 胸围和坐高的比例

53. 坐高的增长主要反映的是（　　　）。

　　A. 骨骼的生长发育　　　　　　　B. 脊柱和头部的增长

　　C. 躯干和下肢的比例　　　　　　D. 体育锻炼的效果

54. 学前儿童健康检查评价指标中，以下属于形态指标的是（　　　）。

　　A. 脉搏　　　　B. 肺活量　　　　C. 头围　　　　D. 背肌力

55. 下列属于学前儿童生长发育的生理功能指标的是（　　　）。

　　A. 身高　　　　B. 体重　　　　C. 头围　　　　D. 拉力

56. 可以通过测试量表或者问卷调查进行测量的生长发育评价指标的是（　　　）。

　　A. 形态指标　　B. 生理功能指标　　C. 心理指标　　　D. 体格指标

## 二、判断选择题

1. 发育是机体在量方面的变化，生长是机体在质方面的变化。（　　　）

　　A. 正确　　　　B. 错误

2. 学前儿童手脚变大，个子变高，这属于生长。（　　　）

A. 正确　　　　B. 错误

3. 学前儿童的动作越来越灵活了,这属于成熟。(　　　)

A. 正确　　　　B. 错误

4. 学前儿童大脑的功能在不断完善,这属于发育。(　　　)

A. 正确　　　　B. 错误

5. 生长是指细胞、组织、器官和系统功能的成熟与完善,是机体在量的方面的变化。
(　　　)

A. 正确　　　　B. 错误

6. 成熟是指机体的功能达到一定的完备状态。(　　　)

A. 正确　　　　B. 错误

7. 学前儿童的生长发育是由细小的量变和质变到根本的质变的复杂过程。(　　　)

A. 正确　　　　B. 错误

8. 学前儿童的生长发育是先量变后质变。(　　　)

A. 正确　　　　B. 错误

9. 学前儿童的生长发育是一个连续的过程,并等速进行。(　　　)

A. 正确　　　　B. 错误

10. 学前儿童的生长发育具有阶段性,各阶段按顺序衔接,因个体差异,可以跳跃。
(　　　)

A. 正确　　　　B. 错误

11. 在说单词之前必须先学会发音,这体现出学前儿童生长发育具有程序性。(　　　)

A. 正确　　　　B. 错误

12. 婴儿期的动作发育遵循"头尾发展的规律",这体现了身体各部的生长发育具有
阶段性。(　　　)

A. 正确　　　　B. 错误

13. 人的生长发育是快慢交替的,因此发育速度曲线是随年龄呈波浪式上升。(　　　)

A. 正确　　　　B. 错误

14. 整个生长发育期间,有两次生长突增高峰,第一次是婴儿期,第二次是青春发育
晚期。(　　　)

A. 正确　　　　B. 错误

15. 在生长发育的过程中,身体各部的生长速度基本相同。(　　　)

A. 正确　　　　B. 错误

16. 在出生后的整个生长发育过程中,头颅增加 1 倍,躯干增加 2 倍,上肢增加 3 倍,
下肢增加 4 倍,说明生长发育是有阶段性的。(　　　)

A. 正确　　　　B. 错误

17. 在整个生长发育期间,全身各部分都有两次生长突增高峰。(　　　)

A. 正确　　　　B. 错误

18. 学前儿童神经系统发育最快,淋巴系统发育最早。(　　　)

A. 正确　　　　B. 错误

19. 人体各系统的生长发育并非孤立地进行,而是相互影响、相互适应的。(　　)

A. 正确　　　　B. 错误

20. 长期情绪受压抑的学前儿童,会表现出弯腰驼背,行动迟缓。说明心理发育是生理发育的基础。(　　)

A. 正确　　　　B. 错误

21. 学前儿童的生理缺陷,一般不会引起其心理的正常发育。(　　)

A. 正确　　　　B. 错误

22. 学前儿童的生长发育是一个极其复杂的过程,但具有一定规律。(　　)

A. 正确　　　　B. 错误

23. 有些学前儿童先会走,后会说,有些则相反,体现了生长发育存在个体差异性。(　　)

A. 正确　　　　B. 错误

24. 学前儿童个体发育指标数据在群体中存在上下波动是正常的,因为生长发育存在个体差异性。(　　)

A. 正确　　　　B. 错误

25. 遗传决定生长发育的可能性,环境决定生长发育的现实性。(　　)

A. 正确　　　　B. 错误

26. 因受遗传因素影响,同卵双生子身高、头围差别很小。(　　)

A. 正确　　　　B. 错误

27. 性别影响生长发育,一般同龄女童比男童重且高,女孩青春期发育也比男孩早2年左右。(　　)

A. 正确　　　　B. 错误

28. 性早熟导致性激素分泌,影响长骨生长,使最终身高相对矮小。(　　)

A. 正确　　　　B. 错误

29. 母亲在孕期和哺乳期的营养都会导致学前儿童的发育。(　　)

A. 正确　　　　B. 错误

30. 母亲在受孕期间若患病应按正常方式就医、服药就不会影响学前儿童的发育。(　　)

A. 正确　　　　B. 错误

31. 营养素的缺乏或不合理膳食均会影响学前儿童的生长发育,严重的会导致疾病。(　　)

A. 正确　　　　B. 错误

32. 长期的营养不良可能会导致智力发育迟缓。(　　)

A. 正确　　　　B. 错误

33. 学前儿童生活有了规律,会使身高和体重增加明显,动作发展加快。(　　)

A. 正确　　　　B. 错误

34. 合理的生活制度决定学前儿童生长发育的可能性。（　　）

    A. 正确　　　　　　B. 错误

35. 体育锻炼是影响学前儿童生长发育的外在因素。（　　）

    A. 正确　　　　　　B. 错误

36. 对学前儿童生长发育产生直接影响的疾病一般都是慢性疾病。（　　）

    A. 正确　　　　　　B. 错误

37. 春季体重增长最快,秋季身高增长最快。体现出季节对生长发育有明显的影响。
    （　　）

    A. 正确　　　　　　B. 错误

38. 热带地区儿童生长较快,寒带地区儿童发育较早。体现出气候对生长发育有影
    响。（　　）

    A. 正确　　　　　　B. 错误

39. 环境污染会引发各种疾病,明显阻抑学前儿童正常发育进程。（　　）

    A. 正确　　　　　　B. 错误

40. 家庭的社会经济状况和家庭结构的完整性,都会影响到学前儿童的生长发育。
    （　　）

    A. 正确　　　　　　B. 错误

41. 早期智力开发、非智力因素的培养、家庭教育方式等,也会影响到学前儿童的生
    长发育。（　　）

    A. 正确　　　　　　B. 错误

42. 城乡差异、工业化等社会因素对学前儿童的生长发育的影响甚微。（　　）

    A. 正确　　　　　　B. 错误

43. 学前儿童 3 岁前,每年体检 2 次,3 岁后每年体检 1 次。（　　）

    A. 正确　　　　　　B. 错误

44. 对于入托、入园的学前儿童,必须在规定的时间、在指定的儿童保健机构进行专
    门的检查,防止身体发育水平不达标学前儿童入托入园。（　　）

    A. 正确　　　　　　B. 错误

45. 定期健康检查可以尽早发现学前儿童生长发育异常情况,从而可以采取相应的
    改进措施,促进其健康发展。（　　）

    A. 正确　　　　　　B. 错误

46. 入园幼儿每年体检一次,每半年测体重、视力一次,每季度测身高一次。（　　）

    A. 正确　　　　　　B. 错误

47. 学前儿童的生长发育评价指标包括:体格指标、生理功能指标和心理指标等。
    （　　）

    A. 正确　　　　　　B. 错误

48. 学前儿童的生长发育评价指标中最常见的是生理功能指标。（　　）

    A. 正确　　　　　　B. 错误

49. 身高是反映骨骼生长发育的重要指标,也是正确估计身体发育水平和速度的重要依据。（　　）

　　A. 正确　　　　　B. 错误

50. 3 岁以上学前儿童测量身高可以使用量床,采用仰卧位测量。（　　）

　　A. 正确　　　　　B. 错误

51. 体重是衡量学前儿童营养状况的重要标志。（　　）

　　A. 正确　　　　　B. 错误

52. 体重测量最好在早晨、空腹、便后进行。（　　）

　　A. 正确　　　　　B. 错误

53. 测量体重之前需要先校验体重计或测量仪,确保其准确性、灵活性。（　　）

　　A. 正确　　　　　B. 错误

54. 头围的测量有助于了解学前儿童大脑的发育情况。（　　）

　　A. 正确　　　　　B. 错误

55. 头围是指经额部眉间至枕骨最突起处绕头一周的长度。（　　）

　　A. 正确　　　　　B. 错误

56. 胸围在一定程度上说明身体形态和呼吸功能的发育,并能反映体育锻炼的效果。（　　）

　　A. 正确　　　　　B. 错误

57. 婴儿出生的时候胸围比头围小 1～2 cm,一般在 2 岁时赶上头围。（　　）

　　A. 正确　　　　　B. 错误

58. 坐高的增长反映脊柱和头部的增加。（　　）

　　A. 正确　　　　　B. 错误

59. 生理功能指标是指身体各系统、器官在生理功能上可测出的各种量度。（　　）

　　A. 正确　　　　　B. 错误

60. 心理指标测试采用的是经过专门设计的、国内外公认格式的测试量表或问卷调查表,由保教人员负责操作。（　　）

　　A. 正确　　　　　B. 错误

## 三、简答题

1. 简述学前儿童生长发育的一般规律。

# 第四章 学前儿童的营养与膳食卫生

## 考点 1 了解营养、营养素的概念,营养素作用及营养与学前儿童生长发育的关系

### 考点解析

### 一、营养

**营养**是指机体摄取、消化食物,吸收和利用营养素的整个过程,也可表示食物中营养素含量的多少和质量好坏。

### 二、营养素

**营养素**是维护机体健康,提供生长发育、劳动和活动所需的各种食物中所含的营养成分。

### 三、营养素的作用

（一）修补旧组织，增生新组织

（二）供给能量

（三）调节生理活动

### 四、营养与学前儿童生长发育的关系

**（一）充足的营养**

学前儿童正处于生长发育的旺盛时期，必须摄入足够的营养物质和能量，才能满足身体发育、修补组织、维持体内各种生理活动的需要。

**（二）营养不良**

不合理的喂养、饮食习惯不当或患病均可能会导致营养不良症。**营养不良**是指任何一种营养素失衡的状态，包括**营养缺乏**和**营养过剩**，不仅影响学前儿童生长发育，而且也影响学前儿童成人后的体质和健康状况。

**（三）营养不良的影响**

1. 营养不良影响学前儿童**身体发育**

（1）营养缺乏，会使学前儿童发育迟缓、生长低下、精神不振、反应迟钝，对学前儿童身心带来极大的危害，严重的会引起各种疾病，甚至导致死亡。

（2）营养过剩，则会导致学前儿童体重超标、患龋齿率上升、出现性早熟，对心理发育具有消极影响。

2. 营养不良影响学前儿童**智力和行为**

（1）营养缺乏，如在生长发育的某一些阶段（如出生 6 个月）会导致大脑发育不良并导致智力障碍，严重的会造成学前儿童永久性智力障碍。同时也会使学前儿童注意力不集中，运动神经不发达，运动能力差，感觉器官也不能协调，导致其学习能力和行为较差。

（2）营养过剩，如超量摄入动物性蛋白质和脂肪，长期饮食热量超标，会引发肥胖，严重的会导致成年时患高血压、糖尿病、冠心病等疾病。

### 【记忆关键点】

> 营养：过程　含量　质量
>
> 营养素：成分
>
> 营养素作用：组织　能量　生理活动
>
> 营养不良：营养缺乏　营养过剩

【考题解析】

## 一、单项选择题

1.(2019年真题)下列表述不属于营养素对人体主要作用的是( )。

A. 增生新组织　　　　　　　　B. 供给能量

C. 调节生理活动　　　　　　　D. 促进生长素的分泌

【参考答案】D

【解析】本题考查的是营养素作用,促进生长素的分泌不属于营养素的作用。因此选D。

## 二、判断选择题

1.(2019年真题)营养素是指机体摄取、消化、吸收和利用食物的整个过程。( )

A. 正确　　　　　　　B. 错误

【参考答案】B

【解析】本题考查的是营养素的基本概念,营养素是维护机体健康,提供生长发育、劳动和活动所需的各种食物中所含的营养成分,因此选B。

2.(2019年真题)营养过剩会导致幼儿体重超标,但不会对幼儿心理发育产生消极影响。( )

A. 正确　　　　　　　B. 错误

【参考答案】B

【解析】本题考查的是营养与学前儿童生长发育的关系,营养过剩会导致幼儿体重超标、患龋齿率上升、出现性早熟,对心理发具有消极影响,因此选B。

3.(2020年真题)营养素对人体的作用包括修补旧组织、增生新组织;供给能量;调节生理活动。( )

A. 正确　　　　　　　B. 错误

【参考答案】A

【解析】本题考查的是营养素作用,表述正确,因此选A。

4.(2020年真题)营养不良就是营养素缺乏,它会影响幼儿生长发育。( )

A. 正确　　　　　　　B. 错误

【参考答案】B

【解析】营养不良包含营养素不足与营养过剩两种情况,因此选B。

5.(2021年真题)幼儿必须从膳食中摄取足够的营养物质和热量,才能满足身体发育,修补组织,维持体内各种生理活动的需要。( )

A. 正确　　　　　　　B. 错误

【参考答案】A

【解析】本题考查的是营养与学前儿童生长发育的关系,表述正确,因此选A。

6.(2021年真题)严重的营养不良可能造成幼儿永久性的智力障碍。( )

A. 正确　　　　　　B. 错误

【参考答案】A

【解析】婴儿出生 6 个月严重营养不良,会导致大脑发育不良并导致智力障碍,因此选 A。

### 三、简答题

1.(2021 年真题)简述营养素对人体的作用。

【参考答案】略

# 考点 2　了解能量的概念和幼儿热能的消耗

**考点解析**

## 一、能量的概念

**能量**是人体进行生理活动和生活活动所需的动力来源。

人体所需能量由食物中的**热源营养素**(蛋白质、脂肪和糖类)提供。

## 二、学前儿童热能的消耗

**(一)基础代谢**

**空腹、静卧、清醒**及18～25℃的环境下,维持机体基本生命活动所需的能量需要量。婴幼儿该部分能量消耗占总能量的 60%,学前儿童该部分比成人高 20% 左右。

**(二)食物的特殊动力作用(食物的代谢反应)**

机体消化和吸收食物时所需的能量。蛋白质、脂肪和糖类的特殊动力作用各不相同,其中**蛋白质最大**(机体消化和吸收蛋白质所需能量最大)。

**(三)活动所需**

机体的能量消耗,以**肌肉活动**为主,与活动量、活动时间和动作熟练程度有关。学前儿童随动作发育,活动量增加,动作耗能也渐增。

**(四)生长发育所需**

**学前儿童特有**的需要与生长速度成正比,1 岁内耗能占总能量 25%～30%。

**(五)排泄消耗**

机体排出食物残渣(食物中不能完全被吸收和未能消化吸收的部分)和代谢废物的能量消耗。

学前儿童每日总热能摄入建议:糖类占 55%～60%,脂肪占 25%～30%,蛋白质占 12%～15%。

【记忆关键点】

> 能量:动力来源　热源营养素
> 热能的消耗:基础代谢　食物的特殊动力　活动　生长发育　排泄

【考题解析】

## 一、单项选择题

1.(2022年真题)学前儿童热能的消耗中,食物的特殊动力作用最大的营养素是（　　）。

A. 蛋白质　　　　　B. 脂肪　　　　　C. 糖类　　　　　D. 水

【参考答案】A

【解析】蛋白质、脂肪和糖类的特殊动力作用各不相同,其中蛋白质最大。因此选 A。

2.(2020年真题)三大产热能的营养素是（　　）。

A. 蛋白质、脂肪和糖类　　　　　　　B. 蛋白质、脂肪和维生素

C. 蛋白质、糖类和水　　　　　　　　D. 脂肪、糖类和无机盐

【参考答案】A

【解析】本题考查的知识点是热能营养素,蛋白质、脂肪和糖类是三大产热能的营养素。因此选 A。

## 二、判断选择题

1.(2019年真题)幼儿所需的六大营养素是蛋白质、脂肪、糖类、无机盐、维生素和水。（　　）

A. 正确　　　　　　B. 错误

【参考答案】A

【解析】本题考查的是幼儿所需营养素的基本概念,表述正确。因此选 A。

2.(2022年真题)未经消化、吸收的食物随排泄物被排出体外,需要消耗能量。（　　）

A. 正确　　　　　　B. 错误

【参考答案】A

【解析】人体热能的消耗包括排泄消耗,即未经消化、吸收的食物随排泄物被排出体外,需要消耗能量。因此选 A。

## 考点3　了解学前儿童所需六大类营养素的生理功能、组成、食物来源和缺乏症

蛋白质、脂肪、糖类、无机盐、维生素和水六大类营养素均是幼儿所需的营养素。其中蛋白质、脂肪和糖类是三大产热能的营养素。

**考点解析一**

蛋白质

### 一、蛋白质的生理功能

（一）构成组织
（二）调节生理功能
（三）增强抵抗力
（四）提供热能
（五）参与人体内物质的运输、体液酸碱度的调节、遗传信息的传递等

### 三、蛋白质的组成

**（一）蛋白质由多种氨基酸组成**
常见有20种，分为必需氨基酸和非必需氨基酸。
**（二）必需氨基酸**
体内不能自行合成，必须由食物供给的氨基酸。成人需8种，学前儿童需9种（增加1种为组氨酸）。
**（三）非必需氨基酸**
体内可以自行合成，不一定由食物供给的氨基酸。
**（四）蛋白质的营养价值**
取决于其所含氨基酸的种类、数量及比例是否符合人体需求。
**（五）优质蛋白质**
所含氨基酸种类、数量和比例都较接近人体蛋白，且易被人体吸收和利用的蛋白质。如动物蛋白质以及豆类都是优质蛋白质。
**（六）蛋白质的互补作用**
将几种营养价值较低的植物蛋白质混合食用，使其所含氨基酸种类、含量得以相互补充，从而提高混合食物的营养价值。

### 三、蛋白质的食物来源

**（一）动物性食物**

乳类、蛋类、肉类、鱼类。

**（二）植物性食物**

豆类及其制品、谷类、干果类。

### 四、学前儿童对蛋白质的需求量

（一）动物性蛋白质和豆类蛋白质占学前儿童膳食所需蛋白质总量50％最为理想。

（二）学前儿童膳食中蛋白质所供热能，应占总热能的12％～15％。

（三）蛋白质缺乏症：学前儿童若长期蛋白质缺乏，会导致他们生长发育迟缓，体重过轻，抵抗力下降，伤口不易愈合，甚至影响智力。

（四）若摄取过多，则多余蛋白质被分解，以含氨的废物通过肾脏随尿液排出，不仅造成浪费，而且会增加肝、肾的负担。

**【记忆关键点】**

> 氨基酸　优质蛋白质　蛋白质的互补作用　50％　12％～15％　缺乏症
> 肝肾负担

**考点解析二**

> 脂肪

### 一、脂肪的生理功能

**（一）供给热能（是供给热能最高的营养素）**

**（二）构成身体组织**

**（三）良好的溶剂**

**（四）保持体温**

**（五）保护内脏、神经和血管**

**（六）增强饱腹感**

### 二、脂肪的组成

脂肪的主要成分是脂肪酸。在结构上脂肪酸又分为饱和脂肪酸和不饱和脂肪酸。

**（一）饱和脂肪酸**

可在人体内合成。

**(二)不饱和脂肪酸**

大多须从食物中获得,**营养价值高**(维持神经、动脉和血液的健康,与学前儿童视网膜和脑发育有关),鱼类和植物油中含量较多。

## 三、脂肪的食物来源

**(一)主要来自动物性食物**

各种动物油、蛋类、鱼类、乳类等。

**(二)部分植物性食物**

豆类、花生、菜籽、芝麻及干果等。

## 四、幼儿对脂肪的需求量

(一)学前儿童每日脂肪供应量,一般以占每日热能总量的25％～30％为宜。

(二)学前儿童若长期缺乏脂肪,会造成体重下降、消瘦,各种脂溶性维生素缺乏症,造成发育迟缓。

(三)若摄入过多,会引起消化不良,食欲不振,还会导致肥胖、动脉硬化、心脏和循环系统疾病。

(四)预防以上疾病应从学前儿童期开始,其中最重要的是保护动脉健康,从学前儿童期开始,就应控制胆固醇含量高的脂肪类食物摄入。

【记忆关键点】

饱和脂肪酸　不饱和脂肪酸　25％～30％　脂溶性维生素缺乏症　动脉硬化

【考题解析】

## 一、判断选择题

1.(2022年真题)动物脂肪中的鱼类脂肪和多数的植物油中含饱和脂肪酸较多。
（　　）

A. 正确　　　　　　　　B. 错误

【参考答案】B

【解析】动物脂肪中的鱼类脂肪和多数的植物油中含不饱和脂肪酸较多,因此选 B。

考点解析三

糖类(糖类)

## 一、糖类的生理功能

（一）供给热能（是人体最主要的热能来源）

（二）能量贮存

（三）构成机体的重要物质

（四）节约蛋白质

（五）维持内脏和神经等的正常功能（血糖是神经系统能量的唯一来源）

（六）（纤维素）促进**肠胃蠕动**和**排空**

## 二、糖类的组成

糖类分为单糖、双糖和多糖。

**（一）单糖**

葡萄糖、果糖等。

**（二）双糖**

蔗糖（学前儿童对蔗糖消化能力差）、麦芽糖、乳糖等。

**（三）多糖**

淀粉、果胶、纤维素（学前儿童不能吸收果胶和纤维素）等。

## 三、糖类的食物来源

糖类主要来源于食物中的谷类和根茎类，少数来自含食糖的蔬菜和水果等。

## 四、幼儿对糖类的需求量

（一）学前儿童膳食中糖类供给的热能，以占总热能的55％～60％为宜。

（二）缺乏时，会引起体重减轻、血糖过低、便秘，甚至发生营养不良。

（三）若摄入过多，会使脂肪积存较多，出现虚胖、免疫力下降，影响食欲，容易发生龋齿。

### 【记忆关键点】

主要的热能来源　节约蛋白质　内脏和神经功能　肠胃蠕动和排空
55％～60％　体重　血糖　免疫力　龋齿

### 【考题解析】

### 一、单项选择题

1.（2022年真题）下列不属于糖类生理功能的是（　　）。

A. 供给热能　　　　B. 节约蛋白质　　　C. 促进肠蠕动　　　D. 良好溶剂

【参考答案】D

【解析】良好溶剂是脂肪的生理功能之一,因此选 D。

## 考点解析四

无机盐(矿物质)

## 一、无机盐的生理功能

**(一)无机盐是身体的重要组成成分**

**(二)调节人体生理活动,维持人体正常生理功能**

**(三)维持机体酸碱平衡**

**(四)调节心脏及神经肌肉兴奋性**

**(五)无机盐与学前儿童的生长发育密切相关,年龄越小,越易缺乏**

## 二、无机盐的分类

**(一)人体内含量较多的无机盐**

如钙、镁、钾、钠、磷、氯、硫等。

**(二)人体内含量极少的无机盐**

如铜、铁、碘、锌、氟等。

## 三、学前儿童较易缺乏的四种无机盐的功能、缺乏症和食物来源

**(一)钙**

1. 生理功能

(1)构成牙齿和骨骼的主要成分,人体内99％的钙在骨骼和牙齿中。

(2)维持神经和肌肉的兴奋性,如血钙降低,神经和肌肉兴奋性增强,会引起手足搐搦症。

(3)参与凝血过程,是血液凝固的要素。

(4)参与机体能量的代谢和激活酶。

2. 缺乏症

学前儿童缺钙,不仅造成发育迟缓,牙齿不整齐,严重的还会引起手足搐搦症或者佝偻病,及成年后骨质疏松。

3. 食物来源

乳类含钙量最高,且易于吸收。鱼、虾、紫菜、海带、金针菜、豆类及其制品、绿叶蔬菜(小白菜、油菜、芹菜等)含钙量较高,芝麻酱含钙量也很丰富。

蛋白质和维生素 D 有利于钙吸收,食物中若植酸、草酸含量过高则会降低钙的吸收率。

**(二)铁**

1. 生理功能

铁是合成血红蛋白的主要成分,参与氧的输送和组织的呼吸。

2. 缺乏症

人体内铁的含量不足就可导致缺铁性贫血,苍白乏力,影响学前儿童体格和智力发育。

3. 食物来源

(1)铁主要来源于动物性食物,如肝、瘦肉、动物血、蛋黄、鱼类等,且吸收率高。

(2)植物性的食物有黑木耳、海带、发菜、芝麻酱、淡菜等。

(3)绿叶蔬菜及豆类中含铁量少,有的豆类含铁量高但吸收率低。

(4)维生素 C 可以促进铁的吸收,乳类含铁量少,以乳类为主食的婴儿需补铁。

**(三)锌**

1. 生理功能

(1)促进生长发育,体内 1/3 的锌贮存于骨骼,1/4 贮存于肝脏。

(2)参与氨基酸代谢与蛋白质合成,增强创伤愈合。

(3)促进性器官的发育。

(4)促进消化系统功能,影响味觉和食欲。

(5)促进免疫功能。

(6)促进皮肤健康,对保持头发健康也有重要作用(如缺锌时,头发发黄)。

2. 缺乏症

学前儿童缺锌会表现为厌食、味觉降低,经常发生口腔炎及口腔溃疡,还会导致生长发育缓慢、皮肤发黄、脱发等;严重的会患异食癖及缺锌性侏儒综合征。

3. 食物来源

肉类、肝、鱼类、奶类及海产品等食品中含量较高;植物性食物以花生、玉米含锌量较多。

**(四)碘**

1. 生理功能

(1)合成甲状腺激素:碘是合成甲状腺素的主要原料。

(2)促进物质和能量的代谢。

(3)促进生长发育。

2. 缺乏症

**胎儿期**缺碘可导致死胎、早产及先天畸形;**新生儿和儿童期**食物中如果长期缺碘会引起甲状腺肿大;**严重的碘缺乏症**会导致克汀病,也叫"呆小症",引起的严重后果是智残。

3. 食物来源

海带、紫菜、海鱼等海产品中含碘量高。食用碘盐是摄入碘的重要途径。

【记忆关键点】

| 无机盐 | 生理功能 | 食物来源 | 缺乏症 |
|---|---|---|---|
| 钙 | 牙齿和骨骼、神经肌肉的兴奋性、血凝、代谢、酶 | 乳类<br>鱼虾、紫菜、海带、金针菜、豆类及其制品 | 发育迟缓、手脚搐搦症、佝偻病 |
| 铁 | 血红蛋白 | 动、植物性食物<br>动物性食物吸收率高 | 缺铁性贫血 |
| 锌 | 生长发育、性器官发育、消化系统功能、免疫功能、皮肤健康 | 肉类、肝、鱼类、奶类及海产食品 | 厌食、味觉降低、口腔炎及口腔溃疡、生长发育迟缓、皮肤发黄、脱发等，异食癖及缺锌性侏儒综合征 |
| 碘 | 甲状腺素、物质和能量代谢、生长发育 | 海带、紫菜、海鱼等海产食品，食用碘盐 | 甲状腺肿大、克汀病（"呆小症"） |

【考题解析】

一、单项选择题

1.（2020 年真题）幼儿严重缺钙可能会造成（　　）。

A. 佝偻病　　　　　B. 贫血　　　　　C. 异食癖　　　　　D. 呆小症

【参考答案】A

【解析】幼儿缺钙严重的还会引起手足抽搐症或者佝偻病。因此选 A。

2.（2021 年真题）幼儿严重缺钙,可能患下列哪种疾病？（　　）

A. 手足搐搦症　　B. 口腔溃疡　　C. 夜盲症　　D. 厌食症

【参考答案】A

【解析】本题考查的知识点是营养素的缺乏症。幼儿缺钙严重的会引起手足搐搦症或者佝偻病。因此选 A。

3. 下列有关钙的叙述,正确的是（　　）。

A. 豆类食物含钙量最高　　　　　B. 钙是血液凝固的要素

C. 草酸能促进钙的吸收　　　　　D. 人体 $80\%$ 的钙在骨骼和牙齿中

【参考答案】B

【解析】牛奶含钙量最高,草酸会与钙形成草酸钙,难以吸收,人体 $99\%$ 的钙在骨骼和牙齿中。钙的生理功能之一是钙参与血凝过程,是血液凝固的要素。因此选 B。

4.（2022 年真题）营养性缺铁贫血占 7 岁以前婴幼儿发病的 1/3 以上,因此在婴幼儿的食品中要有意识地添加下列哪类食品？（　　）

A. 乳类　　　　　B. 豆类　　　　　C. 动物类　　　　　D. 谷类

【参考答案】C

【解析】铁是合成血红蛋白的主要成分,而动物类食物中铁吸收率高,因此选 C。

5.(2019 年真题)幼儿厌食、味觉降低、生长发育迟缓、皮肤发黄、脱发,甚至有异食癖等。他可能缺乏( )。

A. 钙　　　　　　　B. 铁　　　　　　　C. 磷　　　　　　　D. 锌

【参考答案】D

【解析】幼儿缺锌会引起厌食症,本题描述症状与锌缺乏症一致。因此选 D。

6.(2021 年真题)下列与缺锌无关的是( )。

A. 厌食　　　　　　B. 口腔炎　　　　　C. 异食癖　　　　　D. 呆小症

【参考答案】D

【解析】学前儿童缺锌会表现为厌食、发生口腔炎等,严重的会患异食癖及缺锌性侏儒综合征,而呆小症是由于体内缺乏碘造成的严重疾病,因此选 D。

7.(2019 年真题)幼儿严重缺碘可能引起( )。

A. 侏儒症　　　　　B. 巨人症　　　　　C. 呆小症　　　　　D. 厌食症

【参考答案】C

【解析】幼儿严重缺碘可能引起呆小症,因此选 C。

8.(2021 年真题)东东比同龄人矮小、怕冷、反应迟钝、嗜睡、智力低下。这是因为东东体内严重缺( )。

A. 钙　　　　　　　B. 铁　　　　　　　C. 钠　　　　　　　D. 碘

【参考答案】D

【解析】本题考查的知识点是呆小症的病因,东东的症状是典型的呆小症,呆小症是由于缺乏碘而造成的严重疾病。因此选 D。

## 二、判断选择题

1.(2020 年真题)长期以乳类为主食,会造成铁的摄入量不足。( )

A. 正确　　　　　　B. 错误

【参考答案】A

【解析】乳类含铁量少,长期以乳类为主食,会造成铁的摄入量不足。因此选 A。

2.(2020 年真题)幼儿表现出厌食、味觉降低,经常发生口腔溃疡,生长发育迟缓,皮肤发黄、脱发等现象,这说明他可能缺乏维生素 $B_2$。( )

A. 正确　　　　　　B. 错误

【参考答案】B

【解析】学前儿童存在以上症状,说明是缺乏锌。因此选 B。

3.(2022 年真题)碘是合成甲状腺素的主要原料,缺碘容易导致侏儒症。( )

A. 正确　　　　　　B. 错误

【参考答案】B

【解析】缺碘容易导致呆小症,而生长素分泌不足会导致侏儒症,因此选 B。

**考点解析五**

维生素

维生素是维持人体正常生命活动必不可少的一类营养素,需求量甚微,但不可缺乏,不能在体内合成,必须由食物供给。

## 一、维生素的生理功能

**(一)维持正常生命活动**

**(二)调节人体生理功能**

**(三)与酶密切相关**

## 二、维生素的分类

**(一)脂溶性维生素**

维生素 A、D、E、K 等。

**(二)水溶性维生素**

维生素 B、C 等。

## 三、五种维生素的功能、缺乏症和食物来源

**(一)维生素 A**

1. 生理功能

(1)与正常**视觉功能**有关,维持夜视功能。

(2)维持**上皮细胞**正常发育(缺乏时会使上皮细胞过度角质化,导致皮肤粗糙。呼吸道上皮细胞角质化,容易引起呼吸道感染)。

(3)提高**机体免疫力**。

2. 缺乏症

(1)**夜盲症**。

(2)眼干燥症,皮肤干燥、粗糙,毛发干脆容易脱落,也容易患呼吸道感染。

(3)过量也会导致**维生素 A 中毒**。

3. 食物来源

维生素 A 只存在于动物性食物中,如肝、蛋黄、乳类、鱼肝油等。

植物性食物中含有的**维生素 A 原**(胡萝卜素)也可在体内转化为维生素 A,主要来自橙色水果和蔬菜,如杞果、胡萝卜等。

**(二)维生素 D**

1. 生理功能

(1)增进人体对钙、磷的吸收和利用。

(2)促进骨骼和牙齿的生长。

（3）抗佝偻病。

2．缺乏症

（1）学前儿童（尤其是 3 岁以下）缺乏维生素 D 会得**佝偻病**和**手足搐搦症**。

（2）服用过多会导致维生素 D 中毒。

3．食物来源

（1）内源：经常**日照**是幼儿获得维生素 D 的主要来源。

（2）外源：动物肝脏、鱼肝油、蛋类、海鱼等也含有一定量维生素 D。

**（三）维生素 $B_1$**

维生素 $B_1$ 为水溶性维生素，在碱性环境中极易被破坏。

1．生理功能

（1）酶的重要组成成分。

（2）促进糖类代谢。

（3）促进胃排空，增进食欲。

（4）保持神经系统和心脏的正常生理功能。

2．缺乏症

维生素 $B_1$ 缺乏时可引起**脚气病**，主要症状为易疲劳、腿无力、食欲不振、下肢水肿麻痹、感觉迟钝等，严重时因心力衰竭而死亡。

3．食物来源

维生素 $B_1$ 主要来源于谷类、豆类、麦胚、动物内脏、蛋类、肉类等。谷类粮食皮中含维生素 $B_1$ 最丰富，因此粗粮比精细粮食含量多。

**（四）维生素 $B_2$**

维生素 $B_2$ 为水溶性维生素，极易被日光和碱性溶液所破坏。

1．生理功能

（1）组成酶的重要成分。

（2）促进细胞的氧化还原反应。

（3）参与物质和能量的代谢。

（4）帮助消除口腔内唇、舌的炎症。

2．缺乏症

维生素 $B_2$ 缺乏时，细胞代谢受阻，会出现多种症状，常见的有口腔溃疡、口角炎、舌炎、唇干裂、角膜炎及脂溢性皮炎等。

3．食物来源

（1）动物性食物中维生素 $B_2$ 含量较多，如动物内脏、肉类、蛋类、乳类和鱼类等。

（2）植物性食物中豆类和绿色蔬菜、粗粮中较多，如香菇、紫菜、橘子、柑、橙，但谷类中含量较少。

**（五）维生素 C（抗坏血酸）**

维生素 C 为水溶性维生素，极易氧化，易被碱、热、铜离子破坏。

1. 生理功能

(1)抗维生素 C 缺乏病(**坏血病**)的作用,即促进胶原蛋白的正常形成。

(2)促进伤口愈合。

(3)治疗贫血,即促进人体对铁的吸收,有利于血红蛋白的合成。

(4)具有保护和解毒的功能。

(5)保护心脏和防止动脉硬化。

(6)提高免疫力。

2. 缺乏症

维生素 C 缺乏时容易患坏血病,表现为毛细血管脆弱,皮下出血;牙龈出血、溃烂,还可引起骨膜下出血,导致肢体在出血局部疼痛、肿胀等。

3. 食物来源

维生素 C 主要来源于新鲜的水果与蔬菜,例如柑橘、柚子、柠檬、猕猴桃、韭菜、青椒、菠菜等。

【记忆关键点】

| 维生素 | 生理功能 | 食物来源 | 缺乏症 |
| --- | --- | --- | --- |
| 维生素 A | 夜视、上皮细胞、免疫力 | 动物性食品 | 夜盲症,眼干燥症 |
| 维生素 D | 钙、磷、骨骼和牙齿、佝偻病 | 日照<br>动物肝脏、鱼肝油、蛋类、海鱼 | 佝偻病和手足搐搦症 |
| 维生素 $B_1$ | 酶、糖类代谢、胃的排空、神经系统和心脏 | 谷类粮食皮<br>谷类、豆类、麦胚、硬果类、动物内脏、蛋类、肉类 | 脚气病 |
| 维生素 $B_2$ | 酶、物质和能量代谢、口腔内唇、舌的炎症 | 动物内脏、肉类、蛋类、乳类、鱼类<br>豆类和绿叶蔬菜、粗粮 | 口腔溃疡、口角炎、舌炎、唇干裂及角膜炎、脂溢性皮炎 |
| 维生素 C | 抗坏血病、伤口愈合、贫血、保护和解毒、心脏 | 新鲜水果与蔬菜 | 坏血病 |

【考题解析】

一、单项选择题

1.(2019 年真题)小明最近晚上看不清物体、皮肤干燥粗糙、毛发干脆易脱落。他可能缺乏(　　)。

A. 维生素 A　　　　B. 维生素 B　　　　C. 维生素 C　　　　D. 维生素 D

【参考答案】A

【解析】本题考查的知识点是维生素 A 缺乏症,维生素 A 缺乏可导致夜盲症,还可引起眼干燥症,皮肤干燥粗糙,毛发干脆易脱落。因此选 A。

2.(2019 年真题)引发口腔溃疡、口角炎、舌炎、唇干裂,主要是缺乏(　　)。

　　A. 维生素 A　　　　B. 维生素 C　　　　C. 维生素 $B_1$　　　　D. 维生素 $B_2$

【参考答案】D

【解析】本题考查的知识点是维生素 $B_2$ 缺乏症,因此选 D。

3.(2022 年真题)学前儿童缺乏维生素 $B_2$,可能会引起(　　)。

　　A. 眼干燥症　　　　B. 口角炎　　　　C. 脚气病　　　　D. 酸中毒

【参考答案】B

【解析】学前儿童缺乏维生素 $B_2$,可能会引起口腔溃疡、口角炎、舌炎等,因此选 B。

4.(2019 年真题)佝偻病主要是缺乏(　　)。

　　A. 维生素 A　　　　B. 维生素 $B_1$　　　　C. 维生素 D　　　　D. 维生素 E

【参考答案】C

【解析】本题考查的知识点是维生素 D 缺乏症,幼儿(尤其是 3 岁以下)缺乏维生素 D 会得佝偻病和手足抽搐症。因此选 C。

5.(2020 年真题)人体缺乏维生素 C 时易患(　　)。

　　A. 夜盲症　　　　B. 多动症　　　　C. 坏血病　　　　D. 口角炎

【参考答案】C

【解析】本题考查的知识点是维生素 C 缺乏症。维生素 C 缺乏时容易患坏血病,因此选 C。

6.(2020 年真题)脚气病是由于缺乏(　　)。

　　A. 维生素 A　　　　B. 维生素 $B_1$　　　　C. 维生素 C　　　　D. 维生素 D

【参考答案】B

【解析】本题考查的知识点是维生素 $B_1$ 缺乏症,维生素 $B_1$ 缺乏时可引起脚气病。因此选 B。

7.(2021 年真题)毛细血管脆弱,皮下出血,牙龈出血是由于缺乏(　　)。

　　A. 维生素 A　　　　B. 维生素 B　　　　C. 维生素 C　　　　D. 维生素 D

【参考答案】C

【解析】本题考查的知识是维生素缺乏症,当幼儿缺乏维生素 C 时容易患坏血病,表现为毛细血管脆弱,皮下出血,牙龈出血等。因此选 C。

8.(2022 年真题)晶晶最近经常牙龈出血,皮下毛细血管出血。妈妈应该给晶晶多补充(　　)。

　　A. 谷类食物　　　　B. 动物性食物　　　　C. 豆类及制品　　　　D. 新鲜蔬菜和水果

【参考答案】D

【解析】当幼儿缺乏维生素 C 时表现为牙龈出血等症状,新鲜蔬菜和水果含维生素 C 丰富。因此选 D。

## 二、判断选择题

1.(2021年真题)人体摄入过量维生素 A 可导致维生素 A 中毒。(　　)

A. 正确　　　　　　B. 错误

【参考答案】A

【解析】维生素 A 缺乏可导致夜盲症等缺乏症,但摄入过量也会导致维生素 A 中毒。因此选 A。

2.(2021年真题)脚气病是缺乏维生素 $B_2$ 造成的。(　　)

A. 正确　　　　　　B. 错误

【参考答案】B

【解析】脚气病是缺乏维生素 $B_1$ 造成的。因此选 B。

3.(2019年真题)维生素 C 缺乏时易患坏血病。(　　)

A. 正确　　　　　　B. 错误

【参考答案】A

【解析】维生素 C 又称抗坏血酸,缺乏维生素 C 时容易患坏血病。因此选 A。

4.(2020年真题)幼儿表现出厌食、味觉降低,经常发生口腔溃疡,生长发育迟缓,皮肤发黄、脱发等现象,这说明他可能缺乏维生素 $B_2$。(　　)

A. 正确　　　　　　B. 错误

【参考答案】B

【解析】维生素 $B_2$ 缺乏时,常见的症状有口腔溃疡、口角炎、舌炎、唇干裂、角膜炎及脂溢性皮炎等。本题表述的症状与此不符,该症状为锌缺乏症症状。因此选 B。

## 考点解析六

水

水是人体的重要组成部分,学前儿童体内的水分和成人相比较多,占体重的 70％～75％,水占成人体重的 55％～60％。

## 一、水的生理功能

(一)细胞和体液的重要成分

(二)帮助人体进行生理活动

(三)参与物质的吸收、运输和排泄

(四)体腔、关节、眼球等器官的良好润滑剂

(五)调节体温

(六)维持渗透压

## 二、来源

主要来源于自来水、矿泉水和食物,最理想的是白开水、温开水。

## 三、缺乏症

人体失水 10％会产生酸中毒,失水 20％以上即可危及生命。

【记忆关键点】

70％～75％　成分　润滑剂　体温　渗透压　酸中毒

【考题解析】

### 一、判断选择题

1.(2019 年真题)幼儿的新陈代谢旺盛,对水的需要量相对较成人少。(　　)

A. 正确　　　　　　　　B. 错误

【参考答案】B

【解析】学前儿童体内的水分和成人相比较多,并且新陈代谢旺盛,年龄越小需水量越大。本题表述错误,因此选 B。

# 考点 4　掌握合理营养、平衡膳食的概念,理解学前儿童合理营养、平衡膳食的内容

考点解析

## 一、合理营养和膳食平衡的概念

### (一)合理营养的概念

合理营养是指通过合理的膳食和科学的烹调加工,向机体提供足够数量的热能和各种营养素,并保持营养素之间的数量平衡,以满足人体的正常生理需求,保持人体健康。

### (二)平衡膳食的概念

平衡膳食是指膳食中所含的营养素种类齐全、数量充足、比例恰当,且膳食中供给的营养素与机体的需要保持平衡。

## 二、学前儿童合理营养、平衡膳食的内容

### (一)学前儿童合理营养的内容

1. 含有机体所需的一切营养素和热量,且比例适当。

2. 食物易消化,且能促进食欲。

3. 不含对机体有害的物质。

4. 按时、有规律地定量摄入食物。

### (二)学前儿童平衡膳食的内容

平衡膳食是合理营养在膳食方面的具体体现,是将各种食物组成一种符合人体需要的合理膳食,使有不同营养特点的食物在膳食中比例适当,从而保证人体营养需求和膳食供给间的平衡。

1. 平衡膳食的要求

(1)各种营养素和热量的平衡。

(2)各种氨基酸的平衡。

(3)酸碱的平衡。

(4)各类食物的平衡等。

2. 学前儿童平衡膳食的六大类食物

(1)谷类。

(2)动物性食品。

(3)豆类及其制品。

(4)蔬菜和水果。

(5)烹调油类。

(6)调味品。

3. 六大类食物必须具备以下四个条件

(1)质优、种类齐全。

(2)量足。

(3)营养素间比例适当,搭配合理,营养均衡。

(4)调配得当,使其易消化。

【记忆关键点】

| |
|---|
| 合理营养:热能　营养素　生理需求 |
| 平衡膳食:供给　需求　平衡 |

【考题解析】

## 一、单项选择题

1.(2021年真题)下列关于幼儿合理营养内容的表述,错误的是(    )。

A. 食物易消化,并能促进食欲

B. 含机体所需的一切营养物质

C. 按时、有规律地定量摄入食物

D. 含有机体所需的一切营养素和热量,且比例适当

【参考答案】B

【解析】本题考查的是学前儿童合理营养的内容,合理营养要含有机体所需的一些营养素和热量,且比例适当,不能简单理解为含机体所需的一切营养物质。因此选择 B。

2.(2021年真题)下列关于幼儿平衡膳食条件的表述,错误的是(    )。

A. 质优、种类齐全、量足　　　　　B. 调配得当,容易消化

C. 形式多样,幼儿喜欢　　　　　　D. 各种营养素之间比例适当、合理

【参考答案】C

【解析】本题考查的是幼儿膳食平衡的内容,幼儿的平衡膳食中包含的六大类食物必须具备的条件在其合理营养,而非形式多样与幼儿的喜欢。因此本题选择 C。

## 二、判断选择题

1.(2021年真题)平衡膳食是指机体摄取、消化、吸收和利用食物的整个过程,也可用来表示食物中营养素含量的多少和质量的好坏。(    )

A. 正确　　　　　　　B. 错误

【参考答案】B

【解析】本题考查平衡膳食的概念,题中所表述的是营养的概念。因此选择 B。

2.(2021年真题)平衡膳食包括各种营养素和热量的平衡、各种蛋白质的平衡、酸碱平衡。(    )

A. 正确　　　　　　　B. 错误

【参考答案】B

【解析】本题考查平衡膳食的要求,本题表述不完整,还应当有各种氨基酸的平衡。因此选择 B。

## 三、简答题

1.(2019年真题)简述幼儿合理营养的内容。

【参考答案】略

## 四、案例分析题

1.(2020年真题)由于妈妈到国外工作一年,四岁的毛毛就由奶奶带着。奶奶对这唯

一的孙子十分宠爱,天天大鱼大肉,就怕孩子吃不饱。毛毛不爱吃蔬菜、水果,就爱吃油炸食品、零食和碳酸饮料,奶奶自己也不爱吃蔬菜,也就不加以阻止。妈妈回国后发现这些问题,要求毛毛必须吃青菜、水果,经常硬塞硬喂,有时毛毛反胃把一餐的饭菜全吐出来,妈妈更没耐心了,吼道:"不吃你就饿着!"一段时间后,毛毛日渐消瘦,妈妈很焦急。

　　问题:(1)请从平衡膳食的角度,分析说明毛毛的奶奶和妈妈的做法是否正确。

　　　　　(2)请结合学前儿童膳食的特点,给毛毛的妈妈提出合理建议。

【参考答案】略

# 考点5　理解学前儿童膳食特点,掌握膳食环境的创设

**考点解析**

## 一、学前儿童膳食特点

### (一)膳食营养的丰富性和均衡性

学前儿童正处于生长发育期,新陈代谢旺盛,需要供给充足的营养,才能满足机体的需要。营养的缺乏和过剩均会影响儿童的生长发育,甚至会引起疾病,所以儿童的膳食营养要求丰富、多样化,各类营养成分互补、均衡。

### (二)因地域、环境的不同对膳食的喜好则不同

不同地区,饮食习惯不同,学前儿童对膳食的喜好也不同,如北方喜面食,南方喜米饭。不同家庭环境的学前儿童,膳食特点也不一样,如有的偏爱吃荤,有的则偏爱吃素。因此提供平衡膳食时,还要适当考虑地域环境对学前儿童膳食的影响。

### (三)各年龄段学前儿童的膳食心理特点不同

1.1岁以内婴儿以奶类为主。

2.1～3岁婴幼儿喜欢温热的食物,不喜油腻、过硬、过咸的食物。

3.3岁幼儿喜欢味道鲜美、色彩分明、形状规则、熟、软、温和的食品,不爱吃某些海产品。

4.4～6岁的幼儿随年龄增长越来越喜欢吃形式多样、色香味形均佳的饭菜。

当学前儿童拒食某些食物时,不能为强调营养而硬塞硬喂,否则会引起或加强他们反感,甚至终生厌恶该食物。

### (四)膳食次数较多

1.1岁以内的婴儿膳食次数从10～12次/天逐渐向7～8次/天过渡。

2.1～3岁的幼儿5～6次/天。

3.3～6岁的幼儿4～5次/天,其中包括正常的三餐和两餐之间的点心或水果。

## 二、膳食环境的创设

学前儿童膳食环境直接影响他们的膳食的质量和健康,幼儿园应根据学前儿童合理

营养的需要和膳食的特点创设健康的膳食环境。

学前儿童健康的膳食环境包括物质环境和心理环境,因此,创设幼儿健康的膳食环境要做好以下两个方面的工作。

**(一)创设健康的膳食物质环境**

1. 室内光线充足、空气流通、温度适宜,环境布置优雅整洁。

2. 餐桌和食具清洁美观,大小合适。

**(二)创设健康的膳食心理环境**

1. 和谐的就餐氛围,就餐前让儿童放松、安静,保持良好的进餐状态,不强迫进餐。

2. 进食中教师可穿插知识教育、情感交流、行为和习惯训练,并对个别挑食的儿童疏通引导。

3. 进食中可播放优美音乐,促进食欲,保持学前儿童愉快的进餐情绪。

### 【记忆关键点】

膳食特点:丰富性　均衡性　地域　环境　年龄　膳食次数
膳食物质环境:光线　空气　温度　布置　餐桌　食具
膳食心理环境:就餐氛围　进餐状态　穿插　个别引导　音乐

### 【考题解析】

#### 一、单项选择题

1.(2022年真题)1~3岁学前儿童膳食次数5~6次/天,3~6岁减少到4~5次/天,这是因为学前儿童(　　)。

A. 肠的蠕动能力比成人强　　　　B. 胰液及其消化酶的分泌较少

C. 小肠的吸收能力比消化能力强　　D. 胃容量随年龄的增长逐步扩大

【参考答案】D

【解析】随着年龄的增长,学前儿童的胃容量随年龄的增长逐步扩大,每次进食量变大,两餐之间相隔的时间也变长了,所以正确选项是D。

2. 下列关于学前儿童膳食特点,表述正确的是(　　)。

A. 膳食营养要求丰富、多样、均衡　　B. 幼儿年龄越大,膳食次数越多

C. 不同家庭环境的幼儿膳食特点一样　D. 不同年龄幼儿的膳食心理特点一样

【参考答案】A

【解析】本题考查学前儿童膳食特点,幼儿年龄越小,膳食次数越多,不同家庭环境的幼儿、不同年龄幼儿,膳食特点都不一样,因此只有选项A的表述正确。

#### 二、判断选择题

1.(2019年真题)当幼儿拒食某种食物时,成人应该强迫其进食。(　　)

A. 正确　　　　　　　B. 错误

【参考答案】B

【解析】当幼儿拒食某种食物时,不能强迫进食,否则会加强反感,甚至终生厌恶这种食物。因此选 B。

2.(2021 年真题)幼儿在膳食上极易受父母和教师对食物好恶态度的影响。(　　)

A. 正确　　　　　　　B. 错误

【参考答案】A

【解析】学前儿童膳食因环境产生不同喜好,父母和教师对食物好恶态度会影响学前儿童的膳食态度。因此选择 A。

3.(2022 年真题)幼儿在进食过程中,教师可以穿插知识教育、情感交流、行为与习惯的训练。(　　)

A. 正确　　　　　　　B. 错误

【参考答案】A

【解析】根据学前儿童健康的进餐环境创设,此题表述正确。因此选择 A。

# 考点 6　掌握学前儿童膳食配制的原则

**考点解析**

合理安排学前儿童一日膳食,配制适合他们年龄特点的科学食谱,是保证学前儿童生长发育的重要措施。配制学前儿童膳食的原则有以下三点:

## 一、满足学前儿童营养需要,达到营养均衡

### (一)主副食搭配合理,品种多样

1. 午点丰富。

2. 配合三餐配置,多吃时令性蔬菜和水果。

3. 各类食物相互搭配,包括:米面搭配、荤素搭配、干稀搭配、甜咸搭配、粗细搭配、谷类和豆类搭配、五色食物搭配。

4. 蔬菜量和粮食进食量相等,有机蔬菜占总蔬菜 1/2 为佳。保证主副食的安全卫生。

### (二)食物中营养素比例恰当

每日食物中含的蛋白质、脂肪、糖类三大营养素之间比例恰当,分别占总热量的 12%～15%、25%～30%、55%～60%。避免以高热量为主,避免营养单一的食品,尽量选择新鲜的产热能食物。

### (三)注意食物卫生

食物卫生要注意无污染或有毒有害物质,还应防止变质,若已不新鲜,不得给学前儿

童食用。

(四)动植物食品平衡

(五)提供优质蛋白

食物中动物性蛋白质及豆类蛋白质不少于每日所需蛋白质的50%。

## 二、膳食搭配能促进食欲,适合学前儿童消化

**(一)膳食调配注意色香味形,增进学前儿童食欲**

**(二)选择的食物品种、数量和烹调方法要适合学前儿童的肠胃吸收,还要注意讲究卫生**

## 三、根据季节变化调整膳食

结合季节变化的实际情况调整膳食,如夏季选择清爽的食物,秋季及时补充热量和各种维生素,冬季增加脂肪量,春末夏初要补充维生素 D 和钙。

【记忆关键点】

营养均衡　主副食搭配　营养素比例　动植物食品　优质蛋白
促进食欲　适合消化　季节调整

【考题解析】

### 一、单项选择题

1.(2022年真题)夏季,托幼园所为学前儿童提供的膳食应该(　　)。

A. 适当增加脂肪量　　　　　　　B. 补充热量和维生素

C. 多选用清淡爽口的食物　　　　D. 适当补充维生素 D 和钙

【参考答案】C

【解析】托幼园所在夏季要为学前儿童选用清淡爽口的食物,因此选择 C。

### 二、判断选择题

1.(2022年真题)学前儿童的膳食要能促进食欲,并适合他们胃肠道的消化和吸收能力。(　　)

A. 正确　　　　　　　　B. 错误

【参考答案】A

【解析】此题考查配制学前儿童膳食原则的掌握,膳食要能促进学前儿童的食欲,并适合消化。因此选择 A。

# 考点7　了解学前儿童食物中毒的原因和预防措施

**考点解析**

## 一、食物中毒

**食物中毒**是指人们吃了有毒食物而引起的一类急性疾病的总称。

**有毒食物**是指含有致病的细菌、微生物，或含有害、有毒物质的食物。

## 二、食物中毒的原因和预防

食物中毒通常分为**细菌性食物中毒**和**非细菌性食物中毒**。

### (一)细菌性食物中毒

引发细菌性食物中毒的食品主要是**动物性食品**。多发于夏秋季节。在我国50%～60%的食物中毒是细菌性食物中毒。

1. 原因

生熟食交叉感染和食品贮存不当使食品被致病微生物污染，在适宜的条件下大量繁殖，而食用前又未经高温加热或加热不彻底，使食品中含有大量活的致病菌及其所产生的毒素，人在食用后引起中毒。

2. 症状

一般都有明显的胃肠道症状，其中以恶心、呕吐和腹泻最常见。

3. 预防

生熟食的用具分开、食品合理贮存、不食用腐败变质的食物、食物食用前应彻底加热、养成良好的卫生习惯等。

### (二)非细菌性食物中毒

学前儿童常见的非细菌性食物中毒有**化学性食物中毒**、**植物性食物中毒**，其中植物性食物中毒包括发芽马铃薯中毒、豆浆中毒、扁豆中毒等。

1. 化学性食物中毒

(1)原因：凡是吃了含有毒化学物质(如农药、砷、汞等)的食品而发生的中毒。

(2)症状：大多数中毒患者发病急，中毒症状严重。一般无发热症状。

(3)预防：在使用有毒化学物质的时候，必须严格遵守**国家卫生标准**，做到妥善保管并加强监督管理，有效防止食品受到污染或被儿童误食。

2. 植物性食物中毒

(1)发芽马铃薯中毒

①原因：发芽的马铃薯，在芽及芽眼处有龙葵碱毒素(或称马铃薯毒素)，具有腐蚀性

和溶血性,食用后数十分钟至数小时可致机体中毒。

②症状:恶心、呕吐、腹痛、腹泻,严重者可发热、昏迷,血压下降,甚至因呼吸衰竭死亡。

③预防:不食用生芽过多或皮肉大部分变紫色的马铃薯。对生芽较少的马铃薯的处理,可挖掉芽眼及附近的皮肉,将削好的马铃薯在冷水中浸泡 30 分钟,并煮熟煮透后再食用。

(2)豆浆中毒

①原因:生豆浆中含有皂素、抗胰蛋白酶等有害物质,对消化道黏膜和血液系统产生危害。

②症状:呕吐、腹泻等。

③预防:生豆浆加温至 80℃ 左右时,会出现"假沸"现象,当泡沫上溢时,改用小火慢煮,直至煮开。豆浆较容易变质,不宜久放,变质的豆浆不能再饮用。

(3)扁豆中毒

①原因:生扁豆含皂素等有害物质。

②症状:胃肠道症状,食后 2～4 小时即发生头晕、恶心、呕吐、腹痛、腹泻等,重者可致脱水、酸中毒。大多数 24 时内恢复健康。

③预防:扁豆应煮熟、煮烂后方可食用。

## 三、幼儿园预防食物中毒

学前儿童正处在生长发育阶段,身体各部分的功能尚不成熟,免疫系统、神经系统发育还不完善,因而免疫力差,解毒能力不强,一旦误食了带有病菌或有毒素的食物,很容易发生食物中毒,发病后病情也较成人严重,甚至造成死亡。

幼儿园预防食物中毒的措施有以下几点。

**(一)幼儿园应特别注意饮食卫生**

**(二)要严格管理制度、消毒制度**

**(三)培养学前儿童养成良好的饮食卫生习惯**

**(四)如发现可疑的食物中毒者,应立即送医院诊治**

### 【记忆关键点】

食物中毒:细菌性食物中毒　非细菌性食物中毒(化学性食物中毒、植物性食物中毒)
饮食卫生:管理制度　消毒制度　饮食卫生习惯　中毒送医

### 【考题解析】

### 一、单项选择题

1.(2019 年真题)下列容易引起细菌性食物中毒的食物是(　　)。

A. 发芽的马铃薯　　　　　　　　　　B. 未煮熟的四季豆

C. 肉类食品　　　　　　　　　　　　D. 假沸的豆浆

【参考答案】C

【解析】引发细菌性食物中毒的食品主要是动物性食品,因此本题选择 C。

2.(2020 年真题)下列不属于非细菌性食物中毒的是(　　　)。

A. 食用感染的猪肉后出现中毒症状

B. 食用发芽的马铃薯后出现中毒症状

C. 食用未完全煮沸的豆浆后出现中毒症状

D. 食用未煮熟的四季豆后出现中毒症状

【参考答案】A

【解析】幼儿常见的非细菌性食物中毒有化学性食物中毒、植物性食物中毒,而动物性食品引发的是细菌性食物中毒。因此选择 A。

3.(2021 年真题)幼儿常出现细菌性食物中毒。这种现象多见于(　　　)。

A. 春夏季　　　　　B. 夏秋季　　　　　C. 秋冬季　　　　　D. 冬春季

【参考答案】B

【解析】引发细菌性食物中毒的食品主要是动物性食品。夏秋季节气温较高,动物性食物保存不当容易变质腐败,因此细菌性食物中毒多发于夏秋季。因此选 B。

4.(2021 年真题)预防学前儿童食物中毒的做法,错误的是(　　　)。

A. 严格消毒管理制度　　　　　　　　B. 生熟食分开贮存

C. 食用新鲜的黄花菜　　　　　　　　D. 四季豆要煮熟煮透

【参考答案】C

【解析】新鲜的黄花菜含有大量秋水仙碱,食用后会造成食物中毒。因此本题选择 C。

## 二、判断选择题

1.(2021 年真题)食用受污染的海鲜类食品很容易引起细菌性食物中毒。(　　　)

A. 正确　　　　　　B. 错误

【参考答案】A

【解析】受污染的海鲜产品中可能含有致病菌,比如肠炎弧菌。食用受污染的海鲜产品就容易发生食物中毒。因此选 A。

2.(2021 年真题)豆浆加热至 80℃左右,沸腾了就可以放心食用。(　　　)

A. 正确　　　　　　B. 错误

【参考答案】B

【解析】生豆浆加温至 80℃左右时,会出现"假沸"现象,虽有泡沫上溢,但有害物质未被破坏,仍可引起呕吐、腹泻等中毒症状。因此选 B。

# 考点 8　掌握学前儿童良好饮食习惯的培养

## 考点解析

培养学前儿童良好的饮食习惯有助于他们的膳食平衡,有利于他们的消化、吸收,有利于他们预防疾病,也有利于他们良好道德品质与文明行为的形成。因此,要注意做好以下五点。

### 一、家长和教师要做好表率

### 二、要求学前儿童定时、定量、定点进餐,细嚼慢咽

### 三、学前儿童进餐时间每次控制在半小时,不宜太长

### 四、养成学前儿童不偏食、不挑食、不剩饭撒饭,讲究饮食卫生和就餐礼貌的好习惯

### 五、少喝碳酸饮料,少吃快餐,少吃零食

## 【记忆关键点】

表率　定时、定量、定点　细嚼慢咽　进餐时间　半小时　饮食卫生　就餐礼貌

## 【考题解析】

一、简答题

1.(2022 年真题)简述培养学前儿童良好饮食习惯的注意事项。

【参考答案】略

## 精编习题

一、单项选择题

1. 保持平衡和良好的(　　)状况是幼儿最重要的保健措施。
　　A. 维生素　　　　　B. 营养素　　　　　C. 能量　　　　　D. 营养

2. 一般食物中所含的营养成分也称为（　　　）。

    A. 能量　　　　　　B. 营养素　　　　　　C. 营养　　　　　　D. 蛋白质

3. 下列表述属于营养素对人体主要作用的是（　　　）。

    A. 保护内脏、血管　　　　　　　　B. 促进激素分泌

    C. 调节生理活动　　　　　　　　　D. 促进排出废物

4. 以下关于人体热能的消耗说法正确的是（　　　）。

    A. 基础代谢是人体维持特殊生命活动的能量需要量

    B. 机体将不能完全被吸收的食物排出体外不需要消耗能量

    C. 生长发育所需的能量消耗所需是幼儿所特有的

    D. 幼儿随动作的发育，活动量不断增加，活动所需能量不变

5. 婴幼儿时期基础代谢的能量需要量占总能量的（　　　）。

    A. 40％　　　　　　B. 50％　　　　　　C. 60％　　　　　　D. 70％

6. 以下营养素既提供热能又可维持内脏和神经等的正常功能的是（　　　）。

    A. 蛋白质　　　　　B. 脂肪　　　　　　C. 维生素　　　　　D. 糖类

7. 下列营养素中既可以提供热能，又具有较强的饱腹感的是（　　　）。

    A. 无机盐　　　　　B. 蛋白质　　　　　C. 糖类　　　　　　D. 脂肪

8. 下列选项中，属于蛋白质和脂肪共同具有的功能的是（　　　）。

    A. 良好溶剂　　　　B. 保持体温　　　　C. 免疫功能　　　　D. 产生热量

9. 占体重 20％、是机体更新修补组织所必需的营养素的是（　　　）。

    A. 糖类　　　　　　B. 蛋白质　　　　　C. 脂肪　　　　　　D. 水

10. 是神经系统唯一能量来源的营养素的是（　　　）。

    A. 无机盐　　　　　B. 蛋白质　　　　　C. 糖类　　　　　　D. 脂肪

11. 学前儿童生长发育所需要的必需氨基酸一共有（　　　）。

    A. 7 种　　　　　　B. 8 种　　　　　　C. 9 种　　　　　　D. 10 种

12. 以下关于人体热能的消耗说法正确的是（　　　）。

    A. 基础代谢是人体维持特殊生命活动的能量需要量

    B. 机体将不能完全被吸收的食物排出体外不需要消耗能量

    C. 生长发育所需的能量消耗所需是学前儿童所特有的

    D. 随动作的发育，活动量不断增加，活动所需能量不变

13. 学前儿童体内占体重 70％～75％，丢失 10％会产生酸中毒的营养素是（　　　）。

    A. 蛋白质　　　　　B. 脂肪　　　　　　C. 水　　　　　　　D. 糖类

14. 学前儿童所特有的能量消耗是（　　　）。

    A. 基础代谢　　　B. 生长发育所需　　C. 活动所需　　　D. 食物的代谢反应

15. 导致学前儿童手足抽搐症，出现发育迟缓、牙齿不整齐，是由于缺乏（　　　）。

    A. 锌　　　　　　　B. 钙　　　　　　　C. 铁　　　　　　　D. 碘

16. 下列属于脂肪的生理功能的是（　　　）。

    A. 保护内脏、神经和血管　　　　　B. 维持内脏和神经等的正常功能

C. 促进肠胃蠕动和排空　　　　　　　D. 节约蛋白质

17. 在以下食物中含铁量最少的是（　　）。

    A. 乳类　　　　　B. 肉类　　　　　C. 蛋类　　　　　D. 肝脏

18. 被称为三大产热营养素的是（　　）。

    A. 蛋白质、脂肪、糖类　　　　　　　B. 蛋白质、脂肪、维生素

    C. 矿物质、脂肪、糖类　　　　　　　D. 矿物质、脂肪、维生素

19. 人体内红细胞中的含铁量占全部含铁量的（　　）。

    A. $40\%\sim50\%$　　B. $50\%\sim60\%$　　C. $60\%\sim70\%$　　D. $70\%\sim80\%$

20. 缺乏以下无机盐会造成的贫血，严重时会影响学前儿童体格和智力的发育。

    （　　）

    A. 钙　　　　　　B. 铁　　　　　　C. 锌　　　　　　D. 碘

21. 具有促进机体免疫功能的矿物质是（　　）。

    A. 铁　　　　　　B. 碘　　　　　　C. 钙　　　　　　D. 锌

22. 可以促进性器官发育和增强创伤愈合的矿物质是（　　）。

    A. 锌　　　　　　B. 钙　　　　　　C. 碘　　　　　　D. 铁

23. 促进学前儿童消化系统功能，还影响其味觉、食欲和皮肤健康的是（　　）。

    A. 碘　　　　　　B. 锌　　　　　　C. 铁　　　　　　D. 钙

24. 可以促进机体免疫功能的矿物质是（　　）。

    A. 铁　　　　　　B. 碘　　　　　　D. 锌　　　　　　C. 钙

25. 新生儿和儿童期食物中如果长期缺乏以下无机盐可导致呆小症。（　　）

    A. 铁　　　　　　B. 锌　　　　　　C. 碘　　　　　　D. 钙

26. 通过参与合成甲状腺激素而促进人体物质和能量代谢的矿物质是（　　）。

    A. 锌　　　　　　B. 碘　　　　　　C. 铁　　　　　　D. 钙

27. 为了预防脚气性心脏病，食用以下哪种食物比较好？（　　）

    A. 精细粮　　　　B. 精米　　　　　C. 粗杂粮　　　　D. 蔬菜

28. 缺乏以下维生素有可能导致夜盲症、眼干燥症并伴随皮肤干燥和毛发脱落。

    （　　）

    A. 维生素　　　　B. 维生素 D　　　C. 维生素 A　　　D. 维生素 $B_2$

29. 某幼儿白天视觉正常，但是一到夜晚或者阴暗的天气就看不清楚东西，判断该幼儿可能是患（　　）。

    A. 侏儒症　　　　B. 坏血病　　　　C. 夜盲症　　　　D. 呆小症

30. 引起脚气性心脏病是因为机体缺乏（　　）。

    A. 维生素 $B_2$　　B. 维生素 C　　　C. 维生素 A　　　D. 维生素 $B_1$

31. 幼儿日常饮食中配合提供蛋白质、（　　）等含量丰富的食物，可以促进钙吸收。

    A. 维生素 C　　　B. 维生素 D　　　C. 维生素 A　　　D. 维生素 $B_2$

32. 以下食物中胡萝卜素含量丰富的是（　　）。

    A. 浅色蔬菜　　　　　　　　　　　　B. 深海鱼类的肝脏

C. 橙色的水果　　　　　　　　　D. 瘦肉

33. 舌炎、唇干裂等症状是缺乏（　　　　）。

A. 维生素 $B_2$　　B. 维生素 D　　　C. 维生素 $B_1$　　D. 维生素 A

34. 引起坏血病的原因是缺乏（　　　　）。

A. 维生素 $B_1$　　B. 维生素 D　　　C. 维生素 A　　　D. 维生素 C

35. 毛细血管脆弱，皮下出血，可能是患上了（　　　　）。

A. 佝偻病　　　B. 坏血病　　　　C. 脚气性心脏病　D. 皮炎

36. 下列营养素中，是人体最主要热能来源的是（　　　　）。

A. 蛋白质　　　B. 脂肪　　　　C. 糖类　　　　D. 无机盐

37. 为了更好地促进学前儿童骨骼发育，不仅要保证充足的钙和磷，还应注意补充以日照为主要来源的（　　　　）。

A. 维生素 B　　B. 维生素 C　　　C. 维生素 A　　　D. 维生素 D

38. 结合预防食物中毒的相关知识，下列做法正确的是（　　　　）。

A. 生食和熟食共用同一块砧板　　B. 食品包装有损，但未过保质期，仍食用
C. 有异味的食物不影响使用　　　D. 食物食用前彻底加热、煮熟、熟透

39. 食物供给中既要考虑量的多少，又要考虑是否优质营养素的是（　　　　）。

A. 无机盐　　　B. 糖类　　　　C. 维生素　　　D. 蛋白质

40. 细菌性食物中毒多发生在（　　　　）。

A. 春夏季节　　B. 夏秋季节　　　C. 秋冬季节　　　D. 冬春季节

41. 每日供给幼儿的食物中，蛋白质的供给热量占总热量的（　　　　）。

A. 12%～15%　B. 15%～20%　C. 25%～30%　D. 55%～60%

42. 幼儿的进餐时间每次应控制在（　　　　）。

A. 15 分钟之内　B. 30 分钟之内　C. 45 分钟之内　D. 60 分钟之内

43. 能保证人体的营养需要和膳食供给之间达到平衡的是（　　　　）。

A. 合理营养　　B. 合理膳食　　　C. 平衡营养　　　D. 平衡膳食

44. 1 岁以内的婴儿膳食的次数由每天 10～12 次逐渐过渡到每天（　　　　）。

A. 3～4 次　　　B. 4～5 次　　　C. 5～6 次　　　D. 7～8 次

45. 以下食物中不是铁的良好来源的是（　　　　）。

A. 动物血　　　B. 肝脏　　　　C. 瘦肉　　　　D. 乳类

46. 产热营养素要保持合适比例，每日食物中糖类占总热量的（　　　　）。

A. 45%～50%　B. 50%～55%　C. 55%～60%　D. 60%～65%

47. 产热营养素要保持合适比例，每日食物中脂肪占总热量的（　　　　）。

A. 12%～15%　B. 20%～30%　C. 25%～30%　D. 55%～60%

48. 动物性蛋白质和豆类蛋白质以占所需蛋白质总量的比例较为理想的是（　　　　）。

A. 45%　　　　B. 50%　　　　C. 55%　　　　D. 60%

49. 农药、砷、汞引起的中毒属于（　　　　）。

A. 细菌性食物中毒　　　　　　　B. 营养过量中毒

C. 化学性食物中毒　　　　　　　　D. 植物性食物中毒

50. 有毒食物是指含致病的细菌、（　　　）或有毒、有害物质的食物。

　　A. 食用菌　　　　B. 真菌　　　　　C. 微生物　　　　D. 病毒

## 二、判断选择题

1. 营养是维护机体健康，提供生长发育、劳动和活动所需的各种食物中所含的营养成分。（　　　）

　　A. 正确　　　　　　B. 错误

2. 营养素对人体的作用主要是提供能量、修补旧组织和促进激素分泌的作用。（　　　）

　　A. 正确　　　　　　B. 错误

3. 学前儿童正处于生长发育的旺盛时期，必须摄入足够的营养物质和能量，才能满足身体发育、修补组织、维持体内各种生理活动的需要。（　　　）

　　A. 正确　　　　　　B. 错误

4. 营养不良就是指营养素缺乏。（　　　）

　　A. 正确　　　　　　B. 错误

5. 营养不良会使学前儿童发育迟缓、生长低下、精神不振、反应迟钝，对其身心造成极大的危害，严重的会引起各种疾病，甚至导致死亡。（　　　）

　　A. 正确　　　　　　B. 错误

6. 每日通过膳食向学前儿童机体提供一定数量的各种营养素，称为每日膳食中的营养素的需求量。（　　　）

　　A. 正确　　　　　　B. 错误

7. 学前儿童的新陈代谢旺盛，但对营养的需要量相对成人较少。（　　　）

　　A. 正确　　　　　　B. 错误

8. 学前儿童生长发育旺盛，所以为了保证充足的能量供给，摄入的糖类越多越好。（　　　）

　　A. 正确　　　　　　B. 错误

9. 婴幼儿时期基础代谢的能量消耗占总能量的 40%，学前儿童基础代谢的能量需要比成人高 20% 左右。（　　　）

　　A. 正确　　　　　　B. 错误

10. 充足的蛋白质可以保证更新及增生组织，所以学前儿童尽可能多摄入，对身体没有不利影响。（　　　）

　　A. 正确　　　　　　B. 错误

11. 蛋白质、脂肪和糖类的特殊动力作用各不相同，其中蛋白质的特殊动力最大（机体消化和吸收蛋白质所需能量最大）。（　　　）

　　A. 正确　　　　　　B. 错误

12. 机体的能量消耗，以肌肉活动为主，就是与活动量有关。（　　　）

A. 正确　　　　B. 错误

13. 必需氨基酸是指那些人体内不能自行合成,必须由食物供给的氨基酸。（　　　）

　　　A. 正确　　　　B. 错误

14. 人体最主要的热能来源是糖类。（　　　）

　　　A. 正确　　　　B. 错误

15. 蛋白质可以增强饱腹感。（　　　）

　　　A. 正确　　　　B. 错误

16. 糖类又叫糖类。（　　　）

　　　A. 正确　　　　B. 错误

17. 学前儿童膳食中糖类供给的热能,以占总热能的 $55\%\sim60\%$ 为宜。（　　　）

　　　A. 正确　　　　B. 错误

18. 学前儿童身体较成人矮小,但是其体内的水并不比成人少。（　　　）

　　　A. 正确　　　　B. 错误

19. 人体失水 $10\%$ 会危及生命。（　　　）

　　　A. 正确　　　　B. 错误

20. 学前儿童每日需水量为 $1600\sim1800$ ml。（　　　）

　　　A. 正确　　　　B. 错误

21. 维生素 C 缺乏时易患坏血病。（　　　）

　　　A. 正确　　　　B. 错误

22. 人体内的铁 $55\%\sim65\%$ 存在于红细胞内。（　　　）

　　　A. 正确　　　　B. 错误

23. 淘米的时候要使用热水多洗几遍以保证卫生。（　　　）

　　　A. 正确　　　　B. 错误

24. 缺乏维生素 D 的表现为口腔溃疡、口角炎、舌炎等症状。（　　　）

　　　A. 正确　　　　B. 错误

25. 动物性食物中维生素 $B_2$ 含量较多,如动物内脏、肉类、蛋类、乳类和鱼类等。
（　　　）

　　　A. 正确　　　　B. 错误

26. 缺乏维生素 D 时,可导致学前儿童骨骼发育不良。（　　　）

　　　A. 正确　　　　B. 错误

27. 维生素 C 为水溶性维生素,极易氧化,易被碱、热、铜离子破坏。（　　　）

　　　A. 正确　　　　B. 错误

28. 维生素 C 缺乏时容易患坏血病,导致神经系统和心脏的生理功能紊乱。（　　　）

　　　A. 正确　　　　B. 错误

29. 合理营养能满足人体正常的生理需求,保持人体健康。（　　　）

　　　A. 正确　　　　B. 错误

30. 提供给学前儿童的早餐可以只有牛奶和鸡蛋。（　　　）

A. 正确　　　　B. 错误

31. 一般情况下,蔬菜要多清洗,在水中泡一会儿,要急火快炒,现吃现炒。（　　　）

A. 正确　　　　B. 错误

32. 平衡膳食是合理营养在膳食方面的具体体现。（　　　）

A. 正确　　　　B. 错误

33. 平衡膳食的要求包括:各种营养素和热量的平衡、各种氨基酸的平衡、酸碱的平衡和各类食物的平衡等。（　　　）

A. 正确　　　　B. 错误

34. 为学前儿童提供平衡膳食时,不需要考虑地域环境对幼儿膳食的影响。（　　　）

A. 正确　　　　B. 错误

35. 各类食物相互搭配,包括米面搭配、荤素搭配、干稀搭配、甜咸搭配、粗细搭配、谷类和豆类搭配、五色搭配。（　　　）

A. 正确　　　　B. 错误

36. 学前儿童年龄越小,每日的膳食的次数越多。（　　　）

A. 正确　　　　B. 错误

37. 学前儿童正当生长发育期,须获得充足的营养,特别是要尽可多摄入蛋白质。（　　　）

A. 正确　　　　B. 错误

38. 膳食环境直接影响学前儿童的膳食的质量和健康,幼儿园应根据学前儿童合理营养的需要和膳食的特点创设健康的膳食环境。（　　　）

A. 正确　　　　B. 错误

39. 1～3 岁的学前儿童随年龄增长越来越喜欢吃形式多样、色香味均佳的饭菜。（　　　）

A. 正确　　　　B. 错误

40. 有毒食物是指含有致病的真菌、微生物,或含有害、有毒物质的食物。（　　　）

A. 正确　　　　B. 错误

41. 若发现学前儿童疑似食物中毒,应立刻送医院诊治。（　　　）

A. 正确　　　　B. 错误

42. 幼儿园为丰富膳食配置可以适当食用腌制品。（　　　）

A. 正确　　　　B. 错误

43. 肉类食品很容易因污染引起非细菌生食物中毒。（　　　）

A. 正确　　　　B. 错误

44. 人体进行生理活动和生活活动所需的动力来源由食物中的热源营养素产生的。（　　　）

A. 正确　　　　B. 错误

45. 生熟食的用具分开、食品合理贮存、不食用腐败变质的食物、食物食用前应彻底加热、养成良好的卫生习惯等避免食物被污染。（　　　）

A. 正确　　　　B. 错误

46. 人体在睡眠和安静的情况下不消耗能量。（　　）

A. 正确　　　　B. 错误

47. 生豆浆加温至出现沸腾,泡沫上溢时,就达到了安全食用标准。（　　）

A. 正确　　　　B. 错误

48. 培养学前良好饮食习惯有助于其的膳食平衡,利于消化、吸收和预防疾病,也有利于学前儿童良好道德品质与文明行为的形成。（　　）

A. 正确　　　　B. 错误

49. 生扁豆和发芽的马铃薯一样会使人中毒,因此在炒扁豆时一定要炒熟、炒透,避免学前儿童食用导致中毒。（　　）

A. 正确　　　　B. 错误

50. 幼儿园应特别注意饮食卫生,如发现可疑的食物中毒者,要立即请校医诊治。（　　）

A. 正确　　　　B. 错误

## 三、简答题

1. 学前儿童的合理营养包括哪些内容?
2. 简述学前儿童平衡膳食包括的六大类食品必须具备的条件。
3. 学前儿童膳食有哪些特点?
4. 简述托幼园所健康的膳食心理环境。
5. 配置学前儿童膳食的原则是什么?
6. 如何培养学前儿童良好饮食习惯?

## 四、论述题

1. 结合实际来说明学前儿童膳食的特点。
2. 结合实际来说明学前儿童膳食的原则。

## 五、案例分析题

1. 妈妈为 3 岁的贝贝每天准备的早餐都是鸡蛋和牛奶,很少提供主食,因为贝贝妈妈认为鸡蛋和牛奶的蛋白质含量丰富,对贝贝的健康成长有利。

请分析:(1)贝贝妈妈的做法对吗?

(2)贝贝妈妈的做法对贝贝的生长发育有何影响?

# 第五章　学前儿童常见疾病及预防

◎ **考纲要求**

1. 掌握传染病的概念、基本特征及其流行的三个环节；

2. 掌握传染病的预防措施；

3. 了解学前儿童几种常见传染病（流行性感冒、水痘、流行性腮腺炎、手足口病和急性出血性结膜炎）的病因和主要症状，掌握其护理方法和预防措施；

4. 了解学前儿童常见非传染性疾病；

5. 分值比例 13%。

## 考点 1　掌握传染病的概念、基本特征及其流行的三个环节

**考点解析**

### 一、传染病的概念

**传染病**是由病原体（细菌、病毒、寄生虫等）侵入机体引起的，并能在人群之间、人与动物之间传播的疾病。

### 二、传染病的基本特征

**（一）有病原体**

这是传染病和非传染病的**根本区别**。

**（二）传染性与流行性**

**（三）病程发展具有一定的规律性**

一般分为**潜伏期**、**前驱期**（已具有传染性）、**发病期**（分为上升期、高峰期、缓解期）、**恢复期**。

**（四）免疫性**

痊愈后，人体对该传染病有了抵抗能力，产生**不感受性**。有的终身免疫，有的免疫时

间很短。

## 三、传染病发生和流行的三个环节

传染病流行的三个环节,缺少其中任何一个环节都不能形成流行。

### (一)传染源

传染源是指传染病患者、病原体携带者、受感染的动物。就大多数传染病来说,**传染病患者**是主要的传染源。

### (二)传播途径

病原体由传染源到达健康人体内所经过的途径叫传播途径。主要传播途径有以下几种。

1. 空气飞沫传播

呼吸道传染病的主要传播途径,如流感。

2. 饮食传播

肠道传染病的主要传播途径,如甲肝、细菌性痢疾。

3. 虫媒传播

病原体由昆虫作为媒介造成的感染,如蚊子传播乙脑。

4. 日常生活接触传播

患者或携带者污染了日用品造成传播,如急性出血性结膜炎。

5. 医源性传播

在检查、治疗和预防疾病或实验室操作中造成传播,如乙肝经输血传播。

6. 母婴传播

母亲和婴儿接触密切造成传播,如哺乳传播。

### (三)易感人群

易感人群是指容易受到这种传染病传染的人群。

人群中某种传染病的易感患者越多,则发生传染病流行的可能性就越大。

## 【记忆关键点】

概念:病原体　人与人　人与动物　传播
基本特征:有病原体　传染性　流行性　规律性　免疫性
传播途径:空气飞沫　饮食　虫媒　日常生活　医源　母婴

## 【考题解析】

## 一、单项选择题

1.(2019年真题)传染病与非传染病特征的根本区别是(　　)。

A. 有病原体　　　　　　　　B. 有传染性与流行性

C. 病程发展有一定规律性　　　　　D. 有免疫性

【参考答案】A

【解析】本题考查对传染病基本的了解。有病原体是传染病与非传染病的基本区别。因此选择 A。

2.(2019 年真题)大多数传染病的主要传染源是(　　)。

A. 传染病患者　　　B. 病原体携带者　　C. 受感染的动物　　D. 传染病接触者

【参考答案】A

【解析】本题考查对传染病流行环节传染源的了解。传染病患者是主要的传染源。因此选择 A。

3.(2019 年真题)流感的主要传播途径是(　　)。

A. 虫媒传播　　　B. 饮食传播　　　C. 空气飞沫传播　　D. 日常生活接触传播

【参考答案】C

【解析】本题考查对传染病传播途径的了解。空气飞沫传播是呼吸道传播病的主要传播途径。因此选择 C。

4.(2022 年真题)下列主要通过空气飞沫传播的传染病是(　　)。

A. 流行性感冒　　　B. 甲型肝炎　　　C. 细菌性痢疾　　　D. 流行性乙型脑炎

【参考答案】A

【解析】本题考查对传染病传播途径的了解。甲型肝炎和细菌性痢疾都是通过饮食传播,流行性乙型脑炎通过虫媒传播,流行性感冒通过空气飞沫传播。因此选择 A。

## 二、判断选择题

1.(2019 年真题)传染病痊愈后都可获终身免疫。(　　)

A. 正确　　　　　B. 错误

【参考答案】B

【解析】本题考查对传染病的免疫性这一特征的了解。传染病在治愈后获得的免疫期有长有短。因此选择 B。

2.(2021 年真题)寄生虫不是传染病的病原体。(　　)

A. 正确　　　　　B. 错误

【参考答案】B

【解析】本题考查对传染病概念的了解。病原体包括病毒、细菌、寄生虫。因此选择 B。

3.(2022 年真题)多数传染病的病原体是细菌,寄生在活的细胞内,对抗生素不敏感。

(　　)

A. 正确　　　　　B. 错误

【参考答案】B

【解析】多数传染病的病原体是病毒,因此选择 B。

4.(2022 年真题)传染病痊愈后,人体对该传染病有了抵抗力,产生不感受性。

(　　)

A. 正确　　　　　　　　　B. 错误

【参考答案】A

【解析】此题表述正确。

# 考点 2　掌握传染病的预防措施

【考点解析】

控制和消灭传染病的流行,必须坚决贯彻"**预防为主**"的方针。

## 一、控制传染源

(一)对患者必须做到三早:早发现、早隔离、早治疗

(二)托幼园所应完善并坚持执行健康检查制度

(三)做好晨间检查和全日健康观察工作

(四)若有发现或怀疑的患者,应及早报告卫生防疫部门

(五)有条件的托幼园所应设立隔离室及时隔离患者、接触者及疑似传染病患者

## 二、切断传播途径

(一)要切实搞好疫源地的消毒、隔离管理

(二)教育学前儿童养成良好的卫生习惯

(三)对病儿所在的班级,要进行彻底的消毒

## 三、提高易感人群的抵抗力

(一)增强机体的抵抗力

(二)在传染病流行期间保护易感者不与传染源接触

(三)根据实际情况,做好预防接种工作

【记忆关键点】

| 控制　切断　提高 |
| --- |

【考题解析】

## 一、单项选择题

1.(2019 年真题)幼儿园采用湿式打扫卫生的方式主要是为了防止(　　　)。

A. 呼吸道传染病        B. 消化系统传染病

C. 传染性眼病        D. 传染性皮肤病

【参考答案】A

【解析】本题考查对传染病的预防措施的了解。采用湿式打扫的方式能防止灰尘飞扬,防止呼吸道传染病,因此选 A。

2.(2019 年真题)对传染病患者必须做到"三早"早发现、早隔离、早治疗。这主要是为了( )。

A. 控制传染源        B. 切断传播途径

C. 提高易感人群的抵抗力        D. 检疫传染病

【参考答案】A

【解析】本题考查对传染病预防措施的了解。做到"三早"可以防止传染源的蔓延,因此选 A。

3.(2021 年真题)为了预防新冠肺炎,国家提倡接种新冠疫苗,这是传染病预防中的哪项措施?( )

A. 控制传染源        B. 消毒隔离

C. 切断传播途径        D. 提高易感人群的抵抗力

【参考答案】D

【解析】本题考查对传染病预防措施的了解。做好预防接种工作能有效提高易感人群的抵抗力,因此选择 D。

4.(2022 年真题)托幼园所应设隔离室及时隔离传染病患者、接触者及疑似患者。这是传染病预防中的( )。

A. 保护易感者        B. 控制传染源

C. 切断传播途径        D. 提高易感人群的抵抗力

【参考答案】B

【解析】隔离传染病患者、接触者及疑似患者,这是控制传染源,因此选择 B。

## 二、论述题

1.(2020 年真题)请结合新冠肺炎,说明幼儿园应如何预防传染病。

【参考答案】略

# 考点3　了解学前儿童几种常见传染病(流行性感冒、水痘、流行性腮腺炎、手足口病和急性出血性结膜炎)的病因和主要症状,掌握其护理方法和预防措施

**考点解析**

## 一、流行性感冒(病毒性传染病)

流行性感冒简称流感,传染性很强,四季均流行,以**冬春季**居多,病后免疫力不持久。

**(一)病因**

由流感病毒引起的**急性呼吸道传染病**。

流感患者是主要传染源,空气飞沫是主要传播途径。

**(二)症状**

1. 潜伏期数小时至一两日。**起病急、高热、寒战、头痛、咽痛、乏力、眼球结膜充血**。

2. 个别学前儿童出现**暂时性皮疹**,或有脑膜炎、腹泻、咳嗽、气喘等症状。

3. 部分学前儿童有明显的精神症状,嗜睡、惊厥等现状。

4. 婴幼儿常并发**中耳炎**。

5. 三五天可退热,重症 10 天左右。

**(三)护理**

1. 高热卧床休息。

2. 居室有阳光、空气新鲜。

3. 睡眠充足,多喝开水。

4. 饮食有营养,易消化。

5. 高热学前儿童应适当降温,采用药物降温和物理降温。

**(四)预防**

1. 增强机体的抵抗力,平时加强体育锻炼,多晒太阳、多参加户外活动。

2. 衣着适宜,天气骤变时,应及时给学前儿童添减衣服。

3. 冬春季不去或少去拥挤公共场所,避免感染。

4. 居室定期消毒,保持活动室、卧室空气新鲜。

5. 对患儿进行隔离。

## 二、水痘(病毒性传染病)

水痘是一种呼吸道传染病,传染性极强。多在冬春流行,病后可**终身免疫**。

**(一)病因**

水痘病毒所致。

病毒存在于患者口、鼻分泌物和皮疹内。

病初主要为飞沫传播,皮肤疱疹破溃后,可经衣物、用具等间接传播。

**(二)症状**

1. 有发热等前驱症状。

2. 1～2 天出皮疹,皮疹具有**向心性**特点。

3. 皮疹初为红色小点,1 天转为水疱,3～4 天后水疱干缩、结痂。

4. 发疹期多有发热、精神不安、食欲不振等全身症状。

5. 在病后 1 周内患者皮肤上可见**三种疹**:红色小点、水疱、结痂。

6. 出疹期间皮肤**刺痒**。

**(三)护理**

1. 发热卧床休息。

2. 保持室内空气清新,吃容易消化食物、多喝水。

3. 注意皮肤、指甲清洁。勤剪指甲,避免抓破皮肤,引起感染。

4. 疱疹上涂**龙胆紫**,使疱疹尽快干燥结痂。

5. 勤换内衣和床单。

6. 病儿须隔离至全部皮疹结痂为止。

**(四)预防**

1. 隔离患儿至全部皮疹结痂为止,约2 周。

2. 没出过水痘的幼儿避免和患儿接触。

3. 接触者检疫21 天。

## 三、流行性腮腺炎(病毒性传染病)

流行性腮腺炎是一种**急性呼吸道传染病**,幼儿园极易发生暴发性流行,多流行于冬春两季,患者愈后可获得**终身免疫**。

**(一)病因**

流行性腮腺炎病毒所致。主要通过飞沫和直接接触患者传染。

**(二)症状**

1. 以腮腺的**非化脓性肿胀**及**疼痛**为主要特征。

2. 起病急,可有发烧、畏寒、头痛、食欲不振等症状。

3. 多数患儿无前驱症状。

4. 腮腺肿胀可先见一侧,1～2 天波及另一侧,有触痛。

5. 高度肿胀时多数患者有发热等周身症状,白细胞数增加,4～5 天肿胀渐消。

**(三)护理**

1. 卧床休息。

2. 多喝水,应吃流质或半流质食物,避免吃酸的食物,以减轻咀嚼时的疼痛。

3. 多用盐开水漱口,以保持口腔的清洁。

4. 腮部疼痛时可热敷或冷敷,也可外敷清热解毒中药。

5. 体温太高可用退热药。

6. 预防并发症的发生。

**(四)流行性腮腺炎的预防**

1. 隔离患者保护易感儿。

2. 接触者可用板蓝根冲剂。

# 四、手足口病(病毒性传染病)

手足口病是我国儿童发病较高的一种由**肠道病毒**引起的传染病,易在幼儿园暴发流行。多发于**5 岁以下儿童,3 岁**以下年龄组发病率最高。每年 4～7 月是手足口病高发期。

**(一)病因**

由肠道病毒引起,最常见是柯萨奇病毒 A16 型引起。

患者是主要传染源,与患者密切接触和空气飞沫都可传播。

**(二)症状**

1. 潜伏期一般 3～7 天,没有明显的前驱症状,多数患儿突然起病,也可出现轻微症状。

2. 患儿口腔内、手心、足心、肘、膝、臀部等部位,出现小米粒或绿豆大小、周围发红的灰白色小疱疹或红色丘疹。疹子"四不像":不像蚊虫咬、不像药物疹、不像口唇牙龈疱疹、不像水痘。

3. 口腔内的疱疹破溃后即出现溃疡疼痛,患儿流涎拒食。

4. **不痒、不痛、不结痂、不结疤**。患儿尿黄。

**(三)护理**

1. 消毒隔离:患儿一般需要隔离 2 周,用过的物品要彻底消毒。房间要定期开窗通风或进行空气消毒,保持空气的新鲜、流通,温度适宜。

2. 饮食营养:患儿宜卧床休息 1 周,多喝温开水。宜吃清淡、温性、可口、易消化、软的流质或半流质食物,禁食冰冷、辛辣、咸等刺激性食物。

3. 口腔护理:要保持患儿口腔清洁,饭前饭后用生理盐水漱口,或用棉棒蘸生理盐水轻轻清洁口腔。可将维生素 $B_2$ 粉剂直接涂于口腔糜烂部位,或涂鱼肝油,亦可口服维生素 $B_2$、维生素 C,辅以超声雾化吸入,促使糜烂早日愈合,预防细菌继发感染。

4. 皮疹护理:保持患儿皮疹部位、衣服、被褥清洁,衣着要舒适、柔软,经常更换。防止患儿抓破皮疹。

**(四)手足口病的预防**

1. 最主要是要养成学前儿童良好的卫生习惯,做到饭前便后要洗手、不喝生水、不吃生冷食物。

2. 勤晒衣被,多通风,不到人群聚集、空气流通差的公共场所。

3. 发现可疑患儿,要及时到医疗机构就诊,并及时向卫生和教育部门报告,及时采取控制措施。

4. 轻症患儿不必住院,可在家中治疗、休息,避免交叉感染。

5. 托幼机构要注意物品消毒,加强晨检和日检。

## 五、急性结膜炎

俗称"火眼"或"红眼病",多发生于**春夏季**,可**重复感染**。

### (一)病因

由细菌或病毒引起。

传染途径主要是接触传染,或是通过手、手帕、毛巾、一般用具和游泳池水传染。

也可由空气污染、强紫外线和积雪反射的刺激引起。麻疹、风疹、猩红热等病的病程中亦常见结膜炎。

### (二)症状

1. 起病急,常为双眼或左右眼先后发病。

2. 患眼有异物感或烧灼感及轻度怕光、流泪。

3. 细菌性结膜炎有脓性及黏性分泌物,早上醒来时上下眼睑被粘住。

4. 病毒性结膜炎眼分泌物多为水样,角膜可因细小白点混沌影响视力,或引起同侧耳前淋巴结肿大,有压痛。

### (三)护理

1. 每天用3%**硼酸水**或**生理盐水**冲洗眼睛 2～3 次,并用消毒棉签拭净眼缘。

2. 也可用中草药方剂洗眼或湿敷,如用凉茶水洗眼或湿敷,每日 2～3 次。

3. 选用**抗菌眼药水**,每 1～2 小时点眼一次。

4. 睡前涂金霉素、红霉素等**抗菌眼药膏**。

5. **不能包扎眼睛和热敷**,否则会影响内分泌物排出,使结膜炎症加重。

### (四)预防

1. 教育学前儿童养成良好卫生习惯,不用手揉眼、用患者手帕和毛巾,不共用脸盆。

2. 如果单眼患病,叮嘱患儿不要用手、毛巾擦患眼再擦健康眼,以免感染。

3. 用流动水洗脸,尤其是夏季游泳后和外出回来后。

4. 教师为患儿滴眼药前后均须认真用肥皂洗手。

**【记忆关键点】**

> 水痘的疹子具有"向心性"特点,手足口病疹子具有"四不像"特点
>
> 流感、水痘、腮腺炎均多发于冬春季,手足口病多发于 4～7 月,结膜炎多发于春夏季
>
> 流感、水痘、腮腺炎为呼吸道传染病,手足口病为肠道类传染病

## 【考题解析】

### 一、单项选择题

1.(2020年真题)小虹发热的同时,还出现了向心性皮疹。皮疹先见于头皮、面部,渐渐延及躯干、四肢。由此判断,她可能得了(　　)。

　　A. 手足口病　　　　B. 水痘　　　　　C. 湿疹　　　　　D. 痱子

【参考答案】B

【解析】本题考查对水痘症状的了解。因水痘皮疹特点具有向心性,先见于头皮、面部,因此选B。

2.(2021年真题)为了预防流感,下列做法不恰当的是(　　)。

　　A. 多晒太阳,多参加户外活动　　　　B. 随天气变化及时增减衣物

　　C. 冬季活动室、卧室要紧闭门窗　　　　D. 冬春季不去或少去拥挤的公共场所

【参考答案】C

【解析】本题考查对流感预防措施的了解。预防流感要保持幼儿活动室、卧室的空气新鲜,应经常开窗通风,因此选C。

3.(2021年真题)小明被确诊为轻度的手足口病,妈妈错误的护理方法是(　　)。

　　A. 用过的物品彻底消毒

　　B. 勤剪指甲,防止小明抓破皮疹

　　C. 宜吃清淡、易消化的流质、半流质食物

　　D. 将维生素A粉剂直接涂于口腔糜烂部位

【参考答案】D

【解析】本题考查对手足口病护理的了解。对手足口病进行口腔护理时可用维生素$B_2$粉剂直接涂于口腔糜烂部位,因此选D。

4.(2022年真题)下列关于流行性腮腺炎的说法,错误的是(　　)。

　　A. 多流行于冬春季　　　　B. 主要通过饮食传播

　　C. 患儿痊愈后终身免疫　　　　D. 患儿腮腺肿大,有触痛感

【参考答案】B

【解析】流行性腮腺炎主要通过飞沫传播和直接接触患者传染,因此选B。

5.(2022年真题)急性出血性结膜炎是学前儿童常见的一种传染性眼病,多发生于(　　)。

　　A. 春夏季　　　　B. 夏秋季　　　　C. 秋冬季　　　　B. 冬春季

【参考答案】A

【解析】急性出血性结膜炎多发生于春夏季,因此选A。

### 二、判断选择题

1.(2019年真题)对水痘患儿要勤剪指甲,避免抓破皮肤,引起感染。(　　)

A．正确 B．错误

【参考答案】A

【解析】本题考查对水痘护理措施的了解。因水痘疱疹抓破会引起感染,勤剪指甲是重要的护理措施,因此选 A。

2．(2020 年真题)手足口病是一种由肠道病毒引起的传染性疾病。( )

A．正确 B．错误

【参考答案】A

【解析】本题考查对手足口病病因的了解。因手足口病是一种由肠道病毒引起的传染病,因此选 A。

3．(2020 年真题)水痘患儿须隔离至皮疹全部干燥结痂为止。( )

A．正确 B．错误

【参考答案】A

【解析】本题考查对水痘护理知识的了解。水痘患者从发病日起到皮疹全部干燥结痂,都有传染性,需要进行隔离至痊愈为止。因此选 A。

4．(2021 年真题)水痘是一种呼吸道传染病,传染性强,病后免疫力不持久,可多次感染。( )

A．正确 B．错误

【参考答案】B

【解析】本题考查对水痘知识的了解。因水痘病后可终身不再患病,因此选 B。

5．(2021 年真题)手足口病的轻症患儿不必住院,可在家中治疗、休息,避免交叉感染。( )

A．正确 B．错误

【参考答案】A

【解析】本题考查对手足口病预防的了解。手足口病轻症为避免交叉感染,不必住院,因此选 A。

6．(2022 年真题)水痘的接触者须检疫 2 周。( )

A．正确 B．错误

【参考答案】B

【解析】水痘的接触者须检疫 21 天,因此选择 B。

7．(2022 年真题)托幼机构发现手足口病疑似患儿,要及时向卫生和教育部门报告,及时采取控制措施。( )

A．正确 B．错误

【参考答案】A

【解析】此题表述正确。

## 三、案例分析题

1．(2019 年真题)午后点心时,林老师发现爱吃甜点的小南一直看着蛋糕不愿意吃,就关切地询问她:"今天点心不好吃吗?"小南朝林老师难受地张大嘴巴。林老师发现小南的口腔内颊部、舌、口唇内侧都出现了小米粒大小、灰白色的小疱疹,这些疹子不像口腔牙龈疱疹。随后,李老师着急地查看她的手心、肘部和足心,发现这些部位都有疹子而且疹子既不像蚊虫叮咬,也不像药物疹。

　　问题:(1)依据小南出现的症状,请判断她可能患什么病。
　　　　 (2)请简要阐述该疾病的护理方法和预防措施。

【参考答案】略

# 考点4　学前儿童常见非传染性疾病

**考点解析一**

了解弱视、斜视、维生素 D 缺乏性佝偻病、缺铁性贫血、中耳炎的病因、主要症状、护理方法和预防措施。

## 一、弱视

眼球无明显器质性变化,视力不正常,单眼或双眼的矫正视力达不到 1.0 以上者称为弱视。

**(一)病因和症状**

1. 斜视性弱视:因斜视使学前儿童产生复视,为消除这种紊乱,大脑抑制来自偏斜眼的视觉冲动,日久形成弱视。

2. 屈光参差性弱视:两眼的屈光参差比较大,两眼所形成的物像清晰度和大小不等,使双眼物像不易或不能融合为一,日久形成弱视。

3. 形象剥夺弱视:婴幼儿某只眼由于某种原因使光刺激不能充分进入眼球,形成弱视,剥夺了黄斑部正常光刺激的机会,形成弱视。

4. 先天性弱视:发病原因尚不清,可能与新生儿视网膜发育不良有关。

**(二)治疗**

1. 治疗关键在早期发现。

2. 消除抑制,提高视力,矫正眼位。

3. 治疗效果 5~6 岁较佳,8 岁后较差,成年后则治愈无望。

**(三)预防(早期发现)**

1. 学前儿童入园后每学期应检查一次视力。

2. 视力不正常,应进一步送医院检查。

3. 对有斜视或视觉障碍表现的,应加强对其观察,及时通知家长,早带其去医院做进一步诊断。

## 二、斜视

斜视是指两眼视轴不正,不能同时注视目标,有偏内、偏外或上、下不正的情形。

**(一)病因**

1. 眼的调节作用和眼的集合作用反射过强,不能协调一致。

2. 双眼单视条件反射形成的过程不正常,产生一种眼位分离状态。

3. 某一眼外肌过度或发育不全、眼外肌附着点异常等,使肌力不平衡而产生斜视。

4. 与遗传因素有关。

**(二)症状**

1. 内斜视:通常称斗鸡眼,眼位向内偏斜。先天性的内斜视,偏斜角度很大,后天性内斜视患儿通常伴有中高度远视。

2. 外斜视:眼位向外偏斜。有些学前儿童在大太阳下时常会闭一只眼睛视物。

3. 上、下斜视:眼位向上或向下偏斜,常伴有头部歪斜。

4. 斜度高的会有眼睛不适,大部分斜视患儿都同时患有弱视。

**(三)护理(治疗)**

1. 斜视治疗越早,双眼单视功能恢复越好。

2. 手术治疗以 6、7 岁以前为最佳。

3. 非手术治疗主要是戴适当的远视眼镜、棱镜或双光镜、戴眼罩遮盖、正位视训练等。

4. 如并有弱视,则弱视的训练亦是不可缺的治疗。

**(四)预防**

1. 斜视的预防和早期发现非常重要,应从婴儿期开始。

2. 经常给学前儿童变换睡眠的体位。

3. 悬挂在学前儿童床上的彩色玩具不能挂得太近,最好在 40 cm 以上,且在多个方向。

4. 光线投射的方向宜经常改变,避免学前儿童的眼球长时间注意一个点而发生斜视。

5. 多训练学前儿童对周围事物的好奇,增加眼球的转动,增强眼肌和神经的协调能力。

## 三、维生素 D 缺乏性佝偻病

由于维生素 D 缺乏,以致钙、磷代谢失常,引起骨化障碍和神经功能失调,又称"软骨病",是学前儿童常见的营养缺乏症。

**(一)病因**

维生素 D 缺乏是主要原因。

1. 户外活动少,阳光照射不足。

2. 饮食或喂养不当。

3. 疾病和药物的影响。

4. 维生素 D 和钙、磷吸收障碍。

**(二)症状**

1. 一般表现:婴幼儿烦躁爱哭,睡眠不安,食欲不振,枕部、前额秃发,夜间多汗,肌肉松弛,发育迟缓,坐立行走比健康儿童晚。

2. 骨骼畸形:颅骨软化,头呈方形,骨囟闭合过晚;胸骨呈"鸡胸"或"漏斗胸";长骨的骨端肿大;脊柱后凸,骨盆扁平,腹部膨大呈"蛙状腹";会站会走的儿童可出现"O"或"X"形腿。

3. 出牙较迟,牙齿不整齐,易患龋齿。

4. 大脑皮质功能异常,条件反射形成缓慢;患儿表情淡漠,语言发育迟缓。

5. 免疫力低下,易并发感染、贫血。

**(三)护理**

1. 注意皮肤和头部清洁。

2. 预防上呼吸道感染及传染病。

3. 多晒太阳,多运动,多饮水。

4. 按医嘱补维生素 D 及钙剂。

**(四)预防**

1. 多让学前儿童在户外活动,多吃新鲜蔬菜水果。

2. 按时加食蛋黄,适当补维生素 D 和钙。

3. 积极预防呼吸道、胃肠道、肝胆疾病。

4. 正确喂养,以促进机体对维生素 D 和钙、磷的吸收和利用。

5. 定期健康检查。

## 四、缺铁性贫血

因为体内缺铁,使血红蛋白合成减少所致,6 个月到 3 岁学前儿童发病率最高。

**(一)病因**

1. 先天性贮铁不足。

2. 铁摄入量不足。

3. 生长发育过快。

4. 铁丢失过多。

**(二)症状**

1. 面色苍白,口唇、耳垂、结膜、指甲床缺乏血色。

2. 易头晕、头痛、疲倦、心悸。

3. 精神不振、食欲减退、烦躁易怒。

4. 影响生长发育和智力发展。

**(三)护理**

1. 注意观察学前儿童皮肤、指甲、趾甲、舌、口腔、食道及精神方面的异常症状和体征变化,给予对症处理。

2. 饮食上注意均衡摄取高铁、高维生素 C 食物。

3. 遵医嘱补铁剂。

**(四)预防**

1. 提倡母乳喂养,及时添加含铁丰富的辅食。

2. 注意补充维生素 C,可提高机体对食物中铁质的吸收。

3. 及时治疗胃肠道慢性出血等疾病。

4. 纠正挑食、偏食的习惯。

5. 定期健康检查,早发现,早治疗。

## 五、中耳炎

中耳炎俗称"烂耳朵",是鼓膜黏膜的炎症。

**(一)病因**

1. 婴幼儿的咽鼓管比成人相对平坦和短粗,接近水平位置,若鼻咽部感染后,病菌极易由此进入鼓室。

2. 擤鼻涕方法不正确所致。

3. 游泳时水通过鼻咽部进入中耳也可引发中耳炎。

4. 吸入二手烟引起,严重的会使中耳炎患者造成永久性耳聋。

5. 长时间用耳机引起慢性中耳炎。

**(二)症状**

1. 耳内疼痛、耳鸣、发热、恶寒、口苦、小便红或黄、大便秘结、听力减退。

2. 如鼓膜穿孔,耳内会流出脓液,疼痛会减轻。

3. 急性期治疗不彻底,转变为慢性中耳炎,会经常性流脓液,严重会危及生命。

**(三)预防**

1. 预防感冒是预防中耳炎的积极措施。

2. 学前儿童感冒后,应帮助其揩去鼻涕等分泌物,防止鼻涕倒流进入耳内。

3. 教会学前儿童正确擤鼻涕方法,戒除不良生活习惯。

4. 不要随便给学前儿童掏耳朵,以免刺破皮肤和耳膜,导致中耳炎。

5. 游泳时水入耳应及时用棉签或棉球吸出耳内的水。

6. 预防异物进入耳道。

**【记忆关键点】**

弱视:1.0　早期发现　5～6岁较佳　每学期检查一次视力

斜视:早发现早治疗　手术治疗 6、7 岁　悬挂玩具(40 cm 以上)

佝偻病:日照(内源性与外源性)　发育晚　谨遵医嘱补维生素 D 和钙

缺铁性贫血:发病率高(6 个月至 3 岁,7 岁以前占 1/3)　铁和维生素 C

中耳炎:咽鼓管平坦短粗　积极措施(预防感冒)

【考题解析】

## 一、单项选择题

1.(2019年真题)下列不能预防幼儿缺铁性贫血的是(　　)。

A. 纠正幼儿挑食、偏食等习惯　　　　B. 长期以乳类为主食,特别是牛奶

C. 注意维生素C的补充　　　　　　　D. 及时治疗胃肠道慢性出血等疾病

【参考答案】B

【解析】本题考查对贫血预防知识的了解。随幼儿年龄的增长,应注意及时添加含铁丰富的辅助食品,而乳类含铁少,因此选B。

2.(2020年真题)下列不是缺铁性贫血病因的是(　　)。

A. 铁摄入量不足　　　B. 生长发育过快　　　C. 消化功能较弱　　　D. 铁丢失过多

【参考答案】C

【解析】本题考查对贫血的病因知识的了解。儿童时期缺铁的主要原因与先天贮铁、摄入不足、生长发育过快、腹泻等相关,消化功能较弱不是其主要原因,因此选C。

## 二、判断选择题

1.(2020年真题)维生素D缺乏性佝偻病一般表现为婴幼儿烦躁爱哭,睡眠不安,食欲不振,枕部、前额秃发,夜间多汗,肌肉松弛,发育迟缓。(　　)

A. 正确　　　　　　　B. 错误

【参考答案】A

【解析】关于维生素D缺乏性佝偻病基本症状此题表述正确,因此选A。

2.(2021年真题)为了预防维生素D缺乏性佝偻病,要让幼儿大量补充维生素D及钙剂。(　　)

A. 正确　　　　　　　B. 错误

【参考答案】B

【解析】本题考查对维生素D缺乏性佝偻病护理知识的了解。对佝偻病患儿补充维生素D及钙剂时,用量需遵医嘱,不可滥用,因此选B。

3.(2022年真题)佝偻病患儿应多晒太阳、多运动、多喝水,遵医嘱补充维生素D及钙剂。(　　)

A. 正确　　　　　　　B. 错误

【参考答案】A

【解析】关于佝偻病患儿的护理,此题表述正确。

4.(2022年真题)预防感冒是预防中耳炎的积极措施。(　　)

A. 正确　　　　　　　B. 错误

【参考答案】A

【解析】中耳炎是感冒的并发症,预防感冒能有效预防中耳炎,因此选A。

### 三、案例分析题

1.(2021年真题)幼儿园开学后,大班的南南在各种活动中都懒洋洋的,点心和午餐吃得很少,自由活动的时候时常对小朋友发脾气。老师发现他的情绪和行为异常,进一步观察后还发现他的面色苍白,口唇、耳垂、指甲床等处均缺乏血色。在家长接送孩子的时候,老师将南南的情况告诉家长,并建议家长带孩子到医院检查身体。

问题:(1)依据南南出现的症状,请判断他可能患了什么病。

(2)请结合案例简述该疾病的护理方法和预防措施。

【参考答案】略

#### 考点解析二

> 了解小儿肺炎、腹泻、龋齿、肥胖、痱子的病因和主要症状,掌握其护理方法和预防措施。

## 一、小儿肺炎

小儿肺炎是学前儿童最常见的呼吸道疾病,四季均易发生,3岁以内冬春季易患病。占我国住院儿童死亡的第一位。

**(一)病因**

1.多由细菌或病毒侵入肺泡引起。

2.胎儿在出生过程中处理不当可引起。

3.婴幼儿接触带菌者(比如感冒)易受传染。

4.患佝偻病、先天性心脏病、贫血、麻疹及百日咳等易感染肺炎。

**(二)症状**

1.典型症状表现为发热、咳嗽、气促、紫绀、肺部细湿啰音和呼吸困难。

2.也有不发热而咳喘重者。

3.患儿还有面色青灰,食欲不振,精神萎靡,烦躁不安,呕吐、腹泻,哆嗦等全身症状。

4.重者可出现惊厥、昏迷、心功能不全等,引发死亡。

**(三)护理**

1.保持室内空气新鲜,温湿度合适。

2.卧床休息,减少活动,穿衣盖被适宜。

3.注意体温,保持呼吸畅通,多饮水。

4.饮食有营养,清淡、易消化,避开易致痰食物,保证充足的维生素。

5.密切观察患儿的病情,防止病情加重引发并发症。

**(四)预防**

1.室内注意通风换气,清洁卫生。

2. 加强体育锻炼,增强抗病能力。

3. 随天气变化注意增减衣服,避免接触感染源。

4. 防治佝偻病、贫血、麻疹及百日咳等疾病。

5. 接种疫苗预防小儿肺炎。

## 二、腹泻

### (一)病因

婴幼儿腹泻分为感染性和非感染性。非感染性腹泻称消化不良。感染性腹泻除细菌性痢疾、鼠伤寒外,其他皆称为小儿肠炎。

1. 食物因素:喂养不当引起,如过早喂给婴幼儿淀粉或脂肪性食物。

2. 感染因素:分肠道感染(如食物、食具被污染引起胃肠道感染,夏秋季多见)和肠道外感染(呼吸道感染、泌尿道感染或其他传染病的症状之一,又称为症状性腹泻)。

### (二)症状

1. 轻症:一日泻数次至十余次,粪便黄色或黄绿色,呈稀糊或蛋花样,体温正常或低热,不影响食欲。

2. 重症:一日泻十至数十次。粪便呈水样,有黏液,食欲减退,伴有频繁呕吐。严重时高热、呼吸障碍、嗜睡和昏迷,甚至惊厥,危及生命。

### (三)护理

1. 注意每次便后用温水给患儿清洗臀部。

2. 不要让腹泻的学前儿童挨饿。

3. 饮食上应少食多餐,烹调宜软、碎、烂。

4. 已有脱水症状的患儿无论程度轻重,均应立即送医院治疗。

### (四)预防

1. 注意饮食和环境卫生,以防感染。

2. 平时加强体格锻炼,多做户外活动,以增强体质。

3. 饮食要定时定量,添加辅食时应循序渐进,不宜过多、过急。

4. 细心照料婴幼儿,避免腹部着凉。

5. 发现腹泻患儿时,应进隔离治疗,并做好消毒工作。

## 三、龋齿

龋齿是牙齿硬组织逐渐被破坏的一种慢性细菌性疾病。

学前儿童会因牙痛而影响食欲、咀嚼,进而影响消化、吸收和生长发育。

### (一)病因

1. 孕妇和学前儿童缺乏营养,特别是缺乏维生素和矿物质。

2. 不注意口腔卫生。

3. 牙齿排列不齐,使牙齿不易刷净。

### (二)症状

根据龋洞的深浅和龋洞距牙髓的远近分为以下五度。

1. Ⅰ度龋：无自我感觉。

2. Ⅱ度龋：对冷、热、酸、甜刺激有过敏反应。

3. Ⅲ度龋：反应更为明显。

4. Ⅳ度龋：牙本质深层龋，并伴有牙髓发炎。

5. Ⅴ度龋：为残根。

**(三)护理**

1. 开始有症状就要注意口腔卫生，用药物牙膏刷牙。

2. 症状明显一定要到口腔专科医院治疗，填补或镶嵌。

3. 饮食上注意减少对龋齿的刺激。

**(四)预防**

1. 重点要抓好学前儿童口腔保健工作，建立良好的口腔卫生习惯。

2. 减少或控制饮食中的糖，纠正学前儿童睡前吃糖果、点心或其他甜饮料的习惯。

3. 多吃粗糙、硬质和含纤维的食物。

4. 睡前刷牙，使用含有一定量的氟化物牙膏或使用其他防龋药物。

5. 定期开展龋齿普查，以便及时采取治疗措施。

## 四、肥胖

体内脂肪积聚过多，体重超过相应身高标准体重的 20％，即为肥胖。

**(一)病因**

1. 过食、缺乏适当的体育锻炼。

2. 遗传因素。

3. 物质代谢与内分泌疾患。

4. 神经精神因素、药物性因素。

**(二)症状**

1. 体重超常。

2. 食欲佳、量大。

3. 行动笨拙，体型不美观致自卑。

**(三)治疗**

1. 肥胖儿最关键的是改变饮食习惯

(1)控制高糖、高脂食物。

(2)多吃含纤维素多、较清淡的食物。

(3)每日饮食少食多餐。

(4)不吃零食、洋快餐、高热量的甜食。

(5)逐渐减少肥胖儿的进食量，使之恢复正常体重。

2. 让肥胖儿多做有氧运动，以促进体内脂肪消耗

(1)以跳绳、慢跑等不剧烈活动为宜。

(2)每次运动应坚持 15 分钟到 1 小时。

（四）预防

1. 做到早治疗，提前预防。

2. 主要从饮食入手。

(1)科学喂养，谷物辅食不宜过早。

(2)牛奶加糖不要过多。

(3)少饮糖水或含糖的饮料。

(4)少食油脂类食品。

(5)每日进食一定量粗粮、蔬菜和水果。

3. 每天应保证适当的活动。

4. 定期测体重，若发现超重及时采取措施。

## 五、痱子

痱子是夏季常见的一种皮肤急性炎症。

（一）病因

因出汗过多，空气潮湿，不通风，衣服太厚、太紧等因素，使汗液不能及时从人体皮肤表面蒸发，引起汗管口阻塞，影响汗液的正常排泄，于是形成痱子。

（二）症状

1. 针尖至粟粒大的红色丘疹疱疹，密集成片。

2. 好发于前额、颈、胸、腰、背、肘窝、腘窝等处。

3. 痒、刺痛、灼热。

4. 若发生继发性感染，会发生脓疱或疖。

（三）护理

1. 室内通风，尽量降低室温，保持凉爽干燥，有利于痱子的消退。

2. 勤洗澡，用温水，不用带刺激性肥皂。

3. 洗后立即擦干，搽痱子水或痱子粉或爽身粉等药物。

4. 勤换内衣，穿宽松、单薄、吸汗、易干布料的衣服。

5. 脓痱子患儿注意保持皮肤清洁，进行有效的抗感染治疗。

6. 如果皮肤感染伴有发热，要及时送医院就诊。

（四）预防

1. 保持室内通风，采用防暑降温措施。

2. 保持皮肤清洁，衣着宜宽松，随时为学前儿童揩去汗液。

3. 夏天每天至少洗两次澡，勤换衣服，洗后用痱子粉扑擦皮肤。

4. 不在烈日下活动。

5. 饮食不过饱，少吃糖和高脂肪的食物，多喝清凉饮料，如绿豆汤、五花茶等。

## 【记忆关键点】

> 肺炎:呼吸道疾病 冬春季 3岁以内易患
> 腹泻:感染性和非感染性 食物因素和感染因素 脱水危及生病 隔离治疗
> 龋齿:五度 当务之急(普及口腔卫生) 重点(口腔保健工作) 定期
> 肥胖:20% 饮食习惯 运动(有氧、不剧烈、15分钟到1小时)
> 痱子:红色丘疹疱疹 夏季(多发,两次澡) 皮肤清洁 抗感染治疗

## 【考题解析】

### 一、单项选择题

1.(2020年真题)幼儿腹泻时,正确的护理措施是(    )。

A. 每次便后要用温水清洗臀部

B. 让患儿挨饿,以减少腹泻次数

C. 轻度脱水症状的患儿,无须送往医院治疗

D. 给幼儿提供高蛋白食物,补充营养

【参考答案】A

【解析】本题考查对腹泻护理知识的了解。腹泻患儿,不能让其挨饿,饮食要注意易消化,脱水症状无论轻重都要送医,注意每次便后要用温水清洗臀部,因此选A。

2.(2020年真题)幼儿长痱子时,正确的护理措施是(    )。

A. 防暑降温　　　　　　　　B. 使用刺激性肥皂

C. 穿紧身衣服　　　　　　　D. 不用勤洗澡

【参考答案】A

【解析】本题考查对痱子护理知识的了解。室内通风,尽量降低室温,保持凉爽干燥,有利于痱子的消退,因此选A。

3.(2021年真题)下列关于幼儿痱子的预防措施,表述正确的是(    )。

A. 勤洗澡,勤换衣物　　　　B. 穿紧身衣服

C. 多吃高脂肪食物　　　　　D. 多在烈日下活动

【参考答案】A

【解析】本题考查对痱子预防知识的了解。为预防痱子应保持皮肤清洁、衣着宽松、饮食清淡,不要在烈日下活动,因此选A。

4.(2022年真题)欣欣突然发烧、咳嗽、气促、发绀、呼吸困难,还伴随面色青灰、精神萎靡,欣欣可能得了(    )。

A. 手足口病　　　B. 水痘　　　C. 流行性腮腺炎　　D. 小儿肺炎

【参考答案】D

【解析】此题表述症状与小儿肺炎一致,因此选 D。

## 二、判断选择题

1.(2019 年真题)非感染性腹泻也称消化不良,主要是婴幼儿消化器官发育不够完善和消化功能较弱引起。(　　)

A. 正确　　　　　　B. 错误

【参考答案】A

【解析】本题考查对腹泻病因知识的了解。此题表述正确,因此选 A。

2.(2021 年真题)腹泻患儿要禁食,防止病情更严重。(　　)

A. 正确　　　　　　B. 错误

【参考答案】B

【解析】本题考查对腹泻护理知识的了解。对患有腹泻的婴幼儿不要让其挨饿,饮食上应少食多餐,因此选 B。

3.(2022 年真题)饮食要定时定量,添加辅食时应循序渐进,不宜过多、过急。这可以预防学前儿童患感染性腹泻。(　　)

A. 正确　　　　　　B. 错误

【参考答案】A

【解析】此题表述正确。

## 三、简答题

1.(2022 年真题)简述学前儿童肥胖的预防措施。

【参考答案】略

### 【精编习题】

## 一、单项选择题

1. 能侵入人体引发传染病,并能在人群中、人与动物中传播的物质统称为(　　)。

A. 病原体　　　　B. 细菌　　　　C. 病毒　　　　D. 害虫

2. 传染病的病原体会通过一定的途径,由患者、其他动物或带有病原体的物体传染给健康的人。这指的是传染病特征中的(　　)。

A. 传染性　　　B. 规律性　　　C. 免疫性　　　D. 流行性

3. 发病期一般又可分为三个阶段:上升期、高峰期和(　　)。

A. 平稳期　　　B. 恢复期　　　C. 典型期　　　D. 缓解期

4. 下列传染病中愈后可获得终身免疫的是(　　)。

A. 流感　　　　B. 麻疹　　　　C. 手足口病　　　D. 急性出血性结膜炎

5. 新冠是一种可以通过空气飞沫、日常接触等途径进行传播的传染病,并且在全球呈现患者逐渐增多的趋势。说明新冠具有(　　)。

A. 易感性 B. 免疫性

C. 传染性和流行性 D. 规律性

6. 大多数传染病的主要传染源是（　　）。

　　A. 传染病患者　　B. 病毒携带者　　C. 受感染的动物　　D. 患者使用的物品

7. 传统中餐特点是不分餐,这容易引起传染病,这种传播途径是（　　）。

　　A. 饮食传播 B. 日常生活接触传播

　　C. 空气飞沫传播 D. 虫媒传播

8. 幼儿园在预防传染病工作中,要注意做好幼儿物品的消毒工作,幼儿毛巾、食具要专人专用,这种做法切断的传播途径是（　　）。

　　A. 空气飞沫传播 B. 日常生活接触传播

　　C. 虫媒传播 D. 饮食传播

9. 肠道传染病的主要传播途径是（　　）。

　　A. 空气飞沫传播 B. 饮食传播

　　C. 日常生活接触传播 D. 虫媒传播

10. 下列关于易感人群定义最为准确的是（　　）。

　　A. 容易受到某种传染病传染的人群 B. 容易患病的人群

　　C. 容易被传染病传染的婴幼儿 D. 容易患各种疾病的老人

11. 幼儿园应注意完善和坚持执行新入园幼儿健康检查制度,这一做法主要是为了（　　）。

　　A. 控制传染源 B. 切断传播途径

　　C. 提高易感人群的抵抗力 D. 提高幼儿免疫力

12. 在新冠流行期间,幼儿园要进一步加强通风换气,并经常用紫外线消毒教室,其目的是（　　）。

　　A. 控制传染源 B. 切断传播途径

　　C. 提高易感人群的抵抗力 D. 提高幼儿免疫力

13. 要做好婴幼儿预防接种的工作,这主要是为了（　　）。

　　A. 控制传染源 B. 切断传播途径

　　C. 提高易感人群的抵抗力 D. 诊断传染病

14. 流感属于（　　）。

　　A. 病毒性传染病　　B. 消化性传染病　　C. 细菌性传染病　　D. 营养性传染病

15. 婴幼儿患流感后,常并发的疾病是（　　）。

　　A. 水痘 B. 佝偻病 C. 弱视 D. 中耳炎

16. 以下关于流感的护理,做法恰当的是（　　）。

　　A. 加强体育锻炼 B. 多喝开水,饮食有营养、易消化

　　C. 注意室内温度,关好门窗 D. 对高热幼儿只能采用物理降温

17. 下列关于学前儿童流感预防工作不恰当的是（　　）。

　　A. 对流感患儿做好隔离工作 B. 流感季少去人多的公共场所

    C. 活动室定期进行消毒　　　　　　D. 注意应让婴儿少晒太阳,多穿衣

18. 水痘病毒在初期主要的传播途径是(　　　)。

    A. 空气飞沫传播　B. 饮食传播　　　C. 虫媒传播　　　　D. 日常接触传播

19. 扬扬面部出现红点,第二天转为水疱,躯干、四肢也逐渐出现皮疹,同时感觉皮肤刺痒,第三天水疱干缩结痂,但新的红疹、水疱不断出现,因此身上同时可见:红点、水疱和结痂。他可能患了(　　　)。

    A. 痱子　　　　　　B. 手足口病　　　　C. 水痘　　　　　　D. 腮腺炎

20. 以下对学前儿童水痘护理正确的是(　　　)。

    A. 让幼儿多吃高脂高营养食物　　　　B. 疱疹上涂过氧化氢,避免引起感染

    C. 勤剪指甲,勤换内衣和床单　　　　D. 注意做好清洁工作,患儿无须隔离

21. 下列对水痘病毒预防措施中不恰当的是(　　　)。

    A. 隔离患儿至皮疹全部干燥结痂

    B. 注意活动室开窗通风

    C. 没出过水痘的幼儿要避免与患者接触

    D. 接触者要检疫 1 周

22. 腮腺炎病原体主要存在于患者的(　　　)。

    A. 血液　　　　　　B. 唾液　　　　　　C. 鼻涕　　　　　　D. 汗液

23. 下列对腮腺炎主要症状描述正确的是(　　　)。

    A. 多数腮腺炎患儿均有前驱症状

    B. 腮腺炎发病时患儿会出现两侧腮腺同时肿大,影响进食

    C. 腮腺炎患儿会出现腮腺肿大,但无触痛感

    D. 腮腺炎患儿腮腺肿胀时会出现发热,白细胞数增加等症状

24. 对腮腺炎患儿进行护理时可以采用的措施是(　　　)。

    A. 用盐开水漱口　　　　　　　　　　B. 多食酸性食物

    C. 禁对腮腺进行热敷以扩大肿大　　　D. 多食高纤维硬质食物

25. 下列对腮腺炎的预防错误的是(　　　)。

    A. 隔离患者保护易感儿　　　　　　　B. 做好婴幼儿预防接种工作

    C. 做好日常消毒与清洁工作　　　　　D. 接触者可用感冒灵预防

26. 下列传染病中属于肠道传染的是(　　　)。

    A. 流感　　　　　　B. 水痘　　　　　　C. 手足口病　　　　D. 腮腺炎

27. 某幼儿在口腔内侧、手心、足心、肘、臀部等部位出现小米粒状的红色丘疹,疹子不痛、不痒、不结痂。该幼儿可能患的是(　　　)。

    A. 水痘　　　　　　B. 手足口病　　　　C. 痱子　　　　　　D. 腮腺炎

28. 下列对手足口病患儿进行护理时措施不恰当的是(　　　)。

    A. 将患儿使用的物品进行彻底消毒　B. 进食清淡、软、烂、易消化食物

    C. 饭前饭后用茶水漱口　　　　　　D. 口腔内糜烂部分涂鱼肝油

29. 下列预防手足口病的做法中错误的是(　　　)。

A. 注意养成幼儿良好的卫生习惯　　B. 不喝生水,不吃生冷食物

C. 做好晨检和日检工作　　　　　　D. 发现手足口病患儿立即住院治疗

30. 急性出血性结膜炎的主要传播途径是(　　)。

A. 空气飞沫传播　　　　　　　　　B. 饮食传播

C. 虫媒传播　　　　　　　　　　　D. 日常接触传播

31. 以下对急性出血性结膜炎症状的阐述错误的是(　　)。

A. 起病急,均为双眼同时发病　　　B. 患眼出现怕光、流泪等现象

C. 结膜炎一般1～2周可痊愈　　　D. 如未及时治疗,可转为慢性结膜炎

32. 护理急性出血性结膜炎下列做法正确的是(　　)。

A. 用肥皂水冲洗眼睛　　　　　　　B. 用抗菌眼药水点眼

C. 睡前涂龙胆紫　　　　　　　　　D. 将患眼包扎以免进一步感染

33. 下列不属于急性出血性结膜炎预防措施的是(　　)。

A. 提醒幼儿饭前便后洗手　　　　　B. 幼儿园注意做好防蚊除蚊工作

C. 提醒幼儿不用手揉眼睛　　　　　D. 夏季游泳后应用流动的水洗脸

34. 由于某种原因,某只眼缺少光刺激,致使光刺激不能充分进入眼睛,形成弱视,这种弱视称为(　　)。

A. 斜视性弱视　　　　　　　　　　B. 屈光参差性弱视

C. 形觉剥夺性弱视　　　　　　　　D. 先天性弱视

35. 弱视治疗的关键在于(　　)。

A. 早期发现　　B. 早期训练　　C. 矫正眼位　　D. 及时配镜

36. 幼儿园教师对学前儿童弱视的早期发现应注意做到的是(　　)。

A. 幼儿园每个月检查一次视力

B. 对视力不正常的学前儿童应进一步送医院检查

C. 对经常出现歪头偏脸的姿势视物的幼儿应及时纠正姿势

D. 对验光配镜得不到矫正的弱视患儿,教师应在帮助矫正

37. 下列不属于学前儿童斜视原因的是(　　)。

A. 眼的调节作用与眼的集合作用不能协调一致

B. 某一眼外肌发育过度

C. 新生儿视网膜发育不良

D. 遗传因素

38. 下列斜视描述正确的是(　　)。

A. 内斜视在大太阳下常会闭一只眼睛

B. 先天性的内斜视通常会伴有中高度远视

C. 后天性内斜视偏斜角度通常很大

D. 上、下斜视常伴有头部歪斜

39. 下列对斜视的治疗错误的是(　　)。

A. 治疗越早恢复越好

B. 手术治疗以 6、7 岁以前为最佳

C. 戴远视眼镜可以矫正偏斜的眼位

D. 如果患儿并有弱视,可以先矫正斜视恢复后再矫正弱视

40. 以下做法中能预防斜视的是(　　　)。

　　A. 经常改变光线投射的方向　　　　B. 婴儿床上的玩具应离婴儿 20 cm

　　C. 婴儿床上的玩具悬挂在固定位置　 D. 采取措施减少婴儿睡眠体位的变化

41. 下列与维生素 D 缺乏性佝偻病形成无关的是(　　　)。

　　A. 日照不足　　　　　　　　　　　B. 喂养不当

　　C. 营养素吸收障碍　　　　　　　　D. 饮食不卫生

42. 婴幼儿烦躁爱哭,睡眠不安,食欲不振,运动功能发育迟缓,出牙迟,会走时出现下肢弯曲,成"X"形,该儿童可能患有(　　　)。

　　A. 佝偻病　　　　B. 肥胖病　　　　C. 缺铁性贫血　　　D. 中耳炎

43. 下列符合佝偻病症状的是(　　　)。

　　A. 指甲床发白　　B. 粪便呈水样　　C. 鸡胸　　　　　　D. 肺部细湿啰音

44. 以下不利于幼儿佝偻病恢复的做法是(　　　)。

　　A. 预防上呼吸道感染　　　　　　　B. 多晒太阳

　　C. 多卧床休息　　　　　　　　　　D. 遵医嘱服维生素 D 和钙

45. 预防幼儿患佝偻病应注意做的是(　　　)。

　　A. 多补充维生素 A　　　　　　　　B. 多吃蔬菜水果

　　C. 多进食粗粮　　　　　　　　　　D. 勤洗澡,勤换内衣

46. 缺铁性贫血最高发的年龄是(　　　)。

　　A. 0～1 个月　　　B. 0～6 个月　　　C. 6 个月～3 岁　　D. 3～6 岁

47. 下列符合缺铁性贫血的症状的是(　　　)。

　　A. 血红蛋白含量低　　　　　　　　B. 行动笨拙

　　C. 头呈方形　　　　　　　　　　　D. 气促、发绀

48. 如有学前儿童患缺铁性贫血,应注意补充(　　　)。

　　A. 维生素 A　　　B. 维生素 $B_2$　　C. 维生素 C　　　　D. 维生素 D

49. 下列预防措施中与预防贫血无关的是(　　　)。

　　A. 母乳喂养　　　　　　　　　　　B. 添加含铁丰富食物

　　C. 定期健康检查　　　　　　　　　D. 多喝清凉饮料

50. 下列行为中可能会导致学前儿童患中耳炎的是(　　　)。

　　A. 烈日下晒太阳　　　　　　　　　B. 吸入二手烟

　　C. 擤鼻涕时先擤一边再擤另一边　　D. 对幼儿大声说话

51. 下列症状与学前儿童中耳炎无关是(　　　)。

　　A. 头痛　　　　　　B. 耳鸣　　　　C. 听力减退　　　　D. 脸色苍白

52. 学前儿童患中耳炎有 75.8% 是由于其他疾病并发症产生,引起中耳炎的疾病主要是(　　　)。

A. 流感　　　　　B. 腹泻　　　　　C. 腮腺炎　　　　D. 手足口病

53. 3岁以内的婴幼儿易患肺炎的季节是（　　）。

A. 春夏季　　　　B. 夏秋季　　　　C. 冬春季　　　　D. 秋冬季

54. 下列属于小儿肺炎的典型症状的是（　　）。

A. 红疹　　　　　B. 耳鸣　　　　　C. 紫绀　　　　　D. 流脓

55. 小儿肺炎的护理以下做法错误的是（　　）。

A. 保持室内空气新鲜，温湿度合适

B. 多锻炼身体，加强运动

C. 饮食有营养，清淡、易消化，避开易致痰食物

D. 密切观察患儿的病情，防止病情加重引发并发症

56. 帮助学前儿童防治佝偻病、贫血、麻疹及百日咳等疾病，可以有效预防（　　）。

A. 小儿肺炎　　　B. 维生素　　　　C. 肥胖　　　　　D. 缺铁性贫血

57. 婴幼儿腹泻主要分为（　　）。

A. 食物性腹泻和非食物性腹泻　　　B. 感染性腹泻和非感染性腹泻

C. 感染性腹泻和症状性腹泻　　　　D. 肠道感染腹泻和肠道外感染腹泻

58. 某幼儿出现一日上厕所数次，粪便呈黄色或绿色，呈稀糊状或蛋花状，体温低热，他可能患了以下疾病。（　　）

A. 痢疾　　　　　B. 腹泻　　　　　C. 流感　　　　　D. 食物中毒

59. 下列幼儿腹泻护理措施的说法不当的是（　　）。

A. 注意每次便后用温水给患儿清洗臀部

B. 不要让腹泻的幼儿挨饿

C. 应注意减少进餐次数，食物可按日常准备

D. 已有脱水症状的患儿无论程度轻重，均应立即送医院治疗

60. 以下预防幼儿腹泻中正确的是（　　）。

A. 注意搞好饮食和环境卫生，以防感染

B. 日常生活中多休息，避免运动

C. 添加辅食要尽早

D. 对腹泻幼儿不必隔离，但需要做好消毒工作

61. 导致幼儿发生龋齿的原因中不包括（　　）。

A. 幼儿缺乏维生素和矿物质　　　　B. 幼儿睡前吃东西

C. 幼儿牙齿排列不齐　　　　　　　D. 幼儿易患感冒

62. 学前儿童牙齿出现牙本质深层龋，并伴有牙髓发炎，这一情况属于（　　）。

A. Ⅱ度龋　　　　B. Ⅲ度龋　　　　C. Ⅳ度龋　　　　D. Ⅴ度龋

63. 对龋齿幼儿护理时应注意的是（　　）。

A. 开始有症状就要更加注意口腔卫生

B. 不要使用药物牙膏刷牙

C. 症状明显时一定多注意观察，可先不用治疗

D. 可多吃冷、热食物刺激牙齿生长

64. 下列预防措施中与预防龋齿无关的是(　　　)。

　　A. 重点要抓好幼儿口腔保健工作

　　B. 做好隔离治疗,并注意做好环境消毒工作

　　C. 睡前刷牙,使用含有一定量的氟化物牙膏

　　D. 定期开展龋齿普查

65. 学前儿童发生肥胖病的主要诱因是(　　　)。

　　A. 神经精神因素　　　　　　　　B. 药物性因素

　　C. 内分泌疾患　　　　　　　　　D. 过食、缺乏适当的体育锻炼

66. 下列符合肥胖病的症状的是(　　　)。

　　A. 出现红色丘疹 B. 脸色苍白　　C. 行动笨拙　　　D. 食欲不振

67. 肥胖儿治疗最关键的是(　　　)。

　　A. 疾病的治疗　　B. 改变饮食习惯　C. 定期检查　　　D. 预防内分泌疾病

68. 下列做法中不利于肥胖症预防的是(　　　)。

　　A. 为婴幼儿尽早添加谷物辅食　　B. 定期进行体重测量

　　C. 每日进食一定量蔬菜和水果　　D. 少食油脂类食品

69. 下列因素对痱子形成不会产生影响的是(　　　)。

　　A. 空气潮湿　　　B. 衣服太紧　　　C. 通风不良　　　D. 房室未消毒

70. 妈妈发现宝宝身上出现粟粒大的红色丘疹疱,密集成片,尤其在前额、脖颈、胸前、腘窝较多,较痒,宝宝可能患的是(　　　)。

　　A. 水痘　　　　　B. 痱子　　　　　C. 手足口病　　　D. 腮腺炎

71. 对长痱子的宝宝进行护理时,下列做法正确的是(　　　)。

　　A. 避免宝宝吹风,关好门窗

　　B. 给宝宝洗澡时使用药物肥皂,帮助宝宝痱子减退

　　C. 为避免痱子感染,每两天给宝宝洗一次澡

　　D. 给宝宝洗完澡后搽爽身粉

72. 夏季应注意预防宝宝患痱子,下列做法错误的是(　　　)。

　　A. 保持皮肤清洁,衣着宽松　　　B. 随时为幼儿揩去汗液

　　C. 多食高脂肪、多糖的食物　　　D. 多喝清凉饮料

## 二、判断选择题

1. 传染病往往是在人群之中进行传播,较少发生在人与动物或动物之间。(　　　)

　　A. 正确　　　　　B. 错误

2. 有传染性是传染病和非传染病的根本区别。(　　　)

　　A. 正确　　　　　B. 错误

3. 各种传染病的传染性有强有弱,传播途径各不相同,潜伏期长短也基本一致。

　　(　　　)

A. 正确　　　　B. 错误

4. 在传染病的前驱期患者已经具有一定的传染性。（　　　）

A. 正确　　　　B. 错误

5. 当传染病患者进入恢复期,病情已经基本好转,因此无须再进行特别护理,患者可以自行恢复痊愈。（　　　）

A. 正确　　　　B. 错误

6. 传染病流行往往具备传染源、传播途径和易感人群三个环节,但切断其中任何一个环节,传染病仍可流行。（　　　）

A. 正确　　　　B. 错误

7. 甲肝和乙型脑炎主要都是通过饮食传播进行传染。（　　　）

A. 正确　　　　B. 错误

8. 传染病患者使用过的毛巾也会成为传染源。（　　　）

A. 正确　　　　B. 错误

9. 从事炊事员、保育员等职业的人尤其应该注意个人卫生,这种做法主要是要切断日常生活接触传播。（　　　）

A. 正确　　　　B. 错误

10. 人群中某种传染病的易感人群越多,则发生该传染病的可能性就越大。（　　　）

A. 正确　　　　B. 错误

11. 对消灭和控制传染病的流行,必须坚决贯彻"治疗为主"的方针。（　　　）

A. 正确　　　　B. 错误

12. 有条件的托幼园所应设隔离室,其目的是控制传染源。（　　　）

A. 正确　　　　B. 错误

13. 细菌性痢疾患者的呕吐之物要严格地进行消毒处理,这一做法是为了切断传播途径。（　　　）

A. 正确　　　　B. 错误

14. 在日常活动中应注意让幼儿多参加体育锻炼,其根本目的是提高易感人群的抵抗力。（　　　）

A. 正确　　　　B. 错误

15. 流感病后免疫力均不持久。（　　　）

A. 正确　　　　B. 错误

16. 流感的潜伏期可达到1～2个月。（　　　）

A. 正确　　　　B. 错误

17. 对流感高热幼儿可采用药物降温或物理降温。（　　　）

A. 正确　　　　B. 错误

18. 注意在天气骤变时及时为幼儿添减衣物,是预防流感的一个有效措施。（　　　）

A. 正确　　　　B. 错误

19. 水痘是一种病情较轻的肠道传染病。（　　　）

A．正确　　　　B．错误

20．水痘皮疹具有向心性特点，先见于头皮、面部，后逐渐出现于躯干、四肢等处。
（　　　）

A．正确　　　　B．错误

21．水痘患儿需隔离至水疱消失为止。（　　　）

A．正确　　　　B．错误

22．患过水痘的幼儿也须注意与水痘患儿接触，以免再次被感染。（　　　）

A．正确　　　　B．错误

23．腮腺炎患者愈后可获得终身免疫。（　　　）

A．正确　　　　B．错误

24．腮腺炎症状主要为腮腺肿胀，身体其他方面无不适症状。（　　　）

A．正确　　　　B．错误

25．对腮腺炎患儿可以外敷清热解毒的中药来缓解症状。（　　　）

A．正确　　　　B．错误

26．冬春季是手足口病易发的季节。（　　　）

A．正确　　　　B．错误

27．手足口病患儿往往会在口唇周围、躯干、四肢出现小疱疹，疱疹奇痒，幼儿容易抓
破，从而引发感染。（　　　）

A．正确　　　　B．错误

28．手足口病患儿常在口唇内侧出现小疱疹，可涂维生素 A，以缓解症状。（　　　）

A．正确　　　　B．错误

29．幼儿园内如发现手足口病患儿应立即向卫生和教育部门报告。（　　　）

A．正确　　　　B．错误

30．急性出血性结膜炎愈后免疫性较强，一般不会再得第二次。（　　　）

A．正确　　　　B．错误

31．细菌性和病毒性结膜炎一般都有脓性及黏性分泌物，早上醒来上下眼睑会被粘
住。（　　　）

A．正确　　　　B．错误

32．对急性出血性结膜炎患儿可以使用中草药方剂冲洗患眼。（　　　）

A．正确　　　　B．错误

33．幼儿园教师在为急性出血性结膜炎患儿滴眼前后均应认真洗手。（　　　）

A．正确　　　　B．错误

34．因斜视使患儿产生复视，日久形成的弱视称为屈光参差性弱视。（　　　）

A．正确　　　　B．错误

35．弱视治疗的效果与年龄有一定的关系。（　　　）

A．正确　　　　B．错误

36．遗传因素是导致学前儿童斜视的原因之一。（　　　）

A. 正确　　　　B. 错误

37. 学前儿童无论患内、外斜视,无论轻重都会出现眼睛不适,应加以重视。(　　)

A. 正确　　　　B. 错误

38. 学前儿童斜视的治疗不可使用手术治疗,非手术治疗即可矫正偏斜的眼位。(　　)

A. 正确　　　　B. 错误

39. 训练婴幼儿对周围事物的好奇心有利于预防产生斜视。(　　)

A. 正确　　　　B. 错误

40. 佝偻病属于消化道疾病。(　　)

A. 正确　　　　B. 错误

41. 佝偻病易并发感染、贫血。(　　)

A. 正确　　　　B. 错误

42. 对佝偻病患儿进行护理时应注意皮肤和头部清洁。(　　)

A. 正确　　　　B. 错误

43. 按时给婴儿加食蛋黄有利于预防佝偻病。(　　)

A. 正确　　　　B. 错误

44. 长期以乳类为主食的学前儿童容易贫血,主要是因为铁丢失过多。(　　)

A. 正确　　　　B. 错误

45. 长期贫血既会影响学前儿童牙齿生长也会影响其智力发展。(　　)

A. 正确　　　　B. 错误

46. 对贫血患儿的护理中,应多观察幼儿体征,多食用鱼肝油、淀粉类食物。(　　)

A. 正确　　　　B. 错误

47. 预防缺铁性贫血,应多食如蛋黄、肉末、肝泥等食物,同时多食新鲜水果蔬菜。(　　)

A. 正确　　　　B. 错误

48. 学前儿童长时间用耳机听大分贝音乐可引起中耳炎。(　　)

A. 正确　　　　B. 错误

49. 学前儿童患中耳炎时耳内经常出现流脓液,时多时少,但一般不会危及儿童生命。(　　)

A. 正确　　　　B. 错误

50. 预防学前儿童患中耳炎应积极预防水痘。(　　)

A. 正确　　　　B. 错误

51. 占我国住院儿童死亡率第一位的疾病是腹泻。(　　)

A. 正确　　　　B. 错误

52. 小儿肺炎有典型症状,也有的不典型。(　　)

A. 正确　　　　B. 错误

53. 在护理肺炎患儿的过程中应尤其注意防止引发并发症。(　　)

A. 正确　　　　B. 错误

54. 注射疫苗是预防小儿肺炎的一种有效手段。（　　）

A. 正确　　　　B. 错误

55. 肠道感染性腹泻多见于秋冬季。（　　）

A. 正确　　　　B. 错误

56. 肠道感染性腹泻主要是由于呼吸道或泌尿道感染引起。（　　）

A. 正确　　　　B. 错误

57. 只有幼儿腹泻出现脱水症状严重时，才需送医院治疗。（　　）

A. 正确　　　　B. 错误

58. 预防学前儿童腹泻应注意早些给婴幼儿提供丰富的辅食，饮食定时定量。
（　　）

A. 正确　　　　B. 错误

59. 龋齿俗称"虫牙"，主要是牙齿硬组织被破坏，影响牙齿功能，但一般不会引起其他并发症。（　　）

A. 正确　　　　B. 错误

60. 当幼儿牙齿出现只存在残根的现象，这种龋齿已经达到Ⅴ度。（　　）

A. 正确　　　　B. 错误

61. 幼儿出现龋齿时可以使用药物牙膏刷牙。（　　）

A. 正确　　　　B. 错误

62. 我国幼儿龋齿患病率呈逐年上升的趋势，纠正幼儿不良习惯乃当务之急。
（　　）

A. 正确　　　　B. 错误

63. 遗传因素也是导致婴幼儿肥胖症的原因之一。（　　）

A. 正确　　　　B. 错误

64. 肥胖症易使幼儿肢体不灵活，产生自卑感，同时也会对智力产生影响。（　　）

A. 正确　　　　B. 错误

65. 肥胖病幼儿应进行一些较为剧烈的体育锻炼以恢复正常体重。（　　）

A. 正确　　　　B. 错误

66. 对肥胖的预防应注意从饮食入手，进行科学喂养。（　　）

A. 正确　　　　B. 错误

67. 痱子是夏季常见的过敏性炎症，因搔抓后易发生感染。（　　）

A. 正确　　　　B. 错误

68. 若痱子发生继发性感染，可发生脓疱或疖。（　　）

A. 正确　　　　B. 错误

69. 痱子对幼儿的健康影响较小，因此如果出现皮肤感染并发热，可不必送医院。
（　　）

A. 正确　　　　B. 错误

70. 为预防痱子,冬季每天至少给幼儿洗两次澡,洗后用痱子粉搽皮肤。(　　　)

    A. 正确　　　　　　B. 错误

## 三、简答题

1. 简述传染病的基本特征。

2. 简述传染病发生和流行的三个环节。

3. 简述幼儿园控制传染源的措施。

4. 针对呼吸道疾病,幼儿园如何切断传播途径?

5. 为了提高易感人群抵抗力,幼儿园应该采取哪些措施?

6. 简述流行性感冒的护理措施。

7. 简述流行性感冒的预防措施。

8. 简述水痘的护理措施。

9. 简述流行性腮腺炎的护理措施。

10. 简述手足口病的护理措施。

11. 简述手足口病的预防措施。

12. 简述急性出血性结膜炎的预防措施。

13. 简述小儿肺炎的护理措施。

14. 简述小儿肺炎的预防措施。

15. 简述腹泻的预防措施。

16. 简述龋齿的预防措施。

17. 简述肥胖的预防措施。

18. 如何治疗肥胖儿童?

19. 简述痱子的护理措施。

20. 简述痱子的预防措施。

## 四、论述题

1. 请结合新冠肺炎谈谈传染病基本特征。

2. 请结合学前儿童实际谈谈急性出血性结膜炎的护理和预防。

3. 请结合学前儿童实际谈谈腹泻的护理和预防。

4. 请结合学前儿童实际谈谈肥胖的治疗与预防。

5. 请结合学前儿童实际谈谈痱子的护理和预防。

## 五、案例分析题

1. 午餐时,陈老师发现乐乐坐在桌前皱着眉头不吃饭,就走上前问:"乐乐你有什么不舒服吗?"乐乐点点头,手捂着脸颊说:"我刚咬了一口鸡腿,牙就痛起来了。"陈老师让乐乐张开嘴巴,发现乐乐的大牙齿有一点点的黑点,陈老师又问乐乐:"以前牙痛过吗?"乐乐回答:"昨天我吃冰棍的时候牙也痛。"

问题:(1)请判断乐乐可能患的是什么疾病?

　　　(2)请简述该疾病护理及预防的措施。

2. 夏季到了,天气越来越热,杨老师发现豆豆还穿着长袖长裤到幼儿园,在参加幼儿园活动一会,豆豆就已经满头大汗,衣服也湿了一片。杨老师赶紧帮豆豆更换了衣服。第二天午睡起床时,杨老师帮豆豆整理衣服时,发现豆豆额头、背上及腋窝里都有成片的红色丘疹,豆豆时不时就用手抓一下。

问题:(1)请问豆豆可能患的疾病是什么? 造成豆豆患这一疾病的原因是什么?

　　　(2)请给予杨老师护理和预防该疾病的建议。

# 第六章　学前儿童意外事故的预防和急救

## 考点 1　掌握学前儿童常见意外事故发生的原因

**考点解析**

### 一、学前儿童运动功能不完善

学前儿童正处在身体生长发育和心理迅速发展的时期，**各器官系统发育不成熟，运动功能不完善**。1岁左右，学前儿童学会独自行走时，意外伤害事故便相应增多，儿童头部占身体的比例大而且重，常会摔跤，头面部便成了受伤的对象。随着学前儿童动作能力的提高，受伤的部位扩展到了四肢。

### 二、学前儿童对危险因素缺乏认识

学前儿童对生活环境的**认识水平较低，缺乏对外界事物的理解和判断**，会尝试去做他们自己不能做的事而引起意外伤害。如用手去摸插座导致触电，玩火引起烧伤，在河边玩耍发生溺水事故。学前儿童挥舞木棍玩耍，根本不会考虑会对别人有什么危害；学前儿童站在高处往很硬的地面上跳，也是不计后果。

### 三、学前儿童好奇、好动、活泼、易冲动

学前儿童具有强烈的好奇心,活泼好动,有时还会情绪激动和冲动,这一特点易使学前儿童**忽略周围环境,丧失理智和判断能力**,从而出现各种事故,如与他人争抢玩具,发生打斗;想看窗外的情景,站在小椅子上不慎摔倒。

### 四、托幼园所管理不善,保教人员缺乏责任感

管理上的漏洞、执行制度不严往往带来很大的安全隐患。保教人员缺乏安全意识、安全知识或责任心差,再加上集体环境中,学前儿童人数较多、教师人数较少等原因常会引发意外。

意外事故不仅来自**危险的行为**,而且来自**危险的生活、活动环境**。活动场地狭小,水、电等安全设施不完善等,都是发生意外事故的隐患。因此,既要教育学前儿童小心谨慎,又要改善学前儿童生活和活动环境,注意安全。

### 【记忆关键点】

> 运动功能　危险因素　好奇、好动、活泼、易冲动　责任感

### 【考题解析】

### 一、单项选择题

1.(2022 年真题)户外活动时,老师离开活动现场,佳佳因为活动场地上有瓦砾而摔伤。这起意外事故发生的主要原因是(　　)。

A. 婴幼儿运动功能不完善

B. 婴幼儿对危险因素缺乏认识

C. 婴幼儿好奇、好动、活泼、易冲动

D. 托幼园所管理不善,保教人员缺乏责任感

【参考答案】D

【解析】在户外活动中老师不能和孩子分开,并且要提前检查场地是否安全,否则会导致学前儿童发生意外事故。因此答案是 D。

# 考点 2  理解学前儿童安全教育的内容

**考点解析**

## 一、教育儿童遵守各种安全制度

(一)教育学前儿童不能随便离开自己所在的班级,有事必须先告诉老师,得到允许后才能离开

(二)教育学前儿童在出入各室和上、下楼梯时不打闹、不拥挤

(三)遵守体育运动、游戏的各项规则

(四)遵守交通规则

(五)加强学前儿童的安全意识,对陌生人的搭讪提高警觉,迷路时懂得向警察求助等

## 二、教育儿童懂得"水""电""火"的危险

**(一)防水的知识**

1. 教育学前儿童不要在距离水边较近的地方玩耍。

2. 游泳前要做好充分的准备工作,游泳时要注意安全。

3. 遇到同伴溺水,要学会呼救。

**(二)防火的知识**

1. 教育学前儿童不玩火,不靠近火源,着火了赶快告诉成人。

2. 有简单的防火知识,知道火警电话119。

3. 知道水、土、沙子都能灭火。

4. 见到点着的烟头和小火苗时要踩灭它。

**(三)防电的知识**

1. 教育学前儿童不玩弄电器开关、插头、插座等,不摆弄电器,不靠近电源。

2. 知道电的标志,见到高压电标志要远离。

3. 知道雷电天气时不要看电视,不要在大树下避雨,也不要在山坡上或空旷的高地上行走。

4. 不要爬到电线杆上玩耍,不要捡拾掉在地上的电线,也不要靠近电线。

## 三、教育儿童不做有危险的事情

(一)不互射弹弓,不爬墙,不爬树,不戏弄牲畜

(二)不随意采食花、草、种子等

(三)不把小物品放入口中吮吸,或放入耳、鼻中

（四）不随便拿药吃，要遵医嘱由家长喂药

## 四、教给儿童有效的自救知识

（一）注意学前儿童生活的每一细小环节，若发现危险苗头，要及时加以处理

（二）进行必要的安全教育，帮助他们了解什么是危险，怎样避开危险，如何自救

（三）向学前儿童介绍自然灾害发生时的自救知识

## 五、教会学前儿童防走失、防拐骗等自我保护技能

为了进一步提高学前儿童的安全意识和自我防范意识，保教人员可根据自己的班级情况，开展一系列的防走失、防拐骗的教育活动。

托幼园所应采取有效的防范手段，加强防骗机智教育，让学前儿童更加懂得自我保护，从而有效落实托幼园所的日常安全教育。

## 六、预防和控制意外事件的发生

（一）托幼园所应将工作重点落实在"预防和控制"上

（二）教育学前儿童对可能存在的危险提高警觉，学会保护自己

（三）教育者应采取一切有利于学前儿童安全活动的措施

（四）安全教育强调正面教法，避免禁止式的手法，设置情境，给学前儿童"亲身体验"的机会

### 【记忆关键点】

安全制度　水、火、电的危险　自救　防走失、防拐骗　预防和控制

### 【考题解析】

### 一、单项选择题

1.（2019 年真题）学前儿童园安全教育内容正确的是（　　）。

A. 威胁学前儿童不做危险的事　　　　B. 教会学前儿童使用煤气灶

C. 学前儿童年龄小，不用教自救知识　　D. 教育学前儿童不随便跟陌生人走

【参考答案】D

【解析】本题考查托幼园所的安全教育内容。教育学前儿童不能使用威胁的方式，要教育他们不接近或使用煤气灶，还要教他们一些自救知识，不随便跟陌生人走。因此选择 D。

### 二、判断选择题

1.（2019 年真题）知道电的标志、要远离高压电的知识是预防幼儿触电的方法之

一。(     )

A. 正确              B. 错误

【参考答案】A

【解析】学前儿童安全教育的防电知识要求知道电的标志、见到高压电标志要远离。因此选择 A。

2.(2021 年真题)教育幼儿地震发生时应迅速躲在门后。(     )

A. 正确              B. 错误

【参考答案】B

【解析】要教育幼儿在地震发生时迅速远离外墙及门窗。因此选择 B。

3.(2021 年真题)安全教育强调正面教法,要注意兼顾幼儿身体上和心理上的健康与安全,不断强化幼儿的安全意识。(     )

A. 正确              B. 错误

【参考答案】A

【解析】此题表述正确。

## 三、简答题

1.(2021 年真题)简述托幼园所安全教育的内容。

【参考答案】略

## 四、案例分析题

1.(2020 年真题)幼儿园户外自由活动时间,小(2)班的小朋友们有的在滑滑梯上打打闹闹;有的跑到花坛里,玩景观灯和裸露在外的开关、电线。忽然,幼儿园门口走过一群身穿奇装异服、手上牵着五颜六色氢气球的小丑们。小明看到幼儿园的大门敞开着,就立刻跟着卖气球的小丑们上街去了。而此时,带班的王老师还在打电话,并未注意到。

问题:(1)请指出该案例中存在的问题。

          (2)请结合案例,分析说明该幼儿园应对幼儿进行哪些方面的安全教育。

【参考答案】略

# 考点 3    掌握学前儿童园常规的安全措施

考点解析

## 一、环境设施要安全

要消除意外事故的隐患:

（一）消除场地设施隐患措施

1. **活动场地**要经常打扫，保持平坦及清洁。

2. 托幼园所**建筑用房**不宜超过两层。

3. **楼梯**、**窗户**要有护栏。

4. 经常**检修**，严禁使用危房。

（二）消除家具、玩具设施隐患措施

1. 家具、玩具要**牢固**，没有尖角和裂缝。

2. 玩具**大小**与**轻重**应适合幼儿。

3. **不选购**带子弹玩具、**不用**口吹玩具、**不玩**塑料口袋。

（三）消除生活配件设施隐患措施

1. 门不加设弹簧。

2. 不采用插头式电灯**开关**，**电插座**安装在学前儿童接触不到的地方。

3. **热水瓶**放置在学前儿童拿不到的地方。

4. **火柴**、**刀**、**剪**等避免学前儿童直接接触。

## 二、要妥善保管药品、有毒物品

托幼园所要建立严格的药品管理制度。

（一）保证学前儿童的用药安全

1. 严格正规的**进药程序**。

2. 用**药量**不要过多。

3. 不能使用**过期药品**。

（二）防止学前儿童吃错药

1. 放药品的**位置**要固定，药品应放在幼儿拿不到的地方，并贴上标签。

2. 内服药、外用药分开放置。

3. 给学前儿童服药前要仔细**核**对姓名、药名、用量，并按时、准确地给患儿喂药。

4. 服药情况应有**交接班记录**。

5. **药物过敏史**学前儿童要有记载。

6. **有毒物品**上锁保存，使用时有记录，用完瓶罐统一回收处理。

## 三、要建立安全检查制度

（一）托幼园所要设专人**定期**、**不定期**地检查园内的房屋、场地、家具、玩具、生活用品、器械等，防患于未然。

（二）加强对**门卫**的严格管理，随时关好大门，防止走失。

（三）建立健全严格的**家长接送制度**，并建立接送卡片。

（四）外出活动，交接班，都要**清点人数**，防止学前儿童独自离开集体。

## 四、加强一日生活环节中的安全管理

从来园、盥洗、户外活动、学习活动、游戏、午餐与午睡、离园七个环节做好安全管理。

【记忆关键点】

环境设施　药品、有毒物品　检查制度　安全管理

【考题解析】

## 一、单项选择题

1.（2019 年真题）可以为幼儿准备的玩具是（　　）。

A. 子弹枪　　　　　B. 口吹玩具　　　　C. 皮球　　　　　D. 塑料袋

【参考答案】C

【解析】幼儿园要消除意外事故的隐患，不选购带子弹玩具，不宜用口吹玩具，教育学前儿童不玩塑料口袋。因此选择 C。

2.（2019 年真题）在外出参观活动中，小东要上厕所，教师做法正确的是（　　）。

A. 让小东独自去　　　　　　　　　B. 等活动结束后再去

C. 请配班老师跟随照看小东　　　　D. 暂停活动，让全班幼儿都去

【参考答案】C

【解析】外出参观活动中要保证学前儿童的安全，教师要做到所有的孩子都要在自己的视线范围内，也不能限制学前儿童去上厕所，可以请配班老师跟随照看小东。因此选择 C。

3.（2021 年真题）下列关于保教人员给幼儿服药的表述，错误的是（　　）。

A. 服药情况应有交接班记录　　　　B. 将药溶在果汁里让幼儿服用

C. 允许幼儿自己拿药服用　　　　　D. 服药前仔细核对姓名药名用量

【参考答案】C

【解析】托幼园所有严格的药品管理制度，幼儿服药前一定要仔细核对姓名药名用量，切不可允许幼儿自己拿药服用，以免发生意外。因此选择 C。

4.（2022 年真题）下列关于托幼园所有毒物品的保管，错误的是（　　）。

A. 使用时应有记录　　　　　　　　B. 上锁保存有毒物品

C. 杀虫剂和消毒剂应贴上标签　　　D. 用完的瓶罐放入班级的垃圾桶

【参考答案】D

【解析】托幼园所有毒物品用完瓶罐统一回收处理，以免发生意外事故。因此选 D。

5.（2022 年真题）下列关于盥洗环节的安全管理，错误的是（　　）。

A. 教师保证每个幼儿都在自己的视线里

B. 组织全班幼儿一起盥洗，提高效率

C. 盥洗室地面有积水应及时提醒保育员擦干

D. 幼儿大便异常应及时与保健医生、幼儿家长沟通

【参考答案】B

【解析】加强一日生活环节中的安全管理，盥洗时要分组分批进行，避免拥挤，发生意

外。因此选择 B。

## 二、判断选择题

1.(2019 年真题)未经监护人委托或同意,幼儿教师不得给幼儿用药。(　　)

A. 正确　　　　　　　B. 错误

【参考答案】A

【解析】《幼儿园工作规程》第 20 条规定未经监护人委托或同意,幼儿教师不得给幼儿用药。因此选择 A。

2.(2019 年真题)教师在创设幼儿园环境时必须首先消除意外事故的隐患。(　　)

A. 正确　　　　　　　B. 错误

【参考答案】A

【解析】托幼园所一切工作都要以学前儿童的安全和健康为出发点,在创设环境时亦是如此。因此选择 A。

3.(2020 年真题)教师给幼儿服药前只要核对姓名、药名即可。(　　)

A. 正确　　　　　　　B. 错误

【参考答案】B

【解析】为了防止吃错药,给幼儿服药前要仔细核对姓名、药名、用量,并按时、准确地给患儿喂药。因此选择 B。

4.(2021 年真题)在盥洗环节,教师应确保每个幼儿都在自己的视线范围里。(　　)

A. 正确　　　　　　　B. 错误

【参考答案】A

【解析】在盥洗环节,教师应确保每个幼儿都在自己的视线范围里,以免发生意外事故。因此选择 A。

## 三、简答题

1.(2019 年真题)简述幼儿园常规的安全措施。

【参考答案】略

# 考点 4　了解判断伤情轻重的依据及急救的原则

## 考点解析

## 一、判断伤情轻重的依据

### (一)依据发生意外的原因判断

有些意外事故发生后,必须在现场争分夺秒地进行正确而有效的急救,以防止可以避免的死亡或终身残疾,如溺水、触电、外伤大出血、气管异物、中毒等。

**(二)依据伤者的情况判断**

**1.呼吸的变化**

(1)如果患儿呼吸不规律、时快时慢、时深时浅,应立即急救。

(2)如果患儿鼻翼翕动,胸廓在吸气时下陷,说明呼吸十分困难,应采取措施,辅助呼吸。

(3)如果患儿呼吸已停,应立即做人工呼吸。

**2.脉搏的变化**

(1)如果患儿脉搏变得细快而弱、节律不齐,说明心脏功能和血液循环出现了严重障碍,应立即急救。

(2)如果患儿没有脉搏,说明心跳停止,应立即做胸外心脏按压。

**3.瞳孔的变化**

如果患儿眼睛无神,瞳孔已不能随光线的增强而迅速缩小,最后瞳孔会渐渐散大,对光线完全失去反应的能力,说明生命垂危,应立即急救。

## 二、急救的原则

**(一)挽救生命**

呼吸和心跳是最重要的生命活动。在常温下呼吸、心跳若完全停止4分钟以上,生命就有危险;超过10分钟则很难起死回生。一旦患儿的呼吸、心跳发生严重的障碍时,当务之急是立即实施人工呼吸、按压心脏等急救措施,以期恢复患儿的自主呼吸,维持其血液循环。

**(二)防止残疾**

发生意外后在实施急救措施挽救生命的同时,还要尽量防止患儿留下残疾。如学前儿童发生严重摔伤时,不可随意移动患儿,以免损伤脊髓,造成其终身残疾。

**(三)减少痛苦**

意外事故造成的损伤往往是很严重的,常常会给患儿的身心带来极大的痛苦,因而在搬动、处理时**动作要轻柔,语气要温和**。

**【记忆关键点】**

意外发生的原因　伤者情况(呼吸、脉搏、瞳孔)
急救原则:挽救　残疾　痛苦

**【考题解析】**

## 一、单项选择题

1.(2020年真题)下列不能作为判断幼儿伤情轻重依据的是(　　)。

A.呼吸的变化　　B.脉搏的变化　　C.体温的变化　　D.瞳孔的变化

**【参考答案】**C

【解析】本题考查判断幼儿伤情轻重的依据,可以依据伤者的情况判断如呼吸、脉搏、瞳孔的变化。因此选择 C。

2.(2020 年真题)下列不属于急救原则的是(　　)。

A. 挽救生命　　　　B. 防止残疾　　　　C. 减少痛苦　　　　D. 减少出血

【参考答案】D

【解析】本题考查对急救原则的了解。急救原则首先应挽救患者的生命,防止残疾,减少痛苦,而减少出血并不是急救原则。因此选择 D。

## 二、判断选择题

1.(2019 年真题)学前教育工作者在危险的情况下应优先救护幼儿。(　　)

A. 正确　　　　B. 错误

【参考答案】A

【解析】《幼儿园工作规程》第 15 条规定幼儿园教职工必须具有安全意识,在紧急情况下应优先保护幼儿的人身安全。因此选择 A。

2.(2019 年真题)一旦幼儿心跳停止,应立即做胸外心脏按压。(　　)

A. 正确　　　　B. 错误

【参考答案】A

【解析】心跳是最重要的生命活动,心跳若完全停止 4 分钟以上,生命就有危险;超过 10 分钟则很难起死回生,因此一旦心跳停止,应立即做胸外心脏按压。因此选择 A。

3.(2022 年真题)急救的原则有挽救生命、防止残疾、减少出血。(　　)

A. 正确　　　　B. 错误

【参考答案】B

【解析】急救的原则有挽救生命、防止残疾、减少痛苦,因此选择 B。

# 考点 5　了解小外伤、动物咬伤、异物入体、急性中毒的种类和症状,掌握其处理方法和预防措施

## 考点解析一

小外伤

## 一、小外伤的种类

学前儿童期常见的小外伤有跌伤、割伤、挤伤、刺伤、眼外伤等。

## 二、小外伤的处理

### (一)跌伤的处理

学前儿童跌伤后,安慰学前儿童不要紧张;注意局部损伤情况,根据学前儿童的神情判断其他部位及内脏有无损伤。

1. 如果伤口**小而浅**,只是擦破了表皮,可先用双氧水洗净伤口,然后用红汞涂患部。

2. 如果伤口**大或深**,出血较多,要先止血,将伤部抬高,立即送医院处理。

3. 如果**皮肤未破**,伤处肿痛,颜色发青,可局部冷敷,防止皮下继续出血。一天后再用热敷,以促进血液循环和吸收,减轻表面肿胀。

4. 跌伤常见的**并发症**为脑震荡。若学前儿童出现短时间的意识丧失,甚至昏迷数分钟至数十分钟,并伴有头痛、头晕、呕吐、嗜睡等症状,应立即送医院。

### (二)割伤的处理

1. 先安慰学前儿童,不要害怕。

2. 止血:用干净的纱布按压伤口止血。

3. 消毒:止血后,可用碘酒消毒伤口。

4. 包扎:敷上**消毒纱布**,用**绷带包扎**,如果是玻璃器皿扎伤,还应用镊子清除碎玻璃片后再进行包扎。

5. 及时送医:若严重,要及时送医,以免伤口感染;如果是生锈的小刀割伤,还应注射**破伤风疫苗**。

### (三)挤伤的处理

1. 若无破损,可用**水冲洗**,进行**冷敷**,以减轻痛苦。

2. 疼痛难忍时,可将受伤的**手指高举过心脏**,缓解痛苦。

3. 若指甲掀开或脱落,应立即去医院。

### (四)刺伤的处理

1. 先将伤口**清洗**干净。

2. 用消毒过的针或镊子顺着刺的方向把**刺**全部挑、拔出来。

3. 挤出**淤血**。

4. 用乙醇**消毒**伤口。

5. 难以拔除的刺,应**送医院**处理。

### (五)眼外伤的处理

1. 酸碱等化学烧伤,应尽早清除溅入眼内的化学物质,在受伤现场用清洁的水反复**冲洗**眼睛,或将面部浸入水中,使溅入的化学物质稀释或清除,然后到**就近医院**进一步治疗。

2. 眼睛被石块、弹弓、足球等撞击,应立即**冷敷**,减少眼内出血,然后迅速就近送医院治疗。

3. 眼睛被铁丝、树枝、小刀等刺伤或划伤,造成眼球破损,应用干净的纱布或毛巾**盖住眼睛**,不可将眼内流出物质还纳,也不可用力压迫眼球,应立即送医院处理。要争分夺秒，就近求医。

### 三、小外伤的预防

（一）教育学前儿童**不要玩耍尖锐物品**，锥、针、铁丝要严加保管。**加强对玩具质量管理**，玩具枪仿真的冲击力不要太强太猛。

（二）**不要让学前儿童接触乙醇、石灰、水泥等化学物品。不要让学前儿童观看**电焊火花或在阳光较强的雪地上玩耍，**要远离烟花爆竹**。

（三）**户外活动要注意安全**，以防跌伤出血。

（四）**定期**做好大型玩具的**修缮**工作。

（五）室内或楼道、走廊**湿滑**，或下雪、雨后走路通道湿滑要**铺设**纸板、草袋。

（六）装修**地板**应选用**粗糙防滑**的材料。

### 【记忆关键点】

跌伤：小而浅（清洗、消毒）　大或深（止血、送医）　肿痛（冷敷、热敷）　脑震荡
割伤：止血—消毒—包扎
挤伤：冲洗、冷敷　举过心脏　指甲掀开、送医院
刺伤：清洗伤口—拔刺—挤出淤血—乙醇消毒
眼外伤：强酸强碱（冲洗、稀释、送医院）
预防：尖锐物品　玩具管理　化学物品　保护眼睛　防跌伤　修缮　防滑

### 【考题解析】

### 一、单项选择题

1.（2019年真题）幼儿跌伤后教师首先应（　　）。

A. 涂过氧化氢消毒　　　　　　　　B. 判断病情的轻重

C. 热敷患处　　　　　　　　　　　D. 水冲洗伤口

【参考答案】B

【解析】幼儿跌伤后教师注意局部损伤情况，根据幼儿的神情来判断，其他部位及内脏有无损伤，然后进行处理。因此选择 B。

2.（2021年真题）幼儿跌伤常见于（　　）。

A. 春季　　　　　B. 夏季　　　　　C. 秋季　　　　　D. 冬季

【参考答案】B

【解析】跌伤常常发生在学前儿童奔跑、跳跃时不慎跌倒，蹭破膝盖、胳膊肘，在夏季孩子衣着比较单薄，跌倒后更容易受伤。因此选择 B。

3.（2021年真题）下列关于幼儿跌伤的处理方法，错误的是（　　）。

A. 皮肤未破,伤处肿痛,颜色发青,可局部热敷,防止皮下继续出血

B. 伤口大或深,出血较多,要先止血,将伤部抬高,立即送医院处理

C. 伤口小而浅,只是擦破皮,可先用双氧水洗净伤口,然后用红汞涂患部

D. 除注意局部损伤情况外,还要根据幼儿的神情来判断其他部位及内脏有无损伤

【参考答案】A

【解析】幼儿跌伤后,如果皮肤未破,伤处肿痛,颜色发青,可局部冷敷,防止皮下继续出血;1天后再用热敷,以促进血液循环和吸收,减轻表面肿胀。切不可先热敷。因此选择 A。

4.(2020 年真题)幼儿割伤的正确处理步骤是( )。

A. 干净纱布按压止血—碘酒消毒—敷上消毒纱布—包扎

B. 碘酒消毒—干净纱布按压止血—敷上消毒纱布—包扎

C. 敷上消毒纱布—碘酒消毒—干净纱布按压止血—包扎

D. 碘酒消毒—敷上消毒纱布—干净纱布按压止血—包扎

【参考答案】A

【解析】幼儿割伤的正确处理步骤是用干净纱布按压止血,止血后可用碘酒消毒伤口,敷上消毒纱布,最后用绷带包扎。因此答案是 A。

5.(2019 年真题)竹棍的刺扎入幼儿的皮肤后,处理措施的第一步骤是( )。

A. 拔刺      B. 挤淤血      C. 清洗伤口      D. 用乙醇消毒

【参考答案】C

【解析】竹棍的刺扎入幼儿的皮肤后,可先将伤口清洗,然后用消毒过的针或镊子顺着刺的方向把刺全部挑、拔出来。因此选择 C。

6.(2020 年真题)眼部不小心被酸碱等化学物质溅入时,正确的处理方法是( )。

A. 立即滴几滴眼药水

B. 立即送往医院治疗

C. 立即用清洁的水反复冲洗眼睛

D. 立即用清洁的水反复冲洗眼睛,并尽快送到就近医院治疗

【参考答案】D

【解析】眼部不小心被酸碱等化学物质溅入时,应尽早清除溅入眼内的化学物质,在受伤现场用清洁的水反复冲洗眼睛,然后到就近医院进一步治疗。因此选择 D。

7.(2020 年真题)预防幼儿小外伤的正确做法是( )。

A. 可以让幼儿玩爆竹      B. 可以随意放置锥、针、铁丝

C. 定期做好大型玩具的修缮工作      D. 活动室地板使用光滑材料

【参考答案】C

【解析】爆竹、锥、针、铁丝等物品容易让幼儿受伤,不宜接触;光滑材料地面容易导致幼儿跌伤,不宜使用。定期做好大型玩具的修缮工作可以保证幼儿在游戏中的安全,因此选择 C。

## 二、判断选择题

1.(2020 年真题)幼儿跌伤肿痛未破皮时,应先热敷再按摩。( )

A. 正确　　　　　　B. 错误

【参考答案】B

【解析】幼儿跌伤肿痛未破皮时,可局部冷敷,防止皮下继续出血;如果热敷再按摩,会促进血液循环导致皮下出血增多。因此选择 B。

2.(2021 年真题)幼儿园的楼道、走廊湿滑,走路通道可铺设纸板、草袋。(　　)

A. 正确　　　　　　B. 错误

【参考答案】A

【解析】幼儿园的楼道、走廊湿滑,走路通道可铺设纸板、草袋,这种措施可以避免因地滑而跌伤。因此选择 A。

3.(2022 年真题)幼儿跌伤后神态木然,反应迟钝,教师把幼儿单独留在教室休息。(　　)

A. 正确　　　　　　B. 错误

【参考答案】B

【解析】幼儿跌伤后神态木然,反应迟钝,可能是脑震荡,需要密切观察,如有发生更严重症状要立即送医。因此选择 B。

## 考点解析二

动物咬伤

## 一、虫咬伤

**(一)蚊子、臭虫等咬伤**

可用乙醇擦患处,严重者可用虫咬水或清凉油擦拭。

**(二)黄蜂和黄刺蛾幼虫(洋辣子)蜇伤**

1. 蜂和洋辣子刺伤时,伤口处疼痛红肿。可先用橡皮膏把插入皮肤内的**刺**粘出来,然后用**肥皂水**涂于伤处。

2. 若为**黄蜂**蜇伤,因黄蜂的毒液呈碱性,可将**食醋**涂于伤处。

**(三)蜈蚣咬伤**

**蜈蚣**毒液呈酸性,受伤后可用肥皂水、氨水或小苏打等**碱性溶液**冲洗伤口并施行**冷敷**,然后**送医院**处理。

**(四)虫咬伤的预防**

1. **消除**生活环境中蚊虫滋生的场所,卧室安上纱门纱窗,定期使用喷雾式的杀虫剂进行杀虫。

2. 注意学前儿童**卫生**,保持皮肤清洁,衣着干净。身上可涂擦花露水防止蚊虫叮咬。

3. 户外活动时注意**安全**,教育学前儿童不要独自到草丛里玩耍,不要捅马蜂窝。

## 二、宠物咬伤

### (一)宠物咬伤的处理

凡是被狗、猫咬伤,应立即、就地、彻底清洗伤口。冲洗伤口时要注意以下几点:

1. 要**快**,分秒必争。因为时间一长,病毒就进入人体组织,侵犯中枢神经,置人于死地。

2. 要**彻底**。要用力挤压伤口周围的软组织,冲洗的水量要大、水流要急,最好是对着自来水龙头冲洗。

3. 伤口**不可包扎**。除个别伤口大,有伤需要止血外,一般不上任何药物,也不需要包扎,因为狂犬病毒是厌氧的,在缺乏氧气的情况下,狂犬病毒会大量生长。

4. 正确处理伤口后,应尽快把学前儿童**送医院**。

5. 及时注射**狂犬疫苗**,能行之有效地预防发病。应本着"早注射比迟注射好,迟注射比不注射好"的原则使用狂犬疫苗。

### (二)宠物咬伤的预防

1. 不要让学前儿童单独与宠物相处,用皮带拴住宠物,随时控制它们。

2. 教导学前儿童不要去碰不是自己宠物的那些动物。让学前儿童懂得动物不是玩具,在宠物吃饭、睡觉时不要打扰它。

3. 家养狗要定期注射疫苗,教育学前儿童远离流浪狗。

4. 最简单的方法是不要养宠物。

### 【记忆关键点】

虫咬伤:乙醇　清凉油　肥皂水　食醋　冷敷　送医院
宠物咬伤:就地　快　彻底　不包扎　送医院　狂犬疫苗

### 【考题解析】

## 一、单项选择题

1.(2022年真题)幼儿被蜈蚣咬伤后,处理方法正确的是(　　)。

A. 用食醋涂患处　　　　　　　　B. 用过氧化氢涂抹患处

C. 用肥皂水冲洗患处　　　　　　D. 用花露水涂擦患处

【参考答案】C

【解析】因为蜈蚣毒液呈酸性,受伤后要使用碱性溶液冲洗,如肥皂水。因此选择 C。

## 二、案例分析题

1.(2022年真题)妈妈带明明到小区花园玩,看见一只雪白的哈巴狗。明明就跑去追哈巴狗玩,并强行把它抱住。突然,明明大叫起来,将哈巴狗放开。原来他的手臂被哈巴狗咬了,伤口处有轻微出血。妈妈急忙把明明带回家,用干净的纸巾擦掉血迹并在伤口处贴上创可贴。

结合案例,回答下列问题:

(1)请指出明明的妈妈做法错误的地方并说明原因。

(2)说出宠物咬伤的正确处理方法及预防措施。

【参考答案】略

## 考点解析三

异物入体

### 一、异物入体的种类

异物入体的种类主要有外耳道异物、鼻腔异物、咽部异物、气管、支气管异物、眼部异物等。

### 二、异物入体的处理

**(一)外耳道异物**

1. 对于**活体昆虫**进入外耳道,可用灯光诱其爬出,如不成功可滴入油类,将其淹死,再行取出。

2. 对于**体积较小的异物**,可让学前儿童将头歪向有异物一侧,单脚跳,促使异物从耳中掉出来。

3. 对于**不易取出的异物**,应去医院处理,以免损伤外耳道及鼓膜。

**(二)鼻腔异物**

1. 如果小物体被塞进鼻孔,可让学前儿童**按住无异物的鼻孔**,用力擤鼻,迫使异物随气流排出。

2. 也可用**纸捻**刺激黏膜,使异物**随喷嚏排出**。

3. 若异物取不出来,应**去医院**处理。

4. **不可用镊子夹**,以免损伤鼻黏膜,造成鼻出血。特别是不能用镊子去夹圆形的异物,否则会越来越深,一旦异物滑向后方掉进气管,就非常危险。

**(三)咽部异物**

1. **可用镊子**将卡在咽部的刺或异物取出。

2. **切忌采用喝醋、吞咽食物**的方法强行咽下,会把异物推向深处,一旦扎破大血管就很危险。

3. 对难以取出的异物,则应立即**去医院**处理。

**(四)气管、支气管异物**

1. 气管、支气管异物自然咳出率仅 1％～4％,故一旦发现学前儿童气管、支气管内有异物,应立即送医院急救。

2. 异物进入气管堵塞呼吸道,可使用手掌背击法或海姆立克法进行急救。

**(五)眼部异物**

1. 眼部有异物时,切记**不要**让幼儿揉眼,以免损伤角膜。

2. 一般情况下,可将其**眼睑翻**出,用干净手绢轻轻**擦去异物**。

3. 若异物牢固地嵌插在角膜上,幼儿则十分疼痛,为了不损伤角膜,必须**去医院处理**。

## 三、异物入体的预防

(一)培养学前儿童良好的饮食卫生习惯,进食时慢吞细咽。进食时不要惊吓、逗乐或责骂学前儿童,以免学前儿童大哭、大笑而将食物吸入气管。

(二)告诫学前儿童不要将别针、硬币、纽扣等物塞进鼻孔、耳朵或放在嘴里玩。

(三)不要给较小学前儿童吃花生米、瓜子、豆子、果冻等,以免发生意外。

### 【记忆关键点】

> 外耳道异物:灯光　油　单脚跳　医院处理
>
> 鼻腔异物:擤鼻　打喷嚏　医院处理
>
> 咽部异物:镊子　医院处理
>
> 气管、支气管异物:海姆立克法　医院急救
>
> 眼部异物:手绢擦拭　医院处理

### 【考题解析】

### 一、单项选择题

1.(2019年真题)下列异物入体处理方法正确的是(　　)。

A. 支气管、气管异物入体,让幼儿自然咳出来

B. 鼻腔进入圆形的异物,要用镊子夹出来

C. 眼里飞入小飞虫,可将眼睑翻出用干净的手绢轻轻擦去

D. 咽部被鱼刺扎入,用硬吞食物的方式强行咽下鱼刺

【参考答案】C

【解析】此题考查异物入体后的处理,正确的是眼里飞入小飞虫,可将眼睑翻出用干净的手绢轻轻擦去。因此选择C。

2.(2020年真题)当活体昆虫进入外耳道且无法用灯光诱其爬出时,正确的做法是(　　)。

A. 用水将昆虫淹死再取出　　　　　B. 用花生油将昆虫淹死再取出

C. 用酒精将昆虫淹死再取出　　　　D. 用醋将昆虫淹死再取出

【参考答案】B

【解析】活体昆虫进入外耳道,可用灯光诱其爬出,如不成功可滴入油类,将其淹死,再行取出。因此选择 B。

3.(2020 年真题)严防异物进入幼儿呼吸道的正确做法是(　　)。

A. 允许幼儿吃果冻时整吞

B. 允许幼儿吃饭时嬉笑打闹

C. 进食时可以惊吓、逗乐、责骂幼儿

D. 教育幼儿不能将豆类、花生、瓜子等小物品放入鼻孔

【参考答案】D

【解析】培养幼儿良好的饮食习惯可以有效防止异物进入呼吸道,同时告诫幼儿不要将小物品放入鼻孔。因此选择 D。

4.(2020 年真题)当鱼刺不小心扎入咽部时,正确的处理方法是(　　)。

A. 用镊子取出　　　B. 用醋软化　　　C. 用酒软化　　　D. 吞咽食物

【参考答案】A

【解析】当鱼刺不小心扎入咽部时,正确的处理方法是用镊子取出。因此选择 A。

## 二、判断选择题

1.(2020 年真题)不能用镊子去夹鼻腔的圆形异物,否则会越夹越深。(　　)

A. 正确　　　　　　B. 错误

【参考答案】A

【解析】此题表述正确。

2.(2022 年真题)对于体积较小的外耳道异物,可让幼儿将头歪向无异物一侧,然后单脚跳,促使异物从耳道中掉出来。(　　)

A. 正确　　　　　　B. 错误

【参考答案】B

【解析】应让幼儿将头歪向有异物的一侧单脚跳,促使异物从耳道中掉出来。因此选择 B。

## 三、案例分析题

1.(2021 年真题)小班李老师发现,小龙最近一直用袖子擦鼻涕。经过观察发现,小龙的鼻涕有恶臭,还带有血丝。李老师在教小龙擤鼻涕时,看到小龙的鼻腔里有东西。李老师拿来镊子,想帮小龙将鼻腔里的东西夹出来。李老师一边安慰小龙,一边将镊子伸进他的鼻……

问题:(1)请判断李老师做法的对错,并说明理由。

(2)请结合案例说明幼儿园该如何预防幼儿异物入体。

【参考答案】略

**考点解析四**

> 急性中毒

急性中毒常见的有煤气中毒和误服毒物两种。

## 一、煤气中毒

煤气中毒就是**一氧化碳中毒**。一氧化碳被人体吸入进入血液后,会使血红蛋白失去运输氧气的功能,造成血液缺氧和组织缺氧,引起**窒息中毒**。

**(一)煤气中毒症状**

1. 轻度中毒

头痛、头晕、乏力、恶心、呕吐等。

2. 中度中毒

除轻度中毒症状外,还有神志不清、肌肉无力、皮肤黏膜呈樱红色等症状。

3. 重度中毒

除中度中毒症状外,还会出现意识丧失、惊厥、血压和体温下降、呼吸不规则、循环衰竭,直至死亡等症状。

**(二)煤气中毒的处理**

1. 立即开窗通风。

2. 迅速抬离中毒现场,移至通风处。

3. 松开衣襟,呼吸到新鲜空气,并注意保暖。

4. 重度中毒患儿,在为其做人工呼吸的同时,需通知医院前来抢救。

**(三)煤气中毒的预防**

1. 托幼园所要避免长时间在室内生炉子,用煤炉要有烟囱,要特别注意通风。

2. 帮助学前儿童树立安全意识,如不要自行拧开燃气灶的开关,采用取暖设备时,有不舒服症状及时告诉成人。

## 二、误服毒物

**(一)误服毒物的症状**

患儿会出现皮肤潮红、恶心、呕吐、食欲差、血压下降、昏迷、抽搐、呼吸及循环衰竭等症状。

**(二)误服毒物的处理**

1. **催吐**是排除胃内毒物的简便而有效的方法。让学前儿童喝大量的清水,用羽毛、手指等刺激学前儿童的咽部,引起呕吐。反复2~3次,以达到排除胃内毒物的目的。

2. 如果是强酸或强碱中毒,不能洗胃,可服用牛奶、豆浆、生蛋清、食醋、橘汁等,起到保护胃黏膜、延缓吸收的作用。

**(三)误服毒物的预防**

1. 培养学前儿童良好的**饮食习惯**和**卫生习惯**。教育学前儿童吃东西前要洗手,不随便乱摸、乱吃。

2. **妥善保管**托幼园所的各种杀虫剂、灭鼠药以及各种药品。杀虫剂、灭鼠药应放在学前儿童接触不到的地方。药品应有专盒或专柜放置,必要时加锁。

**【记忆关键点】**

煤气中毒:开窗通风　抬离现场　松开衣襟　新鲜空气　人工呼吸　通知医院
误服毒物:催吐　清水　牛奶、豆浆、生蛋清、食醋、橘汁等

**【考题解析】**

**一、单项选择题**

1.(2021年真题)幼儿发生强酸或强碱中毒时,下列急救措施正确的是(　　)。
A. 洗胃　　　　　　B. 服用生蛋清　　C. 喝大量清水　　D. 手指刺激咽部
【参考答案】B
【解析】强酸或强碱中毒,不能洗胃,可服用牛奶、生蛋清等,保护胃黏膜、延缓吸收。因此选择 B。

**二、判断选择题**

1.(2020年真题)催吐是排除胃内毒物简单而有效的方法。(　　)
A. 正确　　　　　　B. 错误
【参考答案】A
【解析】此题表述正确。

# 考点 6　了解烫伤、扭伤、脱臼、中暑、骨折、触电、溺水、晕厥的症状,掌握其处理方法和预防措施

**考点解析一**

烫伤

## 一、烫伤的损伤程度

### (一)一度烫伤
表皮受损,局部皮肤红痛。

**(二)二度烫伤**

表皮全层和真皮部分受损,皮肤出现水疱,局部水肿,疼痛较剧。

**(三)三度烫伤**

全层皮肤或皮下组织、肌肉甚至骨骼都被烧伤。局部皮肤呈黄灰色、干燥,甚至形成焦痂。

## 二、烫伤的处理

(一)打开自来水开关,让流动的水不断**冲洗伤处**,进行**冷却**处理,防止烫伤范围继续扩大。若手足灼伤,可直接浸于冷水中,至疼痛缓解后擦干。

(二)若是隔着衣服,要先用冷水使烫伤处**冷却** 20～30 **分钟**,然后剪开衣服并脱掉,在烫伤处涂抹**"红花油""獾油"**等油剂,并保持创伤面的**清洁**。

(三)对烫伤面积较大的学前儿童,应立即将湿衣服脱掉。用干净被单将伤者包裹起来,送医院治疗。

## 三、烫伤的预防

(一)教育学前儿童不玩火,炉子周围应有围栏。

(二)**开水、热饭、热汤**应放在安全的地方,以免学前儿童打翻。

(三)**手提开水**时,要提防学前儿童从旁突然冲出来。

(四)给学前儿童**洗澡**时,要先倒凉水,后倒热水。

### 【记忆关键点】

烫伤:流动水　冲洗　冷却　红花油、獾油　清洁　医院治疗
预防:不玩火　防打翻热汤水　防冲撞　洗澡水先凉后热

### 【考题解析】

### 一、单项选择题

1.(2020 年真题)处理开水烫伤的第一步骤是(　　)。

A. 剪开衣服,脱下来

B. 立即送往医院治疗

C. 用冷水使烫伤处冷却 20～30 分钟

D. 在烫伤处涂抹"红花油"等油剂,并保持创面的清洁

【参考答案】C

【解析】开水烫伤首先要进行的是冷却处理,让流动的水不断冲洗伤处,达到冷却效果。因此选择 C。

2.(2021年真题)幼儿背部轻度烫伤的处理步骤,正确的是(　　)。

A. 脱下衣服—冷却处理—涂抹烫伤膏—包裹幼儿

B. 冷却处理—剪开衣服—脱下衣服—涂抹烫伤膏

C. 脱下衣服—冷却处理—涂抹烫伤膏—送往医院

D. 冷却处理—脱下衣服—涂抹烫伤膏—包扎伤处

【参考答案】D

【解析】轻度烫伤可先进行冷却处理,再脱下衣服,在烫伤处涂抹烫伤膏,并保持创伤面的清洁,进行包扎,无须送医。因此选择 D。

## 考点解析二

扭伤与脱臼

### 一、扭伤

扭伤多为关节处软组织受伤,患处疼痛,运动时疼痛加剧,可出现肿胀或青紫色淤血。

扭伤的处理:

(一)用冷水敷于患处,使毛细血管收缩止血,同时还可起到止痛的作用。

(二)一天后再改用热敷,以改善伤处的血液循环,减少肿胀和疼痛。

### 二、脱臼

在强大的外力作用下,关节面失去正常位置关系,形成脱臼。

(一)脱臼的种类:常见的脱臼有肩关节脱臼和桡骨小头半脱位。

(二)脱臼的处理:学前儿童脱臼后,均应送医院请医生复位。

### 三、扭伤与脱臼的预防

(一)运动前,组织学前儿童进行充分的准备活动,避免开展幅度大的运动。

(二)活动中,教师对学前儿童要"放手不放眼",防止跌伤。

(三)教师不可用提物的方式突然提起学前儿童的手臂,不能用粗暴的动作为学前儿童脱衣服。

## 【记忆关键点】

扭伤:冷水敷　热敷

脱臼:医生复位

预防:活动前(准备活动)　活动中(放手不放眼)　教师(提手臂、脱衣服)

### 考点解析三

> 中暑

中暑是指因长时间在烈日下活动或处于高温环境中,导致人体体温调节功能发生障碍而引起的急性疾病。

### 一、中暑的症状

(一)主要症状是头痛、头晕、乏力、耳鸣、皮肤干燥、恶心、呕吐等。

(二)严重时有意识丧失、痉挛、呼吸困难等症状。

### 二、中暑的处理

(一)教师应迅速将中暑者移至阴凉通风处。

(二)解开其衣扣,并用冷毛巾或冰袋敷其头部。

(三)让学前儿童服用清凉饮料、人丹、十滴水等。

### 三、中暑的预防

(一)高温天气,不论运动量大小,都要注意增加**液体摄入**,不要等到学前儿童觉得口渴时再饮水。注意**补充盐分**和**矿物质**,不要饮用过凉的冰冻饮料,以免造成胃部痉挛。

(二)夏季学前儿童宜穿着质地轻薄、宽松和浅色的衣物。

(三)高温时应减少户外锻炼,户外活动应避开正午前后时段,应尽量选择在阴凉处实行。

### 【记忆关键点】

中暑:阴凉通风　解开衣扣　冷敷　服用
预防:液体摄入　衣物　户外活动

### 【考题解析】

### 一、单项选择题

1.(2022年真题)下列关于学前儿童中暑的预防措施,错误的是(　　)。

A. 多喝冰冻饮料　　　　　　　　B. 高温天气多喝水

C. 注意补充盐分和矿物质　　　　D. 夏季宜穿质地轻薄的衣物

【参考答案】A

【解析】预防中暑要注意增加液体摄入,但不要饮用过凉的冰冻饮料,以免胃部痉挛。因此选择 A。

**考点解析四**

骨折

## 一、骨折的症状

(一)因断骨刺伤周围的神经、血管,故有剧烈的疼痛和局部的压痛感。

(二)骨折的部位因出血或血液回流不畅,可出现不同程度的组织水肿和淤血。

(三)骨折的肢体会暂时失去功能,发生功能障碍。

## 二、骨折的种类

骨折可分为闭合性骨折和开放性骨折两种。闭合性骨折,骨折处皮肤不破裂,与外界不相通。开放性骨折,骨折处皮肤破裂,与外界相通。

## 三、骨折的处理

**(一)闭合性骨折的处理**

1. 未经急救包扎前,**不要移动**学前儿童。

2. 用木板、木棍或竹片将断骨的上、下两个关节用绷带"**固定**"起来,使断骨不再有活动的余地。

3. 送医院处理。

**(二)开放性骨折的处理**

1. 先止血,包扎。

2. 若伤肢的皮肉已破损,断骨露在外面,就不要把断骨硬塞进去,也不要在伤口处涂红药水、龙胆紫。

3. 在伤口处盖上消毒纱布后再固定。

4. 骨折后要在2～3小时内将学前儿童送往医院,进行断肢复位处理,否则会产生严重的组织水肿,不利于断肢复位。

## 四、骨折的预防

(一)教育学前儿童走路时要小心,要绕过障碍物行走,避免摔伤导致骨折。

(二)上下楼梯时,要一格一格走,不要从楼梯上向下跳。

(三)玩游戏时要团结友爱,不要争抢玩具,打打闹闹会碰伤造成骨折。

(四)饮食中增加富含钙的食物,多进行户外有氧运动,既能锻炼骨骼、肌肉的韧性,又能使皮肤充分暴露在阳光下,促进钙质转换和吸收,利于新陈代谢。

**【记忆关键点】**

骨折:急救包扎　固定　断骨外露　消毒纱布　2～3小时内送医院
预防:障碍物　上下楼梯　不抢玩具　含钙食物　户外运动

**【考题解析】**

### 一、单项选择题

1.(2020年真题)预防幼儿骨折的正确做法是(　　)。

A. 允许幼儿走路时直接跨过障碍物　　B. 鼓励幼儿玩游戏时争抢玩具

C. 教育幼儿上下楼梯时,要一格一格走　D. 允许幼儿从高处向水泥地面跳

【参考答案】C

【解析】预防骨折要注意培养幼儿的安全意识,避免危险动作,上下楼梯时,要一格一格走,以免跌落导致骨折。因此选择 C。

2.(2020年真题)骨折的正确处理方法是(　　)。

A. 若断骨露在外面,要将断骨塞进去

B. 若伤肢皮肉破损,及时在伤口处涂红药水

C. 用绷带将断骨的上下两个关节固定在木板上

D. 用床单将断骨的上下两个关节固定

【参考答案】C

【解析】若断骨露在外面,就不要把断骨硬塞进去,也不要在伤口处涂药,应先在伤口处盖上消毒纱布后用绷带将断骨的上下两个关节固定在木板上。因此选择 C。

**考点解析五**

触电

### 一、触电的症状

触电后可出现深度灼伤,呈焦黄色,严重者创伤面极深,骨骼、肌肉炭化。轻者有短时间意识丧失。重者可发生昏迷、休克以致死亡。

### 二、触电的处理

(一)注意以最快的速度,用适当的方法,使学前儿童脱离电源。

(二)对心跳、呼吸微弱或已停止的学前儿童,应立即施行口对口人工呼吸及胸外心

脏按压术。

（三）洗净灼伤部位,并用消毒敷料包扎,然后速送医院治疗。

## 三、触电的预防

（一）对托幼园所中易发生触电的隐患要及时检修。室内电源插头应安装在学前儿童触摸不到的地方。

（二）雷雨时不要让学前儿童待在树下、电线杆旁避雨,以免雷击触电。

（三）教育学前儿童室外玩耍时,千万不要爬电线杆,遇到落在地上或半垂的电线时,一定要绕行,不玩灯头、电线插头、电器等。

（四）告诉学前儿童千万不要用湿手去开灯、关灯或接触其他电源开关,不能用手指、小刀和铅笔去捅多用插座。

### 【记忆关键点】

触电:脱离电源　人工呼吸　胸外按压　洗净灼伤　包扎　送医院
预防:防隐患　插头安装　雷雨　爬电线杆　掉落电线　玩灯头、插座　湿手

### 【考题解析】

#### 一、单项选择题

1.（2020年真题）幼儿发生触电时,在无法关闭电源的情况下,使其快速脱离电源的正确方法是（　　）。

A. 用铁棍拨开电线　　　　　　　B. 用湿的木棍拨开电线

C. 用手拨开电线　　　　　　　　D. 用干燥的竹片拨开电线

【参考答案】D

【解析】应当使用不导电物体拨开电线,铁棍、湿木棍都会导电,用手会发生触电,只有干燥的竹片不导电。因此选择D。

2.（2021年真题）下列关于预防幼儿触电的措施,表述正确的是（　　）。

A. 雷雨时可以躲在树下避雨　　　B. 可以用湿手接触电源开关

C. 走路时要绕开落在地上的电线　D. 电源插座要安装在方便幼儿使用的地方

【参考答案】C

【解析】预防触电需要教给幼儿基本的触电知识,避开带电物品才能保证安全。因此选择C。

考点解析六

溺水

关于溺水的处理,要做到以下四点:

# 一、积极抢救,使学前儿童脱水上岸

救护人员若不会游泳,可将竹竿、木板、绳索等抛给落水者,再拖其上岸。

会游泳的救护人员可从溺水者后面进行救护,采取仰泳姿势,将溺水儿童头部托出水面,救其上岸。

# 二、保持呼吸道通畅

检查溺水者口鼻,如有泥沙、污物等堵塞,应及时予以清除,同时松开衣领、裤带。

# 三、倒水

急速使溺水儿童俯卧,用衣服垫在腹下,或救护者右腿跪下,把溺水儿童的腹部放在左膝上,然后用手压迫背部,把水倒出来。

# 四、进行人工心肺复苏急救

## (一)呼吸复苏——口对口人工呼吸

1. 溺水儿童仰卧,头后仰使呼吸道伸展。

2. 救护者紧捏溺水儿童鼻孔,随后深吸一口气,尽力张嘴罩住溺水儿童的嘴唇,向里吹气,直至上胸部抬起,然后放开口鼻,并轻压溺水儿童胸部,以帮助被动呼气。这样反复进行,每分钟吹气 16～18 次左右。

3. 若溺水儿童牙关紧闭,可改为对溺水儿童鼻孔吹气,方法与口对口吹气一样。

## (二)心跳复苏——胸外心脏按压

1. 将溺水儿童脸朝上,躺在平直的木板或平整的地面上,使背部有硬物支撑。

2. 救护者跪在溺水儿童左侧,双手重叠,以下面手掌根部置于溺水儿童胸部胸骨下 1/3 处;救护者两肘伸直,使上半身重量及肩、臀部肌肉的力量垂直向下,有节律地、冲击式地使胸骨下陷 2～3 cm,每分钟按压 80～100 次。

3. 按压力度不能过大,面积也不可过大,以免伤及肋骨。

## (三)呼吸和心跳都停止的急救

1. 溺水儿童呼吸和心跳都停止,口对口人工呼吸与心跳复苏须同时进行。

2. 单人抢救时,心脏每按压 4～5 次,吹气 1 次,反复交替进行。

3. 双人抢救时,一人心脏按压,一人口对口呼吸,按比例进行,直到学前儿童恢复自主呼吸时为止。

4. 与此同时,应立即通知医院前来抢救。

## 五、溺水预防

(一)教学前儿童游泳和游泳的规则,知道自然水域游泳安全知识。

(二)告诉学前儿童不要在没有成人看管下单独游泳。不要跳水和潜水,学会用脚试探水的深浅。不要在水里吃东西,以免噎呛。

(三)冬季避免在冰上步行、滑冰或在薄冰上骑车,以防掉入冰窟窿。

(四)学前儿童在水周围的时候,教师要时刻严密监护。

### 【记忆关键点】

溺水:上岸 呼吸畅通 倒水 人工心肺复苏

人工呼吸:仰卧 紧捏鼻孔 吹气 被动呼气 16～18 次

胸外心脏按压:手掌根 胸骨下 1/3 胸骨下陷 2～3 cm 80～100 次

预防:会游泳 规则 安全知识 单独游泳 冰上 严密监护

### 【考题解析】

#### 一、判断选择题

1.(2019 年真题)一旦幼儿心跳停止,应立即做胸外心脏按压。(    )

A. 正确　　　　　　　B. 错误

【参考答案】A

【解析】此题表述正确。

### 考点解析七

晕厥

## 一、晕厥的症状

常伴有短时间的头晕、恶心、心慌、出汗、四肢无力、眼前发黑等症状,然后摔倒在地。倒地后,脸色苍白,四肢冰冷。

## 二、晕厥的处理

(一)让学前儿童平卧,头部略低,脚略高于头。

(二)松开衣领、腰带。

(三)经短时间休息后,可恢复正常。

### 三、晕厥的预防

(一)注意营养,有规律地进食,生活节奏正常。

(二)适度运动,保持充足的睡眠。

(三)一旦发现学前儿童晕厥,有短暂的意识丧失,最好到门诊做一个检测,确诊是否患有血管迷走性晕厥或其他疾病,以便早发现早治疗。

**【记忆关键点】**

晕厥:平卧　头部略低　松开衣领　休息
预防:生活节奏　适度运动　充足睡眠　意识丧失　早治疗

# 考点 7　掌握测体温、冷敷、热敷、止鼻血的方法

**考点解析一**

测体温

### 一、水银温度计

(一)学前儿童的体温比成人略高,腋下正常体温为 36～37.4 ℃。一昼夜之间,有生理波动。

(二)测体温前,先看看体温表的数值是否超过 35 ℃。如果超过 35 ℃,可用一只手捏住远离水银球的一端,向下向外轻轻甩几下,使水银线降到"35"刻度以下。

(三)擦去学前儿童腋窝的汗,把体温表的水银球端放在腋窝中间,注意不要把表头伸到外面。让学前儿童屈臂,教师扶着他的胳膊以夹紧体温表,测 5 分钟取出。

(四)读取并记录数值,查看度数时,一手拿体温表的上端,使表与眼平行,轻轻来回转动体温表,就可清晰地看出水银柱的度数。

(五)学前儿童吃奶、吃饭以后,正在哭闹或衣被过暖等都会使体温略高。所以,给学前儿童测体温应在学前儿童进食半小时以后,安静状态下进行。

### 二、红外线耳温计

(一)先打开耳温计盖头。

(二)将耳背向后上方拉。

（三）将感温头轻轻插入耳道与之吻合，按下测量键后 1 秒，听到"嘀"声后，表示测量完毕。

（四）将耳温计拿开，显示屏上显示了测得的温度。

（五）红外线耳温计对 3 岁以下的学前儿童不太适合。

## 【记忆关键点】

> 水银温度计:35 ℃以下　腋窝的汗　水银球端　夹紧　5 分钟　读数

## 考点解析二

> 冷敷

学前儿童体温超过 39 ℃属于高热。高热需降温,常用的降温方法有药物降温和物理降温。物理降温方法有冷敷、乙醇擦拭等方法。

### 一、冰袋冷敷

（一）在冰袋里装入半袋或 1/3 袋碎冰或冷水,把袋内的空气排出,用夹子把袋口夹紧。

（二）放在学前儿童额头、腋下、大腿根等处。

### 二、冷湿毛巾冷敷

（一）将小毛巾折叠数层,放在冷水中浸湿,拧成半干以不滴水为度。

（二）敷在学前儿童前额、腋窝、肘窝、大腿根等地方。

（三）每 5～10 分钟换一次。

### 三、冷敷的注意事项

（一）学前儿童发生寒战、面色发灰,应停止冷敷。

（二）冷敷时间不宜过长,以免影响血液。

## 【记忆关键点】

> 冰袋冷敷:半袋或 1/3 袋　额头、腋下、大腿根　寒战　停止
> 冷湿毛巾冷敷:半干　前额、腋窝、肘窝、大腿根　5～10 分钟

【考题解析】

一、单项选择题

1.(2020年真题)冷敷法降温的正确做法是(    )。

A. 将装满碎冰的冰袋放在幼儿额头、腋下、大腿根等处

B. 冷敷时,若发生寒战、面色发灰,仍要继续冷敷

C. 冷敷时间越长越能促进血液循环

D. 小毛巾折叠数层,在冷水中浸湿后拧成半干,敷在幼儿前额、肘窝、大腿根等处

【参考答案】D

【解析】冷敷使用的冰袋内装入1/3袋碎冰即可。冷敷时,发生寒战、面色发灰,应停止冷敷。此外冷敷时间不宜过长,以免影响血液。因此选择D。

2.(2021年真题)午间检查时,保育员老师发现小北额头发烫。经过测量,小北体温达39℃。保教人员最好采用哪种降温措施?(    )

A. 盖被捂汗        B. 吃退热药        C. 打退热针        D. 用冷敷法

【参考答案】D

【解析】对于幼儿来说,物理降温更安全,冷敷法是最常用的物理降温法。因此选择D。

二、判断选择题

1.(2019年真题)对高热的幼儿都要采用药物降温。(    )

A. 正确        B. 错误

【参考答案】B

【解析】幼儿体温超过39℃属于高热,需要降温。对于幼儿来说,物理降温更安全。因此选择B。

考点解析三

热敷

热敷法是一种物理治疗方式,挫伤、肌肉撕裂伤、内出血时,伤后24小时以内先用冷敷,超过24小时后应使用热敷。热敷可扩张血管,增加血液循环,有消炎退肿的作用。

**一、准备热水袋:用一少半开水、一多半凉水灌入热水袋至2/3左右,慢慢放平热水袋,使水流至袋口将气排出,拧紧盖子,倒提热水袋检查是否漏水,擦干热水袋表面,以温度不烫为宜。**

二、热敷:用毛巾包裹好,放在需要热敷的部位。热敷后,患处应感到暖和,皮肤短暂变红。

三、注意事项:若患处热敷后有持久的红疹、痛楚或不适,应尽快就医。

## 【记忆关键点】

热敷:少半开水、多半凉水　2/3袋　漏水　不烫　毛巾包裹

## 【考题解析】

### 一、单项选择题

1.(2021年真题)热敷法可以起到散热降温、止血、止痛及防止肿胀的作用。(　　　)
A. 正确　　　　　　B. 错误
【参考答案】B
【解析】冷敷法可以起到散热降温、止血、止痛及防止肿胀的作用。因此选择 B。

## 考点解析四

止鼻血

鼻出血一旦发生,要及时止血。

一、尽量使学前儿童安静,避免哭闹,并为他松开衣领、腰带,安慰学前儿童不要紧张。

二、采取坐位,头稍向前倾。尽量将从鼻咽腔咽到口腔的血吐出。如果出血量较大,有出血性休克前兆症状时应采用半卧位,同时尽快将学前儿童送到医院进行治疗。

三、填塞止血

(一)用清洁、干燥的棉花或加数滴麻黄碱或肾上腺素,填塞鼻孔内止血。

(二)不可用乙醇棉花填塞,以免加重出血。

(三)不能将墨汁、草灰、尘末敷入鼻内,否则极易造成感染,甚至发生破伤风。

## 四、捏鼻止血

(一)用拇指和食指捏住鼻翼5分钟,压迫止血,这种做法对鼻腔前部出血作用最好。

(二)如鼻后部出血,亦可用此法,若仍未止住,可再加堵塞法,则效果更好。

## 五、经过以上处理若鼻仍出血不止,立即送医院处理

## 六、注意事项

(一)出血时应禁食,出血时间较长者,可给予温、冷的汤水或牛奶,不要给热食。

(二)止血后以高热量易消化的流质、半流质等饮食为宜,不要吃生硬及刺激性食物,还可给富含维生素的水果,以保持大便通畅。

### 【记忆关键点】

安静　坐位　头前倾　半卧位

堵塞止血(棉花、不可用酒精)　捏鼻止血(捏鼻翼、5分钟)

出血时(禁食、温、冷)　止血后(流质、半流质、生硬、刺激性)

### 【考题解析】

### 一、单项选择题

1.(2021年真题)幼儿鼻出血止血后,下列适宜食用的是(　　)。

A. 热牛奶　　　　　B. 麻辣烫　　　　　C. 花生米　　　　　D. 鲜果汁

【参考答案】D

【解析】止血后不要吃生硬、刺激性食物,应吃冷的、流质、半流质食物,因此选择D。

2.(2022年真题)下列关于止鼻血的做法,正确的是(　　)。

A. 用乙醇棉花填塞止血

B. 捏鼻止血对鼻腔前部出血作用最好

C. 安慰学前儿童,采取坐位,头向后仰

D. 填塞止血和捏鼻止血两种方法不可一起使用

【参考答案】B

【解析】止鼻血时让幼儿采取坐位,头稍向前倾。可采取捏鼻止血,再加堵塞法,则效果更好。不可用乙醇棉花填塞,以免加重出血。因此选项是B。

### 二、判断选择题

1.(2021年真题)用拇指和食指捏住鼻翼5分钟,压迫止血,这种做法对鼻腔后部出

血的止血作用最好。(　　)

A. 正确　　　　　　　　B. 错误

【参考答案】B

【解析】用拇指和食指捏住鼻翼压迫止血,对鼻腔前部出血作用最好,而不是鼻腔后部出血。因此选择 B。

### 三、案例分析题

1. (2019 年真题)幼儿园户外自由活动时,涵涵小朋友突然大哭起来。李老师听见后连忙过去,发现他正在流鼻血。李老师边轻声安抚边随手从口袋里掏出纸张,塞进涵涵的鼻孔并把他带回活动室,让他头向后仰地坐着休息。李老师倒杯热开水给他并轻声交代了几句后就离开活动室,把涵涵独自留在那儿。

问题:(1)请具体指出李老师的处理方法是否恰当。

(2)如果你是李老师,该如何处理。

【参考答案】略

# 考点 8　掌握喂药、滴眼药、滴鼻药、滴耳药的方法

考点解析一

喂药

## 一、喂药

给小婴儿喂药,如果是药片,可将药片研成细小粉末,溶在糖水、果汁等液体中,或用奶瓶像喂奶那样喂进去。

## 二、灌药

1 岁左右婴儿常哭闹拒绝吃药,需要先固定其头部,使头歪向一侧,左手捏住婴儿下巴,右手将勺尖紧贴孩子的嘴角将药灌入,等药咽下去以后,再放开下巴,让他喝几口糖水,以免药物刺激胃黏膜,引起呕吐。

## 三、吃药

对 2～3 岁以上的学前儿童,应鼓励他们自己吃药,不要吓唬,也不要把药掺在饭菜里,以免影响药效。

> 喂药:片剂  粉末  溶解  奶瓶
>
> 灌药:固定头部  嘴角  灌入  糖水
>
> 吃药:自己吃

**【考题解析】**

## 一、判断选择题

1.(2020年真题)可以将药掺在饭菜里让幼儿吃下,保证药性的吸收。(    )

A. 正确          B. 错误

【参考答案】B

【解析】不要把药掺在饭菜里,以免影响药效。因此选择 B。

2.(2021年真题)成人应鼓励 2～3 岁以上的幼儿自己吃药,不要吓唬。(    )

A. 正确          B. 错误

【参考答案】A

【解析】此题表述正确。

3.(2022年真题)牛牛感冒了,爸爸把药片研成粉末,掺在饭菜里,哄牛牛吃下。

(    )

A. 正确          B. 错误

【参考答案】B

【解析】不要把药掺在饭菜里,以免影响药效。因此选择 B。

**考点解析二**

> 滴眼药

一、滴眼药前,一定要先核对药名、人名,防止用错药。

二、教师先把手洗干净。

三、学前儿童眼部如有分泌物,先用干净毛巾擦净。

四、教师用左手食指、拇指轻轻分开其上下眼皮,让学前儿童的头向后仰、眼向上看。右手拿药瓶,将药液滴在学前儿童下眼皮内,每次 1～2 滴。

五、再用拇指和食指轻提上眼皮,嘱学前儿童转动眼球,使药液均匀布满眼内。

六、眼药膏,最好在睡前涂。可直接挤在学前儿童下眼皮内,闭上眼睛轻轻揉匀即可。

## 【记忆关键点】

滴眼药:核对　净手　净眼　头后仰　下眼皮内　1～2 滴　眼药膏

## 【考题解析】

### 一、单项选择题

1.(2019 年真题)给幼儿滴眼药时,要把药液滴在幼儿的(　　)。

A. 上眼皮内　　　　B. 下眼皮内　　　C. 眼球上　　　D. 眼膜上

【参考答案】B

【解析】教师用左手食指、拇指轻轻分开其上下眼皮,让学前儿童的头后仰、眼向上看。右手拿药瓶,将药液滴在学前儿童下眼皮内,每次 1～2 滴。因此选 B。

### 二、判断选择题

1.(2020 年真题)眼药水应滴在眼球上。(　　)

A. 正确　　　　　　B. 错误

【参考答案】B

【解析】眼药水应滴在学前儿童下眼皮内,而不是眼球上。因此选择 B。

## 考点解析三

滴鼻药

一、滴鼻药前,一定要先核对药名、人名,防止用错药。

二、教师先把手洗干净。

三、让学前儿童平卧,肩下垫个枕头,使头后仰,鼻孔向上。或让学前儿童坐在椅子上,背靠椅背,头尽量后仰,这样可避免药液流到口腔或仅滴到鼻孔外口。

四、教师右手持药瓶,在距鼻孔 2～3 cm 处将药液滴入。

五、轻轻按压鼻翼,使药液分布均匀。

六、滴药后保持原姿势 **3～5 分钟**。

【记忆关键点】

滴鼻药:平卧 头后仰 2～3 cm 鼻翼 3～5 分钟

考点解析四

滴耳药

一、滴耳药前,一定要先核对药名、人名,防止用错药。

二、教师先把手洗干净。

三、滴耳药时,让学前儿童侧卧,使患耳向上。

四、如外耳道有脓液,可先用干净的棉签将脓液擦净,再滴药。

五、向下、向后轻拉学前儿童耳垂,使外耳道伸直。

六、右手持药瓶将药水滴入外耳道后壁,轻轻压揉耳屏,使药液充分进入外耳道深处。

七、滴药后保持原姿势 **5～10 分钟**。

八、若刚从冰箱内取出滴耳液,要在室温下放一会儿再用,否则会引起不适,甚至发生眩晕。

【记忆关键点】

滴耳药:侧卧 患耳向上 净耳 轻拉耳垂 压揉耳屏 5～10 分钟 不适

## 【考题解析】

### 一、判断选择题

1.（2020 年真题）可以直接使用刚从冰箱里取出的滴耳药。（　　）

A. 正确　　　　　　　B. 错误

【参考答案】B

【解析】刚从冰箱内取出的滴耳液，要在室温下放一会儿再用，否则会引起不适，甚至发生眩晕。因此选择 B。

## 精编习题

### 一、单项选择题

1. 教育学前儿童遵守各种安全制度，也包括遵守（　　），不在马路上停留、打闹和玩耍。

　　A. 体育规则　　　B. 交通规则　　　C. 游戏规则　　　D. 社会规则

2. 保教人员要教育学前儿童在地震发生时千万不要惊慌失措，正确的做法是（　　）。

　　A. 赶紧从窗户跳出去　　　　　　B. 躲在门背后等待救援

　　C. 坐在椅子上抱头不动　　　　　D. 就近躲在坚固的书桌或床下等

3. 在托幼园所，学前儿童的意外伤害是一种可预防的"疾病"，工作的重点应落实在（　　）。

　　A. 预防和控制　　　B. 预防和教育　　　C. 教育和控制　　　D. 控制和急救

4. 学前儿童尝试去做他们自己不能做的事而引起了意外伤害，这是由于学前儿童（　　）水平比较低。

　　A. 思维　　　　　B. 想象　　　　　C. 认识　　　　　D. 记忆

5. 学前儿童的眼睛进了异物，正确的处理方法是（　　）。

　　A. 用手揉眼　　　　　　　　　　B. 翻开眼皮，用湿棉花或干净手帕拭出异物

　　C. 翻开眼皮，用温开水冲洗　　　D. 闭上眼睛

6. 学前儿童如果发生溺水，教师首先应采取的急救措施是（　　）。

　　A. 抢救学前儿童脱水上岸　　　　B. 清除溺水者口鼻中的泥沙、污物

　　C. 把溺水者腹中的水倒出　　　　D. 对溺水者进行人工呼吸

7. 小华不小心被开水烫伤了，妈妈应该马上采取的急救措施是（　　）。

　　A. 涂酱油　　　　　　　　　　　B. 涂碘酒

　　C. 用冰水冲淋或浸泡　　　　　　D. 涂清凉油

8. 意外触电后，应以最快的速度使学前儿童（　　）。

　　A. 进入医院治疗　　B. 吸上氧气　　　C. 伤口得到包扎　　D. 脱离电源

9. 在美工活动时,小明的手不小心被割伤了,老师的做法是(　　)。

    A. 直接包扎                B. 止血就行

    C. 先止血,后消毒,再包扎        D. 直接消毒伤口

10. 高热是指(　　)。

    A. 37.5 ℃以上    B. 38 ℃以上      C. 38.5 ℃以上     D. 39 ℃以上

11. 学前儿童严重摔伤时,可能造成腰椎骨折,施救时一定要(　　)转运患儿。

    A. 抱起患儿                B. 用帆布担架

    C. 用门板之类的担架            D. 背患儿

12. 被黄蜂蜇伤后,处理的方法是(　　)。

    A. 涂碘酒                  B. 涂酱油

    C. 用淡碱水或肥皂水冲洗        D. 涂弱酸性液体

13. 学前儿童鼻部出血时,填塞止血的正确方法是(　　)。

    A. 将墨汁敷入鼻内           B. 用清洁、干燥棉花填塞鼻孔

    C. 用纸张填塞鼻孔            D. 将草灰敷入鼻内

14. 托幼园所安全教育的内容正确的是(　　)。

    A. 教会学前儿童使用煤气灶     B. 威胁学前儿童不做危险的事

    C. 教会学前儿童不随便跟陌生人走   D. 学前儿童年龄小,不用教自救知识

15. 学前儿童意外事故正确的处理方法是(　　)。

    A. 触电时要尽快拖拉学前儿童,让学前儿童脱离电源

    B. 一被烫伤就用干净的棉布包裹烫伤部位

    C. 封闭性骨折时,要先固定断骨再送医院

    D. 误服强酸或强碱,可直接用催吐处理

16. 下列关于物理降温的说法,正确的是(　　)。

    A. 物理降温时,学前儿童打寒战或面色苍白是正常现象,可以继续物理降温

    B. 冰袋或湿毛巾敷的位置只能是前额

    C. 冷敷的时间可以持久,这样的降温效果更好

    D. 物理降温是用冷敷、乙醇擦拭等方法降温

17. 尖锐的异物嵌插在眼睛的角膜上时,下列做法正确的是(　　)。

    A. 立即去医院处理          B. 当场用大量清水清洗眼睛

    C. 应用针等锐物挑拨异物      D. 让学前儿童揉眼

18. 为了预防异物入体,下列做法正确的是(　　)。

    A. 教育学前儿童吃饭时不用细嚼慢咽

    B. 给较小学前儿童吃花生米、瓜子、豆子、果冻等食品

    C. 在学前儿童进食时,可以责骂教育学前儿童

    D. 告诫学前儿童不要将别针、硬币、纽扣等物塞进鼻孔、耳朵或放在嘴里玩

19. 滴眼药、滴鼻药、滴耳药时,学前儿童的体位分别是(　　)。

    A. 头向后仰、平卧、侧卧        B. 侧卧、头向后仰、平卧

  C. 平卧、侧卧、头向后仰　　　　　　D. 头向后仰、侧卧、平卧

20. 以下哪种操作后,要求保持原姿势时间最长的是(　　　)。

  A. 滴鼻药后　　　　　　　　　　B. 用水银温度计测腋下体温

  C. 滴耳药后　　　　　　　　　　D. 学前儿童鼻出血后,进行捏鼻止血

21. 下列说法正确的是(　　　)。

  A. 流鼻血时,要仰头并张口呼吸

  B. 皮肤未破但伤口肿痛、发青,可热敷

  C. 晕厥后,可让学前儿童平卧,头部略高于脚。

  D. 应迅速将中暑患儿移至阴凉通风处,解开衣扣

22. 以下关于测体温的说法,正确的是(　　　)。

  A. 温度计在腋下夹 3 分钟后可取出

  B. 小儿哭闹后及刚吃奶、吃饭后可以马上测体温

  C. 测体温前,温度计的水银线应在 35 ℃以上

  D. 查看度数时,要使温度计与眼平行,轻轻来回转动温度计

23. 对学前儿童用胸外心脏按压法急救,每分钟按压(　　　)。

  A. 60 次　　　　　B. 80 次　　　　　C. 60～80 次　　　　　D. 80～100 次

24. 被动物咬伤后,通常第一步处理为(　　　)。

  A. 清洗伤口　　　B. 脱去伤处衣物　　　C. 止血　　　　　D. 将伤者送往医院

25. (　　　)是由于短时间内大脑供血不足引起的一种症状。

  A. 惊厥　　　　　B. 晕厥　　　　　C. 中暑　　　　　D. 冻伤

26. 学前儿童烫伤后,应用自来水不断冲洗伤处的是时间为(　　　)。

  A. 5～10 分钟　　B. 10～15 分钟　　C. 15～20 分钟　　D. 20～30 分钟

27. 学前儿童手指挤伤若无破损,不可以(　　　)。

  A. 用水冲洗　　　B. 冷敷　　　　　C. 手指举过心脏　　D. 热敷

28. 以下选项中,说明患儿的生命情况可能有危险的是(　　　)。

  A. 呼吸均匀　　　B. 体温下降　　　C. 瞳孔散大　　　　D. 脉搏有规则有节律

29. 呼吸、心跳完全停止(　　　)以上,生命就有危险。

  A. 10 分钟　　　　B. 5 分钟　　　　C. 4 分钟　　　　D. 2 分钟

30. 跌伤的常见的并发症为(　　　)。

  A. 脑震荡　　　　B. 鼻出血　　　　C. 昏迷　　　　　D. 消化道出血

## 二、判断选择题

1. 幼儿园班级中的药品应放在学前儿童拿不到的地方,并且内服药和外用药分开放置。(　　　)

  A. 正确　　　　　B. 错误

2. 幼儿园要定期检查房舍、场地。随时检修运动器械。(　　　)

  A. 正确　　　　　B. 错误

3. 对学前儿童进行安全教育主要采用禁止式的手法,不断强化他们的安全意识。
（　　　）

    A. 正确　　　　　　B. 错误

4. 幼儿园的安全措施中,应加强传达室管理和按时接送制度,以确保学前儿童的安全。（　　　）

    A. 正确　　　　　　B. 错误

5. 活动场地狭小,水、电等安全设施不完善等,都是发生意外事故的隐患。（　　　）

    A. 正确　　　　　　B. 错误

6. 为了防止学前儿童受意外伤害,幼儿园应多开展安静的活动,减少户外活动和游戏活动的时间。（　　　）

    A. 正确　　　　　　B. 错误

7. 家长应配合幼儿园向学前儿童传授安全知识,对学前儿童进行安全教育。（　　　）

    A. 正确　　　　　　B. 错误

8. 当学前儿童高热时对其用乙醇进行擦拭降温时,可使用 90％的乙醇擦拭。
（　　　）

    A. 正确　　　　　　B. 错误

9. 发生意外事故后,可根据患者的呼吸、脉搏、瞳孔情况判断是否需要处理。（　　　）

    A. 正确　　　　　　B. 错误

10. 骨折现场急救的第一步是把学前儿童快速送到医院。（　　　）

    A. 正确　　　　　　B. 错误

11. 学前儿童被烫伤时应先将水疱弄破,上药水后送医院治疗。（　　　）

    A. 正确　　　　　　B. 错误

12. 学前儿童跌伤,身体出现乌青以后,应马上揉,使乌青消失。（　　　）

    A. 正确　　　　　　B. 错误

13. 学前儿童长时间一侧鼻塞,鼻涕臭且带血丝,往往是有了鼻腔异物。（　　　）

    A. 正确　　　　　　B. 错误

14. 给学前儿童洗澡时要先倒热水,后倒冷水。（　　　）

    A. 正确　　　　　　B. 错误

15. 骨折的现场急救原则是限制伤肢再活动,避免断骨再刺伤周围组织,以减轻疼痛。（　　　）

    A. 正确　　　　　　B. 错误

16. 咽部内若有异物,可表现为呛咳、吸气性呼吸困难。（　　　）

    A. 正确　　　　　　B. 错误

17. 学前儿童跌伤后,如果出现神态木然,反应迟钝,要立即送往医院。（　　　）

    A. 正确　　　　　　B. 错误

18. 意外事故发生后,必须从学前儿童的呼吸变化和脉搏变化两方面迅速判断伤势轻重。（　　　）

A．正确　　　　B．错误

19．给学前儿童测体温之前,先要看体温计的水银线是否在 37 ℃以下。（　　　）

A．正确　　　　B．错误

20．物理降温时,如果发现学前儿童寒战或面色苍白,可以继续进行降温,因为这是进行物理降温时的正常现象。（　　　）

A．正确　　　　B．错误

21．学前儿童的体温比成人略低,一昼夜之间,有生理性波动。（　　　）

A．正确　　　　B．错误

22．滴鼻药时要使学前儿童的头尽量后仰,避免药液流到口腔或仅滴到鼻孔外口。（　　　）

A．正确　　　　B．错误

23．如果小物体被塞进鼻孔,可以让学前儿童压住无异物的鼻孔,用力擤鼻,也可以用镊子夹,使异物被排出。（　　　）

A．正确　　　　B．错误

24．学前儿童鼻出血后,休息片刻,就可以做剧烈运动。（　　　）

A．正确　　　　B．错误

25．给学前儿童滴鼻药和滴耳药时都要让药物充分进入鼻孔内和外耳道深处,以利于药物吸收。（　　　）

A．正确　　　　B．错误

26．挤伤疼痛难忍时,可将受伤的手指含在嘴里,缓解痛苦。（　　　）

A．正确　　　　B．错误

27．脱臼常见于 6 岁以下的学前儿童。（　　　）

A．正确　　　　B．错误

28．严重烫伤时,如果皮肤与衣服粘连,应该马上脱去衣服。（　　　）

A．正确　　　　B．错误

29．为了提高学前儿童的身体素质,教师组织学前儿童在阳光较强的雪地上进行锻炼。（　　　）

A．正确　　　　B．错误

30．为了防止学前儿童异物入体,不能让学前儿童将别针、硬币、纽扣等物品带入学前儿童园。（　　　）

A．正确　　　　B．错误

31．跌伤常见的并发症为骨折。（　　　）

A．正确　　　　B．错误

32．为防止学前儿童跌倒,在活动中,教师要对学前儿童"放手不放眼"。（　　　）

A．正确　　　　B．错误

33．晕厥多见于神经系统发育不全的学前儿童,表现为突然失去知觉,脸色苍白,四肢冰冷,晕倒在地。（　　　）

A. 正确　　　　B. 错误

34. 明明在家玩滑板扭伤了脚,爸爸立即用热水给明明敷脚,以减轻肿胀。(　　　)

A. 正确　　　　B. 错误

35. 学前儿童吃奶或吃饭以后,哭闹或衣被过暖都会使体温略低,这时不宜测量体温。(　　　)

A. 正确　　　　B. 错误

36. 学前儿童对生活环境的认识水平较低,不会去做他们自己不能做的事。(　　　)

A. 正确　　　　B. 错误

## 三、简答题

1. 简述学前儿童常见意外事故发生的原因。

2. 简述幼儿园保管药品、有毒物品的措施。

3. 简述跌伤的处理。

4. 简述小外伤的预防。

5. 简述宠物咬伤的处理。

6. 简述宠物咬伤的预防。

7. 简述烫伤的处理。

8. 简述烫伤的预防。

9. 简述骨折的预防。

10. 简述触电的预防。

11. 简述溺水的处理。

12. 简述溺水的预防。

13. 简述晕厥的预防。

14. 简述止鼻血的方法。

15. 简述测体温的方法。

16. 简述小毛巾冷敷法。

17. 简述喂药的具体方法。

18. 简述滴眼药的具体方法。

19. 简述滴鼻药的具体方法。

20. 简述滴耳药的具体方法。

## 四、论述题

1. 如何做好托幼园所的安全工作?

2. 托幼园所开展安全教育有哪些内容?请举例说明。

## 五、案例分析题

1. 户外活动回来,李老师发现小明出汗过多而且额头有点烫。李老师马上嘱咐保育员拿来体温计给小明测量。测得的体温是 38.2 ℃,李老师立即让小明停止游戏,卧床休息,并拿来一杯加入适量的盐的水。

请分析:(1)李老师的做法正确吗?

(2)如果你是老师,会如何处理该问题?

2. 户外活动时兰兰告诉张老师自己不舒服,有点恶心想吐,头晕没力气,耳朵里有嗡嗡的声音,张老师摸了摸兰兰的头,感觉没有发烧,判断是中暑了。于是把兰兰带到阴凉墙边,在她太阳穴搽了点驱风油,叮嘱她坐一会儿不要乱跑。

请分析:(1)张老师的做法正确吗?

(2)如果你是老师,会如何处理该问题?

# 第七章　学前儿童的心理健康

◎考纲要求

1. 了解健康的概念和心理健康的标志；

2. 了解幼儿期恐惧、遗尿症、攻击性行为、说谎、口吃、习惯性阴部摩擦、多动症的表现，掌握其发生的原因和矫正方法；

3. 了解影响学前儿童心理健康的因素；

4. 掌握维护和促进学前儿童心理健康的措施；

5. 分值比例 10%。

## 考点 1　了解健康的概念和心理健康的标志

**考点解析**

### 一、健康的定义

健康是指身体、心理和社会适应的健全状态，而不只是没有疾病。

### 二、学前儿童心理健康的标志

**(一)智力发展正常**

1. 智力正常是人正常生活的最基本心理条件，是心理健康的首要条件。

2. 智力一般是观察力、注意力、记忆力、思维力和想象力的综合，以思维力为核心。

3. 智力正常与否通常可采用智力测验的成绩，即智商作为标准。

4. 智力正常或超常只能作为心理健康的标志之一，而不是唯一标志。

**(二)情绪稳定愉快**

情绪是人对客观事物的一种内在体验。

心理健康的学前儿童表现为：

1. 情绪安定、积极向上，有爱和同情心，能合理地宣泄不良情绪。

2. 积极情感多于消极情感,能较长时间地保持良好的心境。

3. 对各种刺激能表现出与其年龄相符的适度反应,逐渐学会调节和控制自己的情绪。

### (三)人际关系和谐

和谐的人际关系既是心理健康不可缺少的条件,也是获得心理健康的重要途径。

1. 心理健康的学前儿童,在与环境相互作用的过程中,能逐渐学会与现实环境建立起和谐的关系。乐于与人交往、合群、能与他人友好相处。

2. 心理不健康的学前儿童,不能与人合作,缺乏同情心,猜疑,嫉妒,退缩等,不能置身于集体。

### (四)行为统一协调

1. 心理健康的学前儿童,面对新的刺激情境能做出合理的反应。

2. 心理不健康的学前儿童,行为常偏离自己的年龄特征,具有攻击性行为、遗尿等。

### (五)性格乐观开朗

1. 心理健康的学前儿童,表现为活泼开朗、乐观、自信、积极主动、独立性较强、谦虚、诚实、勇敢、意志较坚强等特点。

2. 心理不健康的学前儿童性格发展不良,表现出胆怯、冷漠、吝啬、孤僻、敌意等。

### (六)自我意识良好

自我意识是主体对自己及自己与客观世界关系的一种意识。

具有良好自我意识的幼儿,能了解自己,悦纳自己,体验到自己存在的价值。

### 【记忆关键点】

智力 情绪 人际关系 行为 性格 自我意识

### 【考题解析】

#### 一、单项选择题

1.(2019年真题)人正常生活的最基本心理条件是( )。

A. 智力发展正常 　　　　 B. 情绪稳定愉快

C. 自我意识良好 　　　　 D. 人际关系和谐

【参考答案】A

【解析】智力正常是人正常生活的最基本心理条件,是心理健康的首要条件。因此选择A。

2.(2020年真题)学前儿童常见心理卫生问题的鉴别依据不包含( )。

A. 是否有某些行为表现 　　 B. 从智力发展水平来看

C. 行为表现的程度 　　　　 D. 从个体的发展来看

【参考答案】B

【解析】学前儿童常见心理卫生问题的鉴别依据包括是否有某些行为表现、行为表现的程度、从个体的发展来看。因此选择 B。

## 二、判断选择题

1.(2022 年真题)健康是指身体、心理的健全状态,而不只是没有疾病。( )

A. 正确          B. 错误

【参考答案】B

【解析】健康是指身体、心理和社会适应的健全状态。因此选择 B。

2.(2020 年真题)人际关系和谐是学前儿童心理健康的标志之一。( )

A. 正确          B. 错误

【参考答案】A

【解析】本题考查对心理健康标志内容的了解。心理健康的标志包括智力发展正常、情绪稳定愉快、人际关系和谐、行为统一协调、性格乐观开朗、自我意识良好。因此选 A。

3.(2022 年真题)当婴幼儿在语言中出现"我"时,说明他已经有了自我意识。( )

A. 正确          B. 错误

【参考答案】A

【解析】此题表述正确。

4.(2020 年真题)幼儿期儿童的心理落后和偏差不会给幼儿未来的发展和教育带来困难。( )

A. 正确          B. 错误

【参考答案】B

【解析】幼儿期造成的心理落后和偏差,会给幼儿未来的发展和教育带来很大的困难。因此选择 B。

# 考点 2　了解幼儿期恐惧、遗尿症、攻击性行为、说谎、口吃、习惯性阴部摩擦、多动症的表现、发生的原因及矫正方法

### 考点解析一

> 幼儿期恐惧(属于情绪障碍)

## 一、表现

学前儿童对特定的动物、人、物品或情境所产生的**过分的**或**不合理**的恐惧和回避反应。

幼儿期主要的恐惧对象有生疏的动物和情境、陌生人、闪光、阴影、噪声、黑暗、孤独、梦境等。

## 二、原因

学前儿童的恐惧多数产生于父母和成人的恐吓和学前儿童自身的直接感受。随着年龄的增长可以自行消退,如果恐惧感长期不消退,就有可能导致学前儿童的退缩或回避行为。

## 三、矫正

(一)家长和教师不可采用恐吓、威胁的方法教育学前儿童。

(二)应积极鼓励学前儿童学会如何积极应付而不是消极回避。

(三)如果个别恐惧程度严重,且持续时间较长,则要进行专门治疗。

### 【记忆关键点】

表现:特定　过分　不合理　恐惧　回避
原因:成人　恐吓　直接感受
矫正:不可采用恐吓、威胁　鼓励　积极应付　专门治疗

### 【考题解析】

无历年真题

### 考点解析二

遗尿症(属于睡眠障碍)

## 一、表现

5岁以上学前儿童,仍**不能控制自己排尿**,经常夜间尿床、白天尿裤子。由于遗尿多发生于夜间,故也称夜尿症。

**通常男孩多于女孩**。遗尿分**原发性遗尿和继发性遗尿**两种。前者指从小到大一直遗尿,从未建立起膀胱控制;后者指曾一度建立起膀胱控制,后又丧失控制。两者均以夜间遗尿最为常见。

## 二、原因

(一)生理因素
由生理因素导致的遗尿约占10%,如蛲虫症、膀胱疾病等。

**(二)心理因素**

大部分遗尿症都与心理因素有关。

**(三)疲劳过度或精神紧张**

学前儿童白天疲劳过度而引起夜间睡眠过深,或精神紧张,有可能导致遗尿。

**(四)家庭教育不当**

在家庭中没有养成良好的排尿习惯,以及家长对学前儿童不适当的惩罚,有可能使遗尿延续。

## 三、矫正

**(一)**建立合理的作息制度,养成良好的生活习惯,加强对学前儿童自觉排尿的训练,是基本的矫正方法。

**(二)**对待尿床的学前儿童,家长和教师要以温和、亲切、耐心的态度,帮助其逐渐树立起克服遗尿的信心。

**(三)**对于患有躯体疾病的学前儿童,应及早进行治疗。

### 【记忆关键点】

表现:5 岁以上　不能控制　男孩多于女孩　原发性遗尿和继发性遗尿

原因:生理因素　心理因素　疲劳过度　精神紧张　排尿习惯　不适当的惩罚

矫正:作息制度　生活习惯　排尿的训练　态度　信心　治疗

### 【考题解析】

一、单项选择题

1.(2021 年真题)下列关于遗尿症的原因,错误的是(　　　)。

A. 家长教育方法不当　　　　　　B. 环境骤变导致精神紧张

C. 幼儿白天过度疲劳　　　　　　D. 大部分由生理因素导致

【参考答案】D

【解析】由生理因素导致的遗尿约占 10％,而大部分遗尿症都与心理因素有关。因此选择 D。

2.(2019 年真题)遗尿症的正确矫正方法是(　　　)。

A. 夜间频繁唤醒幼儿排尿

B. 建立合理的生活制度,养成合理的排尿习惯

C. 白天尽量让幼儿少喝水

D. 让幼儿迟睡

【参考答案】B

【解析】建立合理的作息制度，养成良好的生活习惯，加强对学前儿童自觉排尿的训练，是基本的矫正方法。因此选择 B。

3.（2022 年真题）下列关于遗尿症的矫正方法错误的是（　　　）。

A. 及早治疗躯体疾病　　　　　　　B. 训练婴幼儿自觉排尿

C. 频繁提醒婴幼儿排尿　　　　　　D. 树立克服遗尿的信心

【参考答案】C

【解析】对遗尿症的学前儿童在夜间要定时唤醒排尿，切不可频繁提醒婴幼儿排尿，以免形成尿频。因此选择 C。

二、简答题

1.（2020 年真题）简述幼儿遗尿症的矫正方法。

【参考答案】略

考点解析三

攻击性行为（属于品行障碍）

## 一、表现

学前儿童通常表现为**发作性暴怒、冲撞、打人、咬人、踢人**等攻击性行为。有的学前儿童还表现出"人来疯"，以引起他人的注意。**攻击性行为多见于男孩。**

## 二、原因

（一）**情绪发泄**，当学前儿童感受到挫折、威胁、羞耻或不满时常出现攻击性行为。

（二）家长对幼儿过于溺爱，有求必应，造成幼儿**任性、霸道**。

（三）**模仿行为**，学前儿童的生活环境中经常有攻击性行为出现，或所看的电视中常有暴力行为镜头，他就会去模仿、学习。

## 三、矫正

（一）应尽早查明原因，给予矫正。

（二）不可迁就姑息，也不可体罚。

（三）发作时，可暂不予理睬，待其行为自行消退后给予说服教育。

（四）帮助学前儿童学习如何与他人相处，如何调节自己的情绪，如何对待挫折等。

【记忆关键点】

> 表现:发作性暴怒　人来疯　多见于男孩
> 原因:情绪发泄　任性、霸道　模仿行为
> 矫正:查明原因　不迁就　不体罚　说服教育　与他人相处　调节情绪　对待挫折

【考题解析】

## 一、单项选择题

1.(2020年真题)幼儿攻击性行为的正确矫正方法是(　　)。

A. 立即体罚幼儿　　　　　　　　　B. 姑息迁就幼儿

C. 表扬鼓励幼儿　　　　　　　　　D. 待行为自行消退后再教育幼儿

【参考答案】D

【解析】对学前儿童的攻击性行为既不可迁就姑息,也不可体罚。发作时,可暂不予理睬,待其行为自行消退后给予说服教育。因此选择 D。

## 二、判断选择题

1.(2019年真题)幼儿园教师应帮助有攻击性行为的幼儿学会与他人相处。(　　)

A. 正确　　　　　　B. 错误

【参考答案】A

【解析】幼儿园应帮助有攻击性行为学前儿童学习与他人相处,调节自己的情绪,学会对待挫折等。其实质就是帮助和促进学前儿童社会化的过程。因此选择 A。

2.(2021年真题)对待幼儿攻击性行为既不可迁就姑息,也不可体罚。(　　)

A. 正确　　　　　　B. 错误

【参考答案】A

【解析】对学前儿童攻击性行为既不可迁就姑息,也不可体罚。发作时,可暂不予理睬,待其行为自行消退后给予说服教育。因此选择 A。

## 三、简答题

1.(2022年学考真题)简述学前儿童攻击性行为的矫正方法。

【参考答案】略

**考点解析四**

说谎(属于品行障碍)

## 一、表现

说假话。它包括无意说谎和有意说谎。

## 二、原因

### (一)无意说谎

三四岁的学前儿童由于**认知水平低**,在思维、记忆、想象、判断等方面,往往会出现与事实不相符合的情况,如常把想象的东西当作现实存在的东西,把渴望得到的东西说成已经得到了,把希望发生的事情当作已经发生的事情来描述。

### (二)有意说谎

有的学前儿童则是为了得到表扬、奖励或逃避责备、惩罚,故意编造谎言。

## 三、矫正

(一)对于无意撒谎的学前儿童,只需让学前儿童明白该怎么说就行了。

(二)对于有意撒谎的学前儿童:

1. 要及时揭穿其谎言,不使其得逞。

2. 可以给学前儿童讲"狼来了"的故事,让其明白说谎的后果。

3. 成人应言传身教,为学前儿童树立榜样。

**【记忆关键点】**

表现:说假话　无意说谎　有意说谎

原因:认知水平低　故意编造

矫正:明白该怎么说　揭穿谎言　言传身教

**【考题解析】**

## 一、单项选择题

1.(2020年真题)下列行为属于无意说谎的是(　　)。

A. 为了得到表扬而说谎　　　　　　B. 为了逃避责备而说谎

C. 故意编造谎言　　　　　　　　　D. 把渴望得到的东西说成已经得到

【参考答案】D

【解析】三四岁的学前儿童由于认知水平低,常出现与事实不相符合的情况,如把渴望得到的东西说成已经得到了。因此选择 D。

2.(2021 年真题)妈妈发现 5 岁的小溪多次说谎,妈妈正确的做法是(    )。

A. 幼儿小,成人无须处理        B. 进行体罚,让她长记性

C. 及时揭穿谎言,不让其得逞    D. 严厉地批评说谎行为

【参考答案】C

【解析】对于学前儿童故意编造谎话,有意说谎,成人要及时揭穿其谎言,不使其得逞。因此选择 C。

二、简答题

1.(2019 年真题)简述幼儿说谎的矫正方法。

【参考答案】略

## 考点解析五

口吃(属于学习障碍)

### 一、表现

说话多停顿,重复发音而造成语言不流畅,伴跺脚、摇头、挤眼、歪嘴等动作才能费力地将字迸出。多发生于 3 岁左右的学前儿童,男孩多于女孩。

### 二、原因

(一)心理状态(个体发展程度):学前儿童由于肌肉控制能力的发展落后于情绪和智力活动表达的需要,常表现为说话踌躇和重复。

(二)精神过度紧张:少数学前儿童可能因家长对其语言的表达做过多矫正,或采用威吓、强制等方法来训练语言,精神过度紧张造成口吃。

(三)惊吓:学前儿童在突然受到惊吓,出现口吃。

(四)模仿别人口吃,个性急躁,也会出现口吃。

(五)疾病:患有某种疾病如百日咳、流感、麻疹,或脑部受到创伤,大脑皮质的功能减弱等情况下,均有可能形成口吃。

学前儿童由于口吃受到讥笑、指责,从而产生紧张、自卑、羞怯、焦虑或退缩反应,有可能使症状加重和发展。

### 三、矫正

(一)因发育迟缓而发生的口吃,约占口吃学前儿童的 **9/10,多随年龄的增长而自行消失。**

(二)解除学前儿童的心理紧张,避免对学前儿童嘲笑、指责或过分矫正。

(三)成人与学前儿童讲话要心平气和、不慌不忙,使学前儿童受到感化,养成从容不

迫的讲话习惯。

（四）可以对口吃学前儿童进行口型示范和发音矫正的训练，可以多练习朗诵和唱歌。

（五）运用鼓励和表扬的方法培养其信心和勇气。

## 【记忆关键点】

> 表现：多停顿　重复发音　伴动作　3 岁　男孩多于女孩
> 原因：心理状态　过度紧张　惊吓　模仿　疾病
> 矫正：自行消失　解除紧张　讲话习惯　口型示范　发音矫正　朗诵　唱歌
> 　　　鼓励　表扬

## 【考题解析】

### 一、单项选择题

1.（2020 年真题）幼儿口吃的正确矫正方法是（　　）。

A. 批评教育幼儿　　　　　　　　B. 时时强化和纠正幼儿

C. 对口吃幼儿进行口型示范和发音练习　D. 让幼儿时时注意自己是否口吃

【参考答案】C

【解析】对于口吃学前儿童的矫正，应从解除心理紧张入手，帮助学前儿童养成从容不迫的讲话习惯，还可以进行口型示范和发音矫正的训练，运用鼓励和表扬的方法培养其信心和勇气。因此选择 C。

2.（2021 年真题）下列关于幼儿口吃的矫正方法，正确的是（　　）。

A. 嘲笑指责　　　　　　　　　　B. 过分批评矫正

C. 让幼儿减少说话　　　　　　　D. 解除心理紧张

【参考答案】D

【解析】对于口吃学前儿童的矫正，应从解除学前儿童的心理紧张入手，避免对学前儿童嘲笑、指责或过分矫正，也可以多练习朗诵和唱歌。因此选择 D。

### 二、判断选择题

1.（2019 年真题）教师对口吃的幼儿要用多种方式，甚至是威胁、强制的方式进行矫正。（　　）

A. 正确　　　　　　　B. 错误

【参考答案】B

【解析】学前儿童由于口吃受到讥笑、指责，会产生紧张、自卑、羞怯、焦虑或退缩反应，有可能使症状加重和发展。因此选择 B。

### 考点解析六

> 习惯性阴部摩擦（属于不良习惯）

### 一、表现

学前儿童用手玩弄或摩擦生殖器。通常男孩比女孩多。

### 二、原因

**（一）生殖器局部不洁或患有疾患**，如湿疹、蛲虫、包茎，引起阴部瘙痒，促使学前儿童用手去摩擦阴部，以达到止痒的目的。

**（二）精神紧张。**

**（三）觉得性器官很好玩**，经常抚弄，逐渐形成习惯。

### 三、矫正

学前儿童偶尔抚摸或玩弄自己的性器官，这在生长发育过程中属正常现象，可通过玩具、绘本转移其注意力。

经常抚弄的学前儿童需要做如下矫正：

（一）家长应冷静地予以制止，正确诱导，分散学前儿童对性器官的过分注意，切忌惩罚、羞辱、讥笑和恐吓孩子。

（二）注意培养学前儿童的卫生习惯，勤洗阴部，防止局部疾患和感染。

（三）学前儿童衣着不要过暖，内裤不要太紧。

（四）多鼓励学前儿童参加集体活动和体育锻炼。

### 【记忆关键点】

> 表现：玩弄　摩擦生殖器　男孩比女孩多
> 原因：患疾患　精神紧张　好玩
> 矫正：转移注意力　正确诱导　卫生习惯　衣着　活动　锻炼

### 【考题解析】

### 一、单项选择题

1.（2019年真题）幼儿偶尔玩弄生殖器，正确的处理方法是（　　）。

A. 批评教育　　　B. 惩罚制止　　　C. 行为矫正　　　D. 转移注意力

【参考答案】D

【解析】学前儿童偶尔抚摸或玩弄自己的性器官,这在生长发育过程中属正常现象,可适当转移其注意力。因此选择 D。

### 考点解析七

多动症

## 一、表现

多动症是一种常见的儿童行为异常性疾患,也叫多动综合征。**儿童常表现为注意力不集中、活动过多、情绪不稳、冲动任性、感知觉及认知障碍、学习困难**。在患多动症的学前儿童中,通常**男孩多于女孩**。

## 二、原因

学前儿童多动症产生的原因很复杂,一般认为,它是**多种因素共同作用的结果,如遗传因素、脑损伤、代谢障碍、铅中毒以及不良的教育方式**。尽管多动症的症状可随年龄的增长逐渐消失,但由于多动症学前儿童所表现出来的行为,会影响周围人对他们的态度,会对他们心理的发展产生重要影响,因此,应及早进行矫治。

## 三、矫正

(一)成人要对多动症学前儿童进行耐心的帮助和指导,多鼓励表扬他们,不断增强他们的自尊心和自信心。

(二)引导学前儿童在集体活动中遵守一定的行为规范,加强动作练习。

(三)进行注意力训练,训练的难度,根据学前儿童完成情况增减。

(四)可以配合使用其他的治疗方法,如改善身体状况、使用药物。

### 【记忆关键点】

表现:注意力不集中　多动　情绪不稳　冲动任性　感知觉及认知障碍　学习困难

原因:原因复杂　遗传因素、脑损伤、代谢障碍、铅中毒以及不良的教育方式

矫正:耐心帮助　鼓励表扬　遵守行为规范　加强动作练习　注意力训练

### 【考题解析】

## 一、单项选择题

1.(2022 年真题)下列关于学前儿童多动症的表述,错误的是(　　　)。

A. 训练学前儿童的注意力

B. 对多动症学前儿童要耐心地帮助和指导

C. 多动症是一种常见的学前儿童交往障碍疾患

D. 引导学前儿童在集体活动中遵守一定的行为规范

【参考答案】C

【解析】多动症是一种常见的儿童行为异常性疾患,也叫多动综合征。因此选择 C。

# 考点 3　了解影响学前儿童心理健康的因素

### 考点解析

## 一、生理因素

### (一)遗传因素

学前儿童先天躯体受损或躯体发育障碍,尤其是脑受损或脑发育障碍,不仅会影响身体的正常发育和健康,而且会导致学前儿童出现某些不正常的心理活动和行为。

### (二)先天的非遗传因素

胎儿期孕母受致畸因素、营养不良、妊娠合并各种疾病影响,都可能对胎儿的脑造成损伤,使学前儿童期出现行为问题。

### (三)后天的脑损伤

外伤引起的脑震荡、乙型脑炎、流行性脑脊髓膜炎等,均可影响学前儿童的智力,诱发一系列行为问题。

### (四)感觉统合失调

指儿童无法把视觉、听觉、嗅觉、味觉、触觉器官及方位、平衡觉器官等处获取的信息进行有效的管理,以致影响大脑对上述信息的认知和判断。

## 二、心理因素

### (一)气质

它是一种稳定的心理特征,无好坏之分。生活中,只需采取灵活的方法,扬长避短,充分发挥每个学前儿童的潜能。

### (二)动机

它是在需要的基础上产生的。学前儿童的多层次需要得不到满足,就会产生不良的情绪。

### (三)情绪

长期紧张、压抑、恐惧,会使学前儿童产生种种行为问题。

## (四)自我意识

正确地认识自我,是学前儿童使自己的行为适应环境的基本条件之一。

# 三、社会因素

### (一)家庭

家庭是学前儿童接触到的第一个环境。完善的家庭结构、良好的家庭人际环境、家长本身的素养及对子女的养育态度等,对于维护学前儿童身心健康、促进个性发展,有极其重要的作用。

家庭养育态度一般可分为溺爱型、专制型、放任型和民主型四种。一般来说,家长和学前儿童之间建立相互支持的关系,家庭成员间的养育态度一致,家庭教育和幼儿园教育一致,对学前儿童个性的形成和健康发展最为有利。

### (二)托幼园所

托儿所、幼儿园是学前儿童第一次较正规地步入的集体生活环境。它提供了家庭难以满足的活动和学习条件,对培养学前儿童社会适应能力起决定性作用。

1. 学前儿童从小家庭进入集体环境,会有许多不适应,主要表现为以下方面:

(1)生活上自理能力差。

(2)情绪因不熟悉产生不安全感。

(3)人际关系上不协调。

(4)行为约束方面缺乏自制力。

2. 师生关系和班级气氛对幼儿心理产生重大影响:

(1)要建立良好的师生关系。

(2)要形成民主的班级气氛。

### (三)社会

与学前儿童接触的人、物及生存环境中的不良刺激均会影响学前儿童的情绪和行为。

## 【记忆关键点】

生理因素:遗传因素　先天的非遗传因素　后天的脑损伤　感觉统合失调

心理因素:气质　动机　情绪　自我　意识

社会因素:家庭　托幼园所　社会

## 【考题解析】

# 一、单项选择题

1.(2022年真题)某学前儿童动作不灵活,好动,很难安静,手眼协调能力差,写字笔画长短失控,上小学后出现了学习障碍。这反映了影响学前儿童心理健康的哪种生理因

素？（　　）

    A. 遗传因素　　　　　　B. 后天的脑损伤　　C. 感觉统合失调　　D. 先天的非遗传因素

【参考答案】C

【解析】此题儿童的表现符合感觉统合失调儿童的表现特征，因此选择 C。

2.（2022 年真题）妈妈发现小班的晨晨把幼儿园的玩具带回家。妈妈责骂晨晨："你不能拿幼儿园的东西。再这样做，妈妈就不要你了！"晨晨妈妈的养育态度是（　　）。

    A. 专制型　　　　　　B. 溺爱型　　　　　　C. 民主型　　　　　　D. 放任型

【参考答案】A

【解析】此题中晨晨妈妈采用斥责、惩罚的管教方式，这是专制型家长的养育态度。因此选择 A。

### 二、判断选择题

1.（2020 年真题）幼儿期儿童的心理落后和偏差不会给幼儿未来的发展和教育带来困难。（　　）

    A. 正确　　　　　　　　B. 错误

【参考答案】B

【解析】幼儿期儿童的心理落后和偏差会给幼儿未来的发展和教育带来困难。因此选择 B。

2.（2022 年真题）师幼关系和班级气氛会对婴幼儿心理产生重大影响，其中婴幼儿是关键。（　　）

    A. 正确　　　　　　　　B. 错误

【参考答案】B

【解析】师幼关系和班级气氛会对婴幼儿心理产生重大影响，其中教师是关键。因此选择 B。

# 考点 4　掌握维护和促进学前儿童心理健康的措施

**考点解析**

## 一、创设适宜环境，促进学前儿童健康成长

环境是重要的教育资源，而且是隐形资源，能对幼儿产生熏陶、感染作用，对学前儿童的心理健康教育起到"无声胜有声"的独特效果。

教师要为学前儿童创设丰富的物质环境，营造宽松的精神环境。

## 二、开展心理咨询,加强保健措施

(一)有条件的托幼机构可建立专门的心理咨询室,接待学前儿童及其家长。可通过筛查等方式,及早发现有心理障碍的学前儿童并给予矫治。

(二)开展健康监测,并坚持做好晨检及全日健康观察。

(三)对体弱及心理行为异常的学前儿童,建立观察记录档案。

(四)普及科学喂养知识,实施计划免疫等保健措施,促进学前儿童的健康。

## 三、开展各项活动,进行心理健康教育

(一)培养学前儿童良好的生活习惯。

(二)帮助学前儿童学会调节自己的情绪。

(三)帮助学前儿童学习社会交往技能。

(四)进行健康的性教育。

(四)密切家园协作,增强教育合力

托幼机构可通过举办心理健康讲座、座谈、交流讨论等多种途径,向家长宣传心理健康教育的基本知识和重要意义,引导家长主动重视学前儿童的心理健康,促使家园合作形成合力,共同促进学前儿童健康成长。

【记忆关键点】

适宜环境 心理咨询 心理健康教育 教育合力

【考题解析】

## 一、单项选择题

1.(2021年真题)对幼儿开展性教育,下列做法正确的是( )。

A. 禁止女孩玩打仗游戏　　　B. 平等对待,没有性别歧视

C. 恐吓制止幼儿玩弄外生殖器　　D. 回避幼儿提出的有关性问题

【参考答案】B

【解析】平等对待,没有性别歧视,是形成健康的性心理的重要因素,此外,还要开展正面的性教育。因此选择 B。

2.(2019年真题)当幼儿受到委屈和挫折时,家长和教师应该( )。

A. 对幼儿进行体罚　　　　B. 对幼儿进行批评教育

C. 让幼儿克制自己,不发脾气　　D. 让幼儿通过合理的方式宣泄

【参考答案】D

【解析】当幼儿受到委屈和挫折时,教师和家长要让幼儿通过合理的方式宣泄,以减

轻心理上的压力,但不能采用打人、骂人、毁坏东西等方法。因此选择 D。

## 二、判断选择题

1.(2021年真题)幼儿园教师应注意对幼儿进行科学的、系统化的性教育,使幼儿形成正确的性别自我认同,提高自我保护意识,防范性侵害。（　　）

A. 正确　　　　　　B. 错误

【参考答案】A

【解析】此题表述正确。

2.(2020年真题)幼儿期是性心理发育的关键时期。（　　）

A. 正确　　　　　　B. 错误

【参考答案】A

【解析】此题表述正确。

3.(2020年真题)教师应用自然的语气和表情回答幼儿提出的有关性的问题。（　　）

A. 正确　　　　　　B. 错误

【参考答案】A

【解析】当学前儿童提出有关性的问题时,不必感到尴尬,要用自然的语气和表情给予自然的回答,回答幼儿的问题不要信口开河,要合理简单。因此选择 A。

4.(2020年真题)当幼儿受到挫折和委屈时,允许幼儿通过合理的方式宣泄,以减轻心理压力,但不能采用打人、骂人、毁坏东西等方法。（　　）

A. 正确　　　　　　B. 错误

【参考答案】A

【解析】此题表述正确。

## 三、简答题

1.(2021年真题)简述维护和促进学前儿童心理健康的措施。

【参考答案】略

### 精编习题

## 一、单项选择题

1. 下列关于学前儿童心理健康的说法,错误的是（　　）。

　　A. 学前儿童心理健康是动态的

　　B. 学前儿童心理健康是静态的

　　C. 衡量是否健康不能简单依据某些特征来进行判断

　　D. 心理健康的学前儿童也可能存在某一方面的不足

2. 人正常生活的最基本的心理条件是（　　）。

A. 智力正常　　　　B. 情绪稳定　　　　C. 自我意识良好　　D. 性格乐观开朗

3.《韦氏学前儿童智力量表》将学前儿童的平均智商（IQ）定为 100,IQ 低于（　　　）的可能存在智力低下问题。

A. 50　　　　　　B. 60　　　　　　C. 70　　　　　　D. 80

4. 智力的核心是（　　　）。

A. 观察力　　　　B. 记忆力　　　　C. 思维力　　　　D. 想象力

5. 以下不属于学前儿童情绪稳定愉快的表现的是（　　　）。

A. 能合理宣泄不良情绪　　　　　B. 比较谦虚、勇敢、诚实

C. 能较长时间地保持良好的心境　　D. 逐渐学会调节和控制自己的情绪

6. 个体的心理健康状态表现出来的途径是（　　　）。

A. 自我意识　　　B. 人际关系　　　C. 智力　　　　　D. 情绪

7. 既是心理健康不可缺少的条件,也是获得心理健康的重要途径,指的是（　　　）。

A. 情绪稳定愉快　B. 自我意识良好　C. 性格乐观开朗　D. 智力发展正常

8. 反映了人格的健全与统一的是良好的（　　　）。

A. 性格　　　　　B. 情绪　　　　　C. 行为　　　　　D. 自我意识

9. 自我意识在（　　　）的形成中起着关键的作用。

A. 个性　　　　　B. 气质　　　　　C. 性格　　　　　D. 人格

10. 学前儿童经常乱发脾气、哭闹,并且胆小恐惧,具有社交方面的焦虑,可能存在（　　　）。

A. 睡眠障碍　　　B. 情绪障碍　　　C. 品行障碍　　　D. 学习障碍

11. 以下属于情绪障碍的是（　　　）。

A. 攻击性行为　　B. 幼儿期恐惧　　C. 口吃　　　　　D. 多动症

12. 幼儿期恐惧的矫正方法是（　　　）。

A. 学会面对　　　B. 恐吓　　　　　C. 消极回避　　　D. 药物治疗

13. 关于幼儿期恐惧的矫正,以下说法错误的是（　　　）。

A. 不可恐吓、威胁　　　　　　　B. 学会如何应付

C. 可适当消极回避　　　　　　　D. 严重的要专门治疗

14. 随着年龄增长可自行消退,如果长期不消退,可能导致幼儿的退缩或回避行为,这指的是（　　　）。

A. 攻击性行为　　B. 幼儿期恐惧　　C. 说谎　　　　　D. 多动症

15. 关于幼儿期恐惧,以下说法正确的是（　　　）。

A. 多数产生于成人的恐吓以及幼儿自身的直接感受

B. 随着年龄的增长一定会自行消退不需要过度矫正

C. 如果恐惧感严重就可能导致学前儿童攻击性行为

D. 发作时可暂时不予理睬以免强化学前儿童恐惧感

16. 以下不属于睡眠障碍的是（　　　）。

A. 夜惊　　　　　B. 梦游　　　　　C. 遗尿症　　　　D. 口吃

17. 大部分遗尿症产生的主要原因是（　　）。

　　A. 生理因素　　　　B. 心理因素　　　　C. 社会因素　　　　D. 疾病

18. 生理因素导致的遗尿约占（　　）。

　　A. 5％　　　　　　B. 10％　　　　　　C. 15％　　　　　　D. 20％

19. 遗尿症产生的主要原因是（　　）。

　　A. 白天过度紧张和疲劳　　　　　　B. 晚上没有按时睡觉

　　C. 生活环境发生较大改变　　　　　D. 没有养成良好的排尿习惯

20. 遗尿症的正确矫正方法是（　　）。

　　A. 夜间频繁唤醒幼儿排尿

　　B. 建立合理的生活制度,养成合理的排尿习惯

　　C. 白天尽量让幼儿少喝水

　　D. 睡前提醒幼儿不要尿床

21. 关于遗尿症的表现,说法错误的是（　　）。

　　A. 5岁以下幼儿,尿床尿裤　　　　　B. 遗尿症,男孩多于女孩

　　C. 未建立起膀胱控制是原发性遗尿　D. 建立膀胱控制后又丧失是继发性遗尿

22. 学前儿童攻击性行为属于（　　）。

　　A. 情绪障碍　　　B. 品行障碍　　　C. 不良习惯　　　D. 学习障碍

23. 发作性暴怒、冲撞、打人、咬人、踢人属于（　　）。

　　A. 多动症　　　　B. 行为障碍　　　C. 攻击性行为　　　D. 习惯性不良动作

24. 对于学前儿童的攻击性行为,可以采取的教育方法是（　　）。

　　A. 小孩子不懂事,不必教育　　　　　B. 进行严厉的批评与惩罚

　　C. 既不可迁就姑息,也不可体罚　　　D. 严重的可以进行行为训练

25. 造成幼儿攻击性行为的原因,以下说法正确的是（　　）。

　　A. 没有养成良好的生活习惯　　　　　B. 没有养成良好的卫生习惯

　　C. 家长平时对幼儿过于溺爱　　　　　D. 幼儿的精神紧张或压抑

26. 对待说谎的孩子,正确的做法是（　　）。

　　A. 小孩子不懂事,不必教育　　　　　B. 进行严厉的批评与惩罚

　　C. 及时揭穿谎言,不让其得逞　　　　D. 让孩子自己去反思错误

27. 关于学前儿童说谎,下列说法错误的是（　　）。

　　A. 包括无意说谎和有意说谎　　　　　B. 无意说谎不是品行障碍

　　C. 有意说谎是品行障碍　　　　　　　D. 随着年龄的增长会自行消失

28. 关于无意说谎,下列说法正确的是（　　）。

　　A. 是品行问题一定要及时矫正

　　B. 要及时揭穿谎言,不让其得逞

　　C. 学前儿童心理发育水平较低,常会混淆想象和事实

　　D. 老师和家长应该严厉批评,告诫孩子不可以说谎

29. 下列关于学前儿童口吃的矫正方法,正确的是（　　）。

    A. 嘲笑指责　　　B. 减少说话　　　C. 过分批评矫正　　D. 解除心理紧张

30. 学前儿童的口吃属于（　　）。

    A. 学习障碍　　　B. 不良习惯　　　C. 品行障碍　　　D. 情绪障碍

31. 口吃现象多发生的年龄是（　　）。

    A. 3 岁左右　　　B. 4 岁左右　　　C. 5 岁左右　　　D. 6 岁左右

32. 因发育迟缓而发生口吃的学前儿童（　　）。

    A. 多随年龄增长而自行消失　　　　B. 不会随年龄增长而自行消失

    C. 早期训练只要教师参与就行了　　D. 早期训练只要家长参与就行了

33. 儿童因为外阴瘙痒时常用手去摩擦阴部，以下正确的处理方式是（　　）。

    A. 予以制止，分散幼儿注意

    B. 适当惩罚孩子

    C. 注意培养幼儿的卫生习惯，勤洗阴部

    D. 幼儿衣着不要过暖，内裤不要太紧

34. 以下不属于习惯性阴部摩擦的原因是（　　）。

    A. 生殖器局部不洁　　　　　　　B. 患有疾病

    C. 觉得性器官很好玩　　　　　　D. 不良影视的诱导

35. 多动症属于下列哪种幼儿常见的心理卫生问题？（　　）

    A. 情绪障碍　　　B. 行为异常　　　C. 品行障碍　　　D. 学习障碍

36. 注意力不集中，情绪波动较大，有攻击行为和冲动行为，对动物残忍。以上行为可能是（　　）。

    A. 多动症　　　　B. 孤独症　　　　C. 暴怒发作　　　D. 攻击性行为

37. 对多动症幼儿的矫正，以下说法不正确的是（　　）。

    A. 成人要多鼓励表扬　　　　　　B. 引导幼儿遵守一定的行为规范

    C. 药物治疗是最有效的方法　　　D. 加强动作练习

38. 影响学前儿童心理健康的因素，应从以下多维的角度来进行探讨：（　　）。

    A. 生物—心理—社会医学模式　　B. 生物—心理—社会模式

    C. 生物—社会—医学模式　　　　D. 心理—社会—医学模式

39. 影响学前儿童心理健康的因素中属"生理因素"的是（　　）。

    A. 动机　　　　　B. 情绪　　　　　C. 托幼园所　　　D. 遗传因素

40. 一些流行性脑炎会影响学前儿童的智力，诱发一系列行为问题，这是以下哪种对心理健康的影响因素？（　　）

    A. 遗传因素　　　　　　　　　　B. 先天的非遗传因素

    C. 后天的脑损伤　　　　　　　　D. 感觉统合失调

41. 关于感觉统合失调原因，说法错误的是（　　）。

    A. 肢体损伤　　　　　　　　　　B. 幼儿从小缺少运动

    C. 剖宫产的孩子容易出现　　　　D. 幼儿皮肤长期处于"饥渴"状态

42. 有动作不灵活、好动、很难安静、语言发育迟缓、反应过强、不喜欢阅读、敏感等特征的孩子可能是（　　　）。

    A. 感觉统合失调                 B. 注意力缺陷

    C. 幼儿期恐惧症                 D. 发育迟缓

43. 一种稳定的心理特征,无好坏之分,指的是（　　　）。

    A. 动机         B. 气质         C. 情绪         D. 自我意识

44. 对培养幼儿社会适应能力起决定性作用的社会性因素是（　　　）。

    A. 家庭         B. 社会环境         C. 托幼园所         D. 社会文化

45. 做决定的时候和孩子一起进行讨论的家长,其养育态度是（　　　）。

    A. 专制型         B. 溺爱型         C. 放任型         D. 民主型

46. 父母对幼儿没要求,也不关注幼儿的需求和发展,甚至不关心、爱护。这种养育态度是（　　　）。

    A. 专制型         B. 溺爱型         C. 放任型         D. 民主型

47. 师生关系和班级气氛会对幼儿心理产生重大影响,其中关键的是（　　　）。

    A. 教师         B. 幼儿         C. 家长         D. 幼儿园

48. 幼儿任性、霸道,缺乏自制力,唯我独尊,和集体格格不入。培养出这种幼儿的家庭教养方式往往是（　　　）。

    A. 专制型         B. 溺爱型         C. 放任型         D. 民主型

49. 是重要的教育资源,而且是隐形的教育资源,能对幼儿产生熏陶、感染作用,指的是（　　　）。

    A. 社会         B. 家庭         C. 艺术         D. 环境

50. 幼儿园开展心理咨询的目的是（　　　）。

    A. 及早对幼儿开展心理咨询工作

    B. 对幼儿进行健康观察

    C. 及早发现有心理障碍的幼儿并给予矫正

    D. 对幼儿的心理健康进行教育

51. 幼儿园应开展健康监测,坚持做好晨检及全日健康观察,对传染病做到（　　　）。

    A. 早发现、早隔离、早治疗         B. 早诊断、早隔离、早治疗

    C. 及早发现,给予治疗           D. 早消毒、早隔离、早治疗

52. 关于开展心理咨询,加强保健措施,以下说法错误的是（　　　）。

    A. 幼儿园可建立专门的心理咨询室

    B. 对心理行为异常的幼儿,建立观察记录档案

    C. 开展健康监测,做好晨检及全日健康观察

    D. 创设适宜环境,帮助幼儿学习交往技能

53. 对孩子进行性教育时,应注意（　　　）。

    A. 两性别优势互补教育         B. 强调男女性别的差异

    C. 打仗爬树游戏只能男孩玩         D. 避免过早认识性器官

54. 帮助儿童学习良好的生活习惯,学会调节自己的情绪,学会社会交往技能,对儿

童进行性教育,这属于(　　　)。

    A. 心理辅导　　　B. 心理健康教育　　C. 心理治疗　　　　D. 行为指导

55. 在日常生活中引导幼儿多设身处地为别人着想,这属于(　　　)。

    A. 友爱教育　　　B. 交往能力培养　　C. 良好习惯培养　　D. 移情教育

56. 帮助有社会退缩性行为的幼儿学会社会交往技能的做法,错误的是(　　　)。

    A. 对幼儿进行移情教育　　　　　　B. 多为幼儿创造一些合作的机会

    C. 让幼儿在竞争中取得进步　　　　D. 不要过多保护、溺爱孩子

57. 关于家园合作促进幼儿心理健康的措施,说法错误的是(　　　)。

    A. 面向家长举办心理健康讲座　　　B. 家园共同商讨教育的策略

    C. 教师与家长教育保持一致　　　　D. 以教师的教育措施为主

## 二、判断选择题

1. 健康是指没有疾病或虚弱现象。(　　　)

    A. 正确　　　　　　B. 错误

2. 对于幼儿来说,健康第一重要。(　　　)

    A. 正确　　　　　　B. 错误

3. 心理健康的首要条件是智力正常。(　　　)

    A. 正确　　　　　　B. 错误

4. 智商低于 90 的幼儿可能存在智力低下问题。(　　　)

    A. 正确　　　　　　B. 错误

5. 情绪既是一种心理过程,又是心理活动赖以进行的背景。(　　　)

    A. 正确　　　　　　B. 错误

6. 人际关系和谐是学前儿童心理健康的标志之一。(　　　)

    A. 正确　　　　　　B. 错误

7. 人正常生活的最基本的心理条件是行为统一协调。(　　　)

    A. 正确　　　　　　B. 错误

8. 情绪反映在对客观现实的稳定态度和习惯化了的行为方式之中。(　　　)

    A. 正确　　　　　　B. 错误

9. 应当培养学前儿童活泼开朗、乐观、自信,积极主动、诚实、勇敢的性格。(　　　)

    A. 正确　　　　　　B. 错误

10. 具有良好自我意识的幼儿,能了解自己,悦纳自己,体验自己的存在价值。(　　　)

    A. 正确　　　　　　B. 错误

11. 幼儿的恐惧主要来自父母、成人的恐吓和幼儿自身的直接感受。(　　　)

    A. 正确　　　　　　B. 错误

12. 幼儿期恐惧症也需要进行专门治疗。(　　　)

    A. 正确　　　　　　B. 错误

13. 矫治幼儿期恐惧,任何情况下都不可采用恐吓、威胁的方法教育幼儿。(　　　)

A. 正确　　　　　B. 错误

14. 遗尿分为原发性遗尿和继发性遗尿两种。（　　）
  A. 正确　　　　　B. 错误

15. 幼儿在 3 岁以上仍不能控制排尿，可称为遗尿症。（　　）
  A. 正确　　　　　B. 错误

16. 幼儿大部分遗尿症都与生理因素有关。（　　）
  A. 正确　　　　　B. 错误

17. 及时治疗疾病是遗尿症最基本的矫正方法。（　　）
  A. 正确　　　　　B. 错误

18. 家长对幼儿过于溺爱，有求必应，造成幼儿任性霸道，幼儿出现攻击性行为的可能性较大。（　　）
  A. 正确　　　　　B. 错误

19. 对待幼儿攻击性行为既不可迁就姑息，也不可体罚。（　　）
  A. 正确　　　　　B. 错误

20. 有的幼儿出现"人来疯"现象，这可能是攻击性行为的表现。（　　）
  A. 正确　　　　　B. 错误

21. 攻击性行为属于不良习惯，成人应及早查明原因，给予矫正。（　　）
  A. 正确　　　　　B. 错误

22. 攻击性行为、说谎都是儿童品行障碍的表现。（　　）
  A. 正确　　　　　B. 错误

23. 对于幼儿的无意说谎，成人应该严厉指责和批评。（　　）
  A. 正确　　　　　B. 错误

24. 学前儿童由于认知水平低，常把希望发生的事情当作已经发生的事情来描述，这种说谎属于无意说谎。（　　）
  A. 正确　　　　　B. 错误

25. 幼儿为了得到表扬、奖励或逃避责备、惩罚，故意编造谎言，属于有意说谎。（　　）
  A. 正确　　　　　B. 错误

26. 教师对口吃的幼儿要用多种方式，可以用强迫的方式进行矫正。（　　）
  A. 正确　　　　　B. 错误

27. 口吃的发生大多是因发音器官或神经系统有缺陷。（　　）
  A. 正确　　　　　B. 错误

28. 对于因发育迟缓而发生的口吃，成人应及时给予纠正。（　　）
  A. 正确　　　　　B. 错误

29. 解除幼儿的心理紧张是矫正口吃的首要方法。（　　）
  A. 正确　　　　　B. 错误

30. 学前儿童偶尔抚弄或玩弄自己的性器官，这在生长发育过程中属正常现象。
  （　　）

A. 正确    B. 错误

31. 学前儿童习惯性阴部摩擦,通常女幼儿比男幼儿多。(  )
  A. 正确    B. 错误

32. 家长发现幼儿用手玩弄和摩擦生殖器后,应及时制止,可适当采用惩罚。(  )
  A. 正确    B. 错误

33. 家长发现幼儿有习惯性阴部摩擦行为,要利用多种方式分散幼儿对性器官的过
  分注意。(  )
  A. 正确    B. 错误

34. 治疗学前儿童多动症,宜使用药物治疗。(  )
  A. 正确    B. 错误

35. 儿童期多动症通常女孩多于男孩。(  )
  A. 正确    B. 错误

36. 铅中毒可导致幼儿多动症。(  )
  A. 正确    B. 错误

37. 多动症的症状可随年龄的增长逐渐消失,因此不必矫治。(  )
  A. 正确    B. 错误

38. 对多动症幼儿进行矫正,可以引导他们在集体活动中遵守一定的行为规范,加强
  动作练习。(  )
  A. 正确    B. 错误

39. 影响学前儿童心理健康的因素包括生理因素、心理因素和社会因素。(  )
  A. 正确    B. 错误

40. 幼儿从小缺少运动,家长没时间和幼儿亲热,使得幼儿的皮肤处于"饥渴"状态,
  会引起幼儿感觉统合失调。(  )
  A. 正确    B. 错误

41. 对于感觉统合失调的幼儿,矫正的关键是让幼儿"动"起来。(  )
  A. 正确    B. 错误

42. 后天的脑损伤会影响幼儿的智力,诱发一系列行为问题。(  )
  A. 正确    B. 错误

43. 用独木桥帮幼儿找到"平衡统合能力",这是采用游戏治疗法来矫正感觉统合失
  调。(  )
  A. 正确    B. 错误

44. 幼儿多层次需要得不到满足,就会产生不良的情绪。(  )
  A. 正确    B. 错误

45. 自我意识是一种稳定的心理特征,无好坏之分。(  )
  A. 正确    B. 错误

46. 到了一定年龄,仍自我评价过高,就会阻碍个性的健全发展。(  )
  A. 正确    B. 错误

47. "专制型"的家长通常采取引导的方式向幼儿提出明确的行为标准。（　　　）

    A. 正确　　　　　　B. 错误

48. 家长的养育态度一般可分为溺爱型、专制型、放任型和安全型四种。（　　　）

    A. 正确　　　　　　B. 错误

49. 家庭对培养幼儿社会适应能力起决定性作用。（　　　）

    A. 正确　　　　　　B. 错误

50. 幼儿园可建立专门的心理咨询室,接待幼儿及其家长,早发现早矫正。（　　　）

    A. 正确　　　　　　B. 错误

51. 对体弱及心理行为异常的幼儿,教师要一视同仁,不可专门建立观察记录档案。
    （　　　）

    A. 正确　　　　　　B. 错误

52. 教师应用自然的语气和表情回答幼儿提出的有关性的问题。（　　　）

    A. 正确　　　　　　B. 错误

53. 当幼儿受到挫折和委屈时,允许幼儿通过合理的方式宣泄,以减轻心理压力。
    （　　　）

    A. 正确　　　　　　B. 错误

54. 性教育应该是"两性别优势互补教育"。（　　　）

    A. 正确　　　　　　B. 错误

55. 家庭教育和幼儿园教育一致,对幼儿个性的形成和健康发展有利。（　　　）

    A. 正确　　　　　　B. 错误

## 三、简答题

1. 简述幼儿期恐惧症的矫正方法。
2. 简述学前儿童攻击性行为的矫正方法。
3. 简述学前儿童口吃发生的原因。
4. 简述学前儿童口吃的矫正方法。
5. 简述学前儿童习惯性阴部摩擦的矫正方法。
6. 简述学前儿童多动症发生的原因。
7. 简述学前儿童多动症的矫正方法。
8. 如何开展幼儿园性教育?

## 四、论述题

1. 结合实际来谈谈幼儿园应如何开展各项活动,进行心理健康教育。
2. 举例说明维护和促进学前儿童心理健康的措施。

## 五、案例分析题

1. 星期一,3岁的乐乐到幼儿园告诉小朋友,周末爸爸带他去动物园玩了。动物园可真好玩,他把零食分享给大象和犀牛,摸了狮子和河马,它们可温顺了。他还坐了鸵鸟拉的小马车……晚上,叶老师打电话给乐乐的妈妈:"这孩子又说谎了,家长要注意教育引导。"

　　问题:(1)乐乐是说谎吗? 是什么原因导致乐乐出现以上行为?

　　　　　(2)教师的做法正确吗? 你有什么建议?

# 第八章　托幼园所的卫生保健制度

◎考纲要求

　　1. 了解幼儿园生活制度的概念和制定生活制度的意义;

　　2. 掌握制定学前儿童生活制度的原则;

　　3. 掌握学前儿童一日活动的内容和各环节的卫生要求;

　　4. 理解幼儿健康检查制度、体格锻炼制度、卫生与消毒制度、信息收集制度的内容;

　　5. 分值比例15%。

## 考点1　了解幼儿园生活制度的概念和制定生活制度的意义

**考点解析**

### 一、托幼园所生活制度的概念

　　托幼园所的生活制度是根据学前儿童各器官活动及心理活动的规律,将学前儿童在幼儿园内一日生活中的主要环节,在时间和程序上固定下来,以形成制度。

### 二、制定生活制度的意义

#### (一)合理的生活制度能促进学前儿童的生长发育

　　制定合理的生活制度,将不同类型的活动穿插安排,使学前儿童的脑力活动与体力活动交替进行,使大脑皮质各个功能区的工作和休息相应变换,从而预防过度疲劳,促进学前儿童的生长发育。

#### (二)正确执行生活制度,能培养学前儿童的良好习惯

　　托幼园所合理的生活制度,每天重复执行,会在学前儿童大脑皮质形成一系列时间性的条件反射,使整个生理活动按一定规律进行,养成学前儿童有规律的生活习惯。**学前儿童年龄越小,越易形成良好的习惯。**

**(三)生活制度是保教人员做好工作的基本保证**

　　组织好学前儿童一日的生活,不但有利于学前儿童的身体健康、生长发育、良好行为习惯的养成,而且能使保教人员**有更多的时间组织学前儿童进行各项活动**。所以生活制度是托幼园所完成学前儿童全面发展教育任务的重要保证。

**【记忆关键点】**

　　概念:生活环节　时间　程序　制度
　　意义:促进生长发育　培养良好习惯　工作的保证

**【考题解析】**

无历年考题

# 考点 2　掌握制定学前儿童生活制度的原则

**考点解析**

## 一、根据学前儿童的年龄和体质安排活动

**(一)不同年龄班级应有不同的作息制度**

不同年龄学前儿童的进餐睡眠、活动和游戏的时间不同,年龄越小睡眠时间越长,学习时间越短。

**(二)不同学前儿童应适当区别对待**

　　学前儿童之间存在着较大的差异性,有的学前儿童精力旺盛,睡眠时间少;有的学前儿童体质弱,需要更多的睡眠时间。对此,生活制度还应该兼顾学前儿童的个别差异。

## 二、根据幼儿的生理活动特点安排活动

　　(一)**早晨 7—10 时**,学前儿童的头脑清醒,是精力最旺盛的时间,可**安排上课**。
　　(二)**上午 10—11 时**,学前儿童神经系统的兴奋性逐渐降低,可安排轻松愉快的**游戏**,消除疲劳。
　　(三)**午餐后**,学前儿童大脑皮质的兴奋已降至最低,需要安排**午睡**。
　　(四)**午睡后**,大脑皮质的兴奋程度又逐渐增高,可让学前儿童做做**体操、游戏**等。
　　(五)**晚上睡眠前**,除洗脸、洗脚外,可安排**安静的活动**。

## 三、根据地区特点及季节变化做适当的调整

(一)各园应根据本地区的**具体地理特征**以及**本园的实际情况**,制定相应的生活制度。

(二)在制定生活制度时,还应考虑到不同**季节的特点**,对生活制度中的部分环节进行适当的调整。必要的话,幼儿园可根据当地的具体情况和需要,制定出不同季节的生活制度。

## 四、根据家长的需要,安排学前儿童入园和离园的时间

考虑学前儿童家长的实际情况和需要,尽量与家长上下班时间相衔接,更好地为家长服务。

制定出合理的一日生活制度后,保教人员不仅要严格执行,还要明确分工、密切配合,坚持一贯性、一致性的原则,以保证学前儿童在园内生活的规律性。学前儿童一日生活的安排,既应该**保证一定的稳定性和规律性**,同时又应该具有相对的灵活性。

**【记忆关键点】**

年龄和体质　生理活动特点　地区特点　季节变化　家长需要

**【考题解析】**

### 一、单项选择题

1.(2019年真题)违反制定生活制度的原则是(　　　)。

A. 根据幼儿的年龄特点和体质安排活动

B. 根据幼儿生理活动的特点安排活动

C. 不需要根据地区的特点及季节的变化做调整

D. 根据家长的需要,安排幼儿入园和离园的时间

【参考答案】C

【解析】本题考查对制定生活制度原则的掌握。幼儿园生活制度要根据地区特点及季节变化做适当的调整,因此选择 C。

### 二、判断选择题

1.(2019年真题)幼儿一日生活的安排,应保证一定的稳定性和规律性,不能调整。(　　　)

A. 正确　　　　　　B. 错误

【参考答案】B

【解析】本题考查对制定生活制度原则的掌握。学前儿童一日生活的安排,既应该保证一定的稳定性和规律性,同时又应该具有相对的灵活性,因此选择 B。

### 三、简答题

1.(2020年真题)简述制定幼儿园生活制度的原则。

【参考答案】略

2.(2021年真题)简述幼儿园如何根据幼儿生理活动的特点安排活动。

【参考答案】略

# 考点3　掌握学前儿童一日活动的内容和各环节的卫生要求

学前儿童一日的主要生活环节有晨检、进餐、睡眠、盥洗、如厕、喝水、集中教学活动、户外活动、来园和离园等内容。

**考点解析一**

进餐的卫生要求

## 一、进餐前

(一)为学前儿童创设舒适、愉快的进餐环境。

(二)让学前儿童洗手,如厕,听音乐、故事,或休息,不做剧烈运动。

(三)注意激发学前儿童的食欲。

## 二、进餐中

(一)不进行说教,以免影响学前儿童的食欲和进餐情绪。

(二)注意培养学前儿童文明的进餐习惯。

(三)注意培养学前儿童良好的卫生习惯。

## 三、进餐后

(一)培养学前儿童擦嘴、漱口、收拾碗筷的良好习惯。

(二)带学前儿童散散步,以利于食物消化和午睡。

**【记忆关键点】**

餐前:创设环境　准备活动　激发食欲

餐中:不说教　进餐习惯　卫生习惯

餐后:习惯　散步

## 【考题解析】

### 一、单项选择题

1.（2020 年真题）教师指导幼儿进餐的正确做法是（　　）。

A. 指导小班幼儿餐前擦桌子、分发碗筷　B. 为幼儿创设舒适、愉快的进餐环境

C. 允许幼儿就餐时说话，左顾右盼　　　D. 餐后带幼儿跑跑步，有利于食物消化

【参考答案】B

【解析】本题考查对进餐环节卫生的掌握。在进餐环节，教师为学前儿童创设舒适、愉快的进餐环境，指导中、大班幼儿餐前擦桌子、分发碗筷，要求幼儿安静就餐，不说话，不左顾右盼，餐后带幼儿散散步，因此选择 B。

2.（2021 年真题）下列关于幼儿进餐中的卫生要求，错误的是（　　）。

A. 教师对幼儿进行说教　　　　　B. 要求幼儿安静地进餐

C. 要求幼儿尽量做到细嚼慢咽　　D. 保持桌面、地面和衣服的清洁

【参考答案】A

【解析】本题考查对进餐环节卫生的掌握。在进餐中，教师不进行说教，以免影响学前儿童的食欲和进餐情绪，因此选择 A。

### 考点解析二

睡眠的卫生要求

学前儿童年龄越小，所需睡眠时间越长。

#### 一、睡前准备工作要做好

（一）要提醒学前儿童如厕。

（二）要求学前儿童不做剧烈运动。

（三）要求学前儿童安静地上床。

#### 二、创造良好睡眠环境

（一）安静。

（二）空气清新。

（三）室内光线不宜太强。

#### 三、培养学前儿童的正确睡姿

以右侧睡和平睡为宜，不蒙头睡，不用手压着心脏腹部、头脸，宜用鼻呼吸。

## 四、培养学前儿童的良好生活习惯

(一)教师要教学前儿童正确的穿脱衣、鞋、袜的顺序和摆放的位置。

(二)教师要教学前儿童自己整理床铺、被褥,以培养学前儿童初步的自理能力。

### 【记忆关键点】

> 睡前准备:如厕　不剧烈运动　安静
> 睡眠环境:安静　空气　光线
> 睡姿:右侧睡　平睡
> 习惯:穿脱顺序　位置　整理

### 【考题解析】

## 一、单项选择题

1.(2020 年真题)下列有关幼儿园的睡前准备工作,正确的是(　　)。

A. 播放律动歌曲　　　　　　　　B. 要求幼儿安静上床

C. 组织幼儿玩捉迷藏游戏　　　　D. 午餐后立即组织幼儿午休

【参考答案】B

【解析】本题考查对睡眠环节卫生的掌握。睡前教师要求学前儿童不做剧烈运动,要安静地上床;午餐后可以组织学前儿童散散步,有利于午睡,因此选择 B。

2.(2021 年真题)关于幼儿睡眠的卫生要求,正确的是(　　)。

A. 卧室光线充足　　　　　　　　B. 及时纠正幼儿的不良睡姿

C. 幼儿上床后可以跟同伴说悄悄话　　D. 睡前组织幼儿玩"老鹰捉小鸡"游戏

【参考答案】B

【解析】本题考查对睡眠环节卫生的掌握。教师要细心观察幼儿睡眠,若发现幼儿有不良睡姿及时纠正,因此选择 B。

## 二、判断选择题

1.(2019 年真题)幼儿的年龄越小,所需的睡眠时间越长。(　　)

A. 正确　　　　　　　B. 错误

【参考答案】A

【解析】本题考查对睡眠环节卫生的掌握。学前儿童年龄越小,所需的睡眠时间越长,因此选择 A。

2.(2020 年真题)正确的睡眠姿势是左侧睡或平睡,不蒙头睡,不用手压着心脏、腹部、头、脸,可以用口呼吸。(　　)

A. 正确　　　　　　B. 错误

【参考答案】B

【解析】本题考查对睡眠环节卫生的掌握。正确的睡眠姿势是右侧睡或平睡,宜用鼻呼吸,因此选择 B。

## 考点解析三

盥洗和如厕的卫生要求

### 一、刷牙

(一)学前儿童养成早晚刷牙、进食后漱口的好习惯。

(二)掌握正确的刷牙方法:上下刷,里外刷,每个牙齿都刷到,尽量刷 3 分钟。

(三)漱口时用力鼓水,反复几次,将水吐掉。

### 二、洗脸

(一)每天早晚要洗脸,外出归来要洗脸。

(二)用流动水或湿毛巾洗。

(三)耳后、脖子都洗到。

### 三、洗手

(一)饭前便后及手脏时学前儿童能主动洗手。

(二)掌握正确的洗手方法:先用流动水淋湿手,再用肥皂或洗手液将手心、手背、手指甲、手指缝反复搓至少 1 分钟,再用流动水冲洗。

### 四、洗澡、洗头

(一)学前儿童应定期洗澡、洗头。

(二)夏季每天可以洗一两次澡,冬季不用每天洗澡时,必须每晚清洗外阴部和脚。

(三)夏季可以隔一两天洗一次头,冬季可以隔三五天或一个星期洗一次。

### 五、剪指甲

每周剪一次手指甲,每两周剪一次脚指甲。

### 六、如厕

(一)不随地大小便。

(二)活动时不尿裤,睡觉时不尿床。

(三)按时排便、排尿,不憋便、尿等。

**(四)中、大班的学前儿童,应学会自己料理大小便和穿、脱裤子。**

学前儿童的洗脸洗脚盆要专人专用,定期清洗消毒。盥洗池厕所、便盆应天天清洗消毒。

**【记忆关键点】**

> 刷牙:早晚 进食后 3分钟
>
> 洗脸:早晚 流动水
>
> 洗手:饭前便后 流动水 肥皂 1分钟
>
> 洗澡、洗头:定期 冬夏
>
> 剪指甲:1周手 2周脚
>
> 如厕:不随地 按时

**【考题解析】**

## 一、单项选择题

1.(2020年真题)下列关于幼儿如厕的卫生要求,正确的是( )。

A. 户外活动时,允许幼儿就地大小便

B. 集体活动时,不允许幼儿如厕

C. 小班的幼儿应学会自己大小便和穿、脱裤子

D. 中、大班的幼儿应学会自己大小便和穿、脱裤子

【参考答案】D

【解析】本题考查对如厕卫生的掌握。中、大班的学前儿童,应学会自己料理大小便和穿、脱裤子,因此选择 D。

## 二、判断选择题

1.(2020年真题)正确的洗手方法是用流动的水淋湿双手,再用洗手液搓洗手心,最后用流动的水冲洗干净。( )

A. 正确　　　　　　B. 错误

【参考答案】B

【解析】本题考查对洗手卫生的掌握。正确的洗手方法是流动水淋湿手,再用洗手液将手心、手背、手指甲、手指缝反复搓,再用流动水冲洗,因此选择 B。

## 考点解析四

喝水的卫生要求

一、上下午各组织一次集体饮水,提醒并允许学前儿童随时喝水。提醒、帮助学前儿童安全有序地取水和取放水杯。

学前儿童应坐在自己的座位上喝水,避免泼洒。提醒学前儿童喝水速度不能太快。

三、学前儿童个人专用水杯每天清洗并消毒。

四、教师注意观察学前儿童的饮水量,剧烈运动后不应喝大量的水。帮助学前儿童学会渴了主动饮水,养成喝白开水的习惯。

### 【记忆关键点】

集体饮水　随时　有序　座位　速度　专用水杯　饮水量　白开水

### 【考题解析】

无历年考题

## 考点解析五

教育活动的卫生要求

### 一、上课活动

(一)时间安排合理

早饭后半小时为宜,上午 9:00—10:00。年龄越小,教学活动时间越短,次数和内容越少。

1. 小班每天安排一节课,10～15 分钟。

2. 中班每天安排两节课,每节 20～25 分钟。

3. 大班每天安排两节课,每节 25～30 分钟,大班末期每节可延长 5 分钟。

（二）室内外清洁

1. 教室保持干净卫生、通风透气、光线充足,桌椅排列有利于人际交流。

2. 体育课、音乐课前用湿拖把拖地。

3. 室外活动避免选择尘土多、不平坦、不干净的地面。

（三）培养正确的姿势

培养正确的坐、立、行、阅读、绘画及握笔的姿势,不提倡手背在后面听课。

## 二、艺术活动卫生

（一）唱歌、朗诵

1. 选择适合学前儿童音域特点的歌曲和朗读材料,不宜演唱成人歌曲,以防止学前儿童声带疲劳。

2. 教给学前儿童正确的发声方法。

3. 唱歌的地点要求无尘,空气新鲜,温度适宜。

4. 唱歌的姿势以立式为主,挺胸抬头。

5. 唱歌时间不宜过长,并注意配合舞蹈、动作训练和音乐欣赏。

6. 中、大班学前儿童可以学习打击乐,培养节奏感。

7. 有音乐才能的学前儿童可个别辅导,培养音乐兴趣。

（二）娱乐活动

幼儿园一般 1～2 周有一次娱乐活动,每学期至少有一次大型**节日活动**,有如下卫生要求:

1. **内容**要适合学前儿童年龄特点,形式活泼多样。

2. **活动场所**要空气流通,照明良好,干净无污染,并注意安全。

（三）电子产品

1. 家园配合,规定学前儿童使用电子产品的**时间**和**内容**,并在成人的指导下进行。

2. 教育学前儿童注意**保护视力**。

3. 电视**图像**清晰,室内要有适当**照明**,减少维生素 A 的消耗。

## 三、游戏活动卫生

游戏是学前儿童的基本活动,是托幼园所对学前儿童进行全面教育的重要形式。

（一）**最好在户外进行**

户外游戏有利于增强机体对外界环境的适应能力,促进新陈代谢,增进健康,满足生理需求。

（二）**注意保持幼儿的愉快情绪**

在安排学前儿童游戏角色时要考虑不同的性格,充分调动积极性,使游戏活动活泼有趣。

（三）**游戏活动时间适当合理**

春、夏、秋季每天不少于 3～4 小时,冬季不少于 2 小时,其中 1 小时为体育活动。

（四）**游戏中注意安全保护**

1. 开展游戏活动要加强安全教育。

2. 游戏前,游戏器材和大型玩具由保教人员帮助搬动。

3. 保教人员要认真检查玩具、器械及场地是否安全和符合卫生要求。

4. 向学前儿童交代注意事项,做好准备活动。

5. 在游戏过程中要加强对学前儿童的监督、照顾和保护,以免发生意外事故。

## 四、体育锻炼卫生

**(一)学前儿童体育锻炼活动的主要任务**

1. 发展基本动作。

2. 提高环境适应能力。

3. 培养良好品质与性格。

4. 激发和养成体育锻炼兴趣和良好习惯。

**(二)学前儿童体育锻炼的活动的途径**

包括日常生活中的体育活动和利用自然因素进行的特殊锻炼——三浴锻炼。

1. 日常体育活动

一般是以体育游戏活动为主,重点是发展学前儿童的基本动作能力。

**日常体育活动卫生要求:科学组织,掌握活动量,培养正确姿势,注意安全防护。**

2. 三浴锻炼

指空气浴、日光浴和水浴锻炼。

(1)空气浴

空气浴锻炼能预防感冒,减少呼吸道疾病的发病率,提高学前儿童对环境变化的适应性,增强肌体对外界不良因素的抵御能力。

**空气浴卫生要求:**

①最好从夏季开始,逐渐过渡到冬季。

②先室内,后室外。

③室温应逐步下降。持续的时间由几分钟延长到 20~30 分钟。

④夏天可结合水浴或游戏进行,冬季可结合舞蹈与形体进行。

⑤空气浴场所要求绿化条件好,空气新鲜。

⑥观察幼儿有无寒战打喷嚏、脸色苍白等状况,若有应立即停止。

⑦身体显著衰弱、有急性呼吸道疾病及其他严重疾病的幼儿则不宜锻炼。

(2)日光浴

日光浴能促进钙、磷吸收,增强学前儿童免疫力,预防和治疗佝偻病。

**日光浴卫生要求:**

①应选择清洁、平坦、干燥、绿化较好、空气流畅但又避开强风的地方。

②日光浴春秋季以上午 10:00—11:00 为宜,夏季以上午 8:00—9:00 为宜,冬季以上午 10:00—12:00 为宜。

③空腹或饭后 1 小时内不宜进行日光浴,日光浴后,不要马上进食。

④进行日光浴时,身体尽量裸露,但要注意保护眼睛。

⑤发现学前儿童出汗过多、精神不振、头部晕痛和心跳加快的现象，要暂停锻炼，立即休息，补充少量水分。

（2）水浴

水浴锻炼能预防反复呼吸道感染，防范手脚冻疮，增强皮肤对寒冷环境的适应能力。

水浴锻炼方法有冷水盥洗擦身、淋浴和游泳等。

**水浴卫生要求：**

①水浴可从温水逐步过渡到冷水。

②提倡长期坚持冷水盥洗，每天用冷水洗手洗脸，预防感冒。

③冷水擦身宜用柔软的湿毛巾，擦洗的部位依次为：上下肢、胸、腹、背，之后用干毛巾擦干身子，将皮肤擦红，不可用力过猛，以免擦伤。

④淋浴先从上肢开始，再到背部、胸腹部、下肢。

⑤游泳结合了水、空气和日光三种自然因素，是一种综合性的锻炼。

**游泳卫生要求：**

①选择晴朗、无风的天气，水温、气温都要适宜。

②游泳池不能太深，注意清洁和安全。

③刚开始时游泳时间不宜太长，可逐步延长。

④饭后 1.5 小时内或空腹状态下，以及患病学前儿童不宜游泳。

⑤教师必须同时参加，每次学前儿童人数不宜太多，便于照顾。

⑥如有面色发青、寒战、腿部抽筋的学前儿童，要立即出池进行护理和治疗。

**一旦学前儿童适应"三浴"锻炼，则"三浴"可在一天内同时进行。**

**【记忆关键点】**

上课活动:时间　清洁　姿势

艺术活动:适合歌曲　发声方法　地点　姿势　时间　打击乐　个别辅导

游戏活动:户外　愉快情绪　时间适当　安全保护

体育锻炼:日常体育活动(组织　活动量　姿势　安全)　三浴(空气浴　日光浴　水浴)　游泳

**【考题解析】**

**一、单项选择题**

1.（2020 年真题）下列关于幼儿如厕的卫生要求，正确的是（　　）。

A. 户外活动时，允许幼儿就地大小便

B. 集体活动时，不允许幼儿如厕

C. 小班的幼儿应学会自己大小便和穿、脱裤子

D. 中、大班的幼儿应学会自己大小便和穿、脱裤子

【参考答案】D

【解析】本题考查对如厕卫生的掌握。中、大班的学前儿童,应学会自己料理大小便和穿、脱裤子,因此选择 D。

2.(2019 年真题)正常情况下,中班幼儿每次集中教学活动的时间是(    )。

A. 10～15 分钟        B. 20～25 分钟        C. 25～30 分钟        D. 30～35 分钟

【参考答案】B

【解析】本题考查对上课活动卫生的掌握。中班幼儿每次集中教学活动时间是 20～25 分钟,因此选择 B。

3.(2019 年真题)幼儿园的基本活动是(    )。

A. 游戏        B. 教学活动        C. 户外体育活动        D. 日常生活活动

【参考答案】A

【解析】本题考查对游戏活动卫生的掌握。游戏是幼儿园的基本活动,因此选择 A。

4.(2019 年真题)正常情况下,幼儿每日户外活动时间至少不少于(    )。

A. 1 小时        B. 2 小时        C. 3 小时        D. 4 小时

【参考答案】B

【解析】本题考查对户外活动卫生的掌握。《幼儿园工作规程》第 18 条规定,正常情况下,幼儿每日户外活动时间至少不少于 2 小时,因此选择 B。

5.(2020 年真题)幼儿每日户外体育活动的时间不得少于(    )。

A. 半小时        B. 1 小时        C. 2 小时        D. 3 小时

【参考答案】B

【解析】本题考查对游戏活动卫生的掌握。户外游戏活动时间冬季不少于 2 小时,其中 1 小时为体育活动,因此选择 B。

6.(2021 年真题)下列关于"三浴"锻炼的描述,正确的是(    )。

A. 空气浴最好从夏季开始        B. 空腹可以进行日光浴

C. 饭后立即组织幼儿游泳        D. 空气浴锻炼应先从室外开始

【参考答案】A

【解析】本题考查对体育锻炼卫生的掌握。空气浴最好从夏季开始,先室内,后室外;空腹不宜进行日光浴;饭后 1.5 小时内不宜游泳。因此选择 A。

7.(2022 年真题)下列关于教育活动的卫生要求,正确的是(    )。

A. 教学活动安排在午休后        B. 唱歌的姿势以立式为主

C. 组织婴幼儿观看惊险动画片        D. 大班每节课安排 20 ～25 分钟

【参考答案】B

【解析】本题考查对教育活动卫生的掌握。教学活动要安排在上午,大班每节课安排 25～30 分钟,适合婴幼儿观看的影视内容要简单化、幼儿化,唱歌的姿势以立式为主。因此选择 B。

## 二、判断选择题

1.(2021年真题)幼儿年龄越小,教学活动时间要越短,但次数要越多。(　　)

A. 正确　　　　　　　　B. 错误

【参考答案】B

【解析】本题考查对上课活动卫生的掌握。幼儿年龄越小,教学活动时间要越短,次数和内容越少,因此选择 B。

2.(2021年真题)户外游戏活动内容丰富多彩,活动效果明显,能满足幼儿的生理需求。因此,幼儿游戏最好在户外进行。(　　)

A. 正确　　　　　　　　B. 错误

【参考答案】A

【解析】本题考查对游戏活动卫生的掌握。游戏活动最好在户外进行,因此选择 A。

3.(2019年真题)幼儿园夏季日光浴最佳时间是上午 10:00—12:00。(　　)

A. 正确　　　　　　　　B. 错误

【参考答案】B

【解析】本题考查对体育锻炼卫生的掌握。夏季日光浴以上午 8:00—9:00 为宜,因此选择 B。

4.(2020年真题)"三浴"是指空气浴、日光浴、水浴。(　　)

A. 正确　　　　　　　　B. 错误

【参考答案】A

【解析】本题考查对体育锻炼卫生的掌握。"三浴"是指空气浴、日光浴、水浴,因此选择 A。

5.(2021年真题)提倡幼儿长期坚持冷水盥洗,每天用冷水洗手洗脸,可提高幼儿对冷刺激的抵抗力,预防感冒。(　　)

A. 正确　　　　　　　　B. 错误

【参考答案】A

【解析】本题考查对体育锻炼卫生的掌握。对幼儿应提倡长期坚持冷水盥洗,每天用冷水洗手洗脸,可提高幼儿对冷刺激的抵抗力,预防感冒,因此选择 A。

## 三、简答题

1.(2021年真题)试论述托幼园所游戏活动的卫生要求,并以"老鹰捉小鸡"游戏活动为例进行说明。

【参考答案】略

### 考点解析六

日托学前儿童来园及离园的卫生要求

学前儿童的来园及离园是托幼园所和家庭联系的重要环节,是教师与家长互通信息、交流孩子生活状况、提出一致的保教措施的重要沟通时刻。

## 一、来园

(一)做好活动室的清洁卫生及通风换气工作,冬季做好采暖工作。

(二)热情接待并向家长了解学前儿童在家的表现及健康状况。

(三)进行晨检,并对学前儿童提出一日的卫生要求。

(四)每班教室应安排生活柜,方便学前儿童来园后有固定的地方放置物品。

(五)教育学前儿童不带危险物品入园。

(六)对刚入园的学前儿童,要耐心做好安抚工作。

## 二、离园

(一)教育学前儿童把玩具、桌、椅等放置好,穿戴整齐。

(二)教师将学前儿童亲自交给家长,此时可向家长进行一些家教指导。

(三)学前儿童全部接走后,教师收拾好活动室,然后巡视一遍,确定没有孩子再锁门。

(四)个别晚接的学前儿童,本班教师亲自交给值班人员,确保学前儿童安全。

(五)若有家长来访,教师要耐心解答家长的疑问,与家长友好交流。

(六)班级通知可在本班门口贴出,以便家长及时知道。

## 【记忆关键点】

来园:卫生　通风　热情接待　晨检　一日卫生要求　生活柜　危险物品　安抚
离园:整理　亲自交给家长　收拾　巡视　锁门　值班人员　家长来访　班级通知

## 【考题解析】

### 一、单项选择题

1.(2021年真题)下列关于幼儿离园环节的安全管理,错误的是(　　)。

A. 凭接送卡任何人都可以接走幼儿　　B. 下班前应确保班级没有幼儿

C. 离园时应再次清点幼儿的人数　　D. 教师要亲自将晚接的幼儿交给值班人员

【参考答案】A

【解析】离园时教师要将幼儿亲自交给家长,而不是凭接送卡任何人都可以接走幼儿。因此选择 A。

# 考点4　理解幼儿健康检查制度、体格锻炼制度、 卫生与消毒制度、信息收集制度的内容

**考点解析一**

学前儿童健康检查制度

## 一、入园前健康检查

学前儿童入园前必须经过全身体格检查，以便托幼园所了解学前儿童的身体状况及生长发育特点，并鉴定其是否能过集体生活。托幼园所一般是收无传染疾病或无其他严重疾病的学前儿童。

**（一）入园前健康检查，通常是在所在地的妇幼卫生保健院所进行。**

**（二）此检查只在一个月内有效。**

**（三）对离园时间较长或去外地的儿童（1个月以上），再入园必须重新体检。**

## 二、入园后健康检查

**（一）儿童入园后每年要定期进行健康检查。**

1. 12个月以内，每3个月检查一次，1周岁时做一次总的健康评价。

2. 1～3岁，每半年检查一次，3岁时做一次总的健康评价。

3. 3～6（7）岁时，每年检查一次，6（7）岁时做一次总的健康评价。

**（二）对生长发育指标低于或高出正常范围的儿童，应注意动态观察，分析原因，采取有效的措施。**

## 三、晨、午、晚间的检查

为了及时发现疾病，在学前儿童早晨起床或入园时、中午起床后，及晚间入睡前（寄宿制幼儿园），均应进行健康情况的观察。

晨检的重点内容：一问、二摸、三看、四查。

"一问"是指询问家长，学前儿童有无不舒服，在家的饮食、睡眠、排便等生活情况。

"二摸"是指摸学前儿童的额部，了解体温是否正常，摸颈部淋巴结及腮腺有无肿大。

"三看"是指查看学前儿童的咽喉部是否发红，脸色、皮肤和精神状况等有无异常。

"四查"是指检查学前儿童是否携带不安全物品到幼儿园，一旦发现问题及时处理。

## 四、全日观察

在园内的一日生活中，保教人员应对学前儿童进行随时观察。

观察的重点：食欲状况、精神状况、大小便情况、睡眠情况、体温情况等，必要时请医生检查，以做到对疾病的早发现、早隔离、早治疗。

## 【记忆关键点】

入园前　入园后　晨、午、晚间检查　全日观察（随时观察）
晨检：一问（家长）　二摸（额、颈、淋巴结、腮腺）
三看（咽喉、脸色、皮肤、精神状况）　四查（不安全物品）

## 【考题解析】

### 一、单项选择题

1.（2019 年真题）幼儿入园时所需要的健康检查有效期是（　　）。

A. 1 个月　　　　　B. 3 个月　　　　　C. 6 个月　　　　　D. 1 年

【参考答案】A

【解析】幼儿入园时所需要的健康检查只有 1 个月内有效。因此选择 A。

2.（2020 年真题）幼儿园的晨检内容可概况为："一问""二摸""三看""四查"。其中"四查"是指（　　）。

A. 询问家长，幼儿有无不舒服，在家的饮食、睡眠、排便等生活情况

B. 摸幼儿的额部，了解体温是否正常，摸幼儿颈部淋巴结及腮腺有无肿大

C. 认真查看幼儿的咽喉部是否发红，幼儿的脸色、皮肤和精神状况等有无异常

D. 检查幼儿是否携带不安全物品到幼儿园来，一旦发现问题及时处理

【参考答案】D

【解析】本题考查对晨检卫生的掌握。"四查"指检查幼儿是否携带不安全物品到幼儿园来。因此选择 D。

### 二、判断选择题

1.（2021 年真题）对幼儿进行全日健康观察的目的是做到对疾病的早发现、早隔离、早治疗。（　　）

A. 正确　　　　　B. 错误

【参考答案】A

【解析】此题表述正确。

### 三、简答题

1.（2019 年真题）简述幼儿园晨间检查的内容。

【参考答案】略

**考点解析二**

> 体格锻炼制度

幼儿园要有组织地经常开展适合学前儿童的游戏及体育活动。

**一、在正常天气下，每天坚持 2 小时以上户外活动，并加强冬季锻炼。**

**二、要创造条件，充分利用日光、空气、水等自然因素，有计划地锻炼学前儿童体格。**

**三、要做好运动前的准备工作，加强运动中的保护，避免运动伤害。**

**四、体格锻炼要循序渐进，运动量和运动项目要适合学前儿童年龄特点，对个别体弱学前儿童要给予特殊照顾。**

**【记忆关键点】**

> 2 小时　户外活动　创造条件　有计划　运动前准备　运动中保护
> 循序渐进　运动量　运动项目　特殊照顾

**【考题解析】**

**一、单项选择题**

1.(2021 年真题)下列关于托幼园所婴幼儿体格锻炼制度，做法错误的是(　　　)。

A. 对体弱幼儿要给予特殊照顾

B. 加强运动中的保护，避免运动伤害

C. 运动项目和运动量要适合婴幼儿的年龄特点

D. 婴幼儿每天要坚持 1 小时以上户外活动

【参考答案】D

【解析】婴幼儿每天要坚持 2 小时以上户外活动，因此选择 D。

**考点解析三**

> 卫生与消毒制度

### 一、环境卫生制度

**(一)室内**

1. 每天在学前儿童入园前做好清洁卫生工作。
2. 音乐课和体育课前用湿拖把拖地,避免尘埃飞扬。
3. 保持空气流通、阳光充足,冬天也要定时开窗通风换气。
4. 要有防蚊、防蝇、防暑和取暖设备。

**(二)室外**

1. 室外每天一小扫,每周一大扫。
2. 做到环境整洁,无杂草,无碎砖石。
3. 活动场地周围不堆放杂物,下水道畅通,无积水。
4. 垃圾箱设在远离活动场地处,并加盖。
5. 进行定人、定点、定期检查。

**(三)厕所**

1. 要清洁通风,每天打扫干净,每周用消毒水消毒一次。
2. 便盆每次用后要立即倾倒,刷洗干净,每日用消毒液浸泡。
3. 3岁以上学前儿童提倡用蹲式厕所。

**(四)玩教具**

1. 保持清洁,定期消毒、清洗。
2. 学前儿童桌椅高度应符合要求。

**(五)绿化**

要有计划搞好绿化,以净化空气、美化环境、陶冶情操为宗旨,促进幼儿身心健康发展。

### 二、个人卫生制度

(一)儿童日常生活用品专人专用,保持清洁。

(二)培养儿童良好的卫生习惯。

(三)工作人员应保持仪表整洁,注意个人卫生。

### 三、消毒制度

为了预防疾病发生,以及切断传染病的传播途径,防止传染病病原体侵入机体,托幼园所应建立并严格执行消毒制度,对学前儿童的饮食用具及用品进行经常性的消毒。

**(一)餐具消毒**:用完后要及时洗净,每日煮沸一次,一般5～10分钟,取出后注意保洁。

**(二)水果消毒**:食用前用清水洗净或用高锰酸钾溶液消毒,然后削皮。

**(三)玩具消毒**:定期在阳光下暴晒,或用0.1%过氧乙酸消毒。

**(四)被褥、床单消毒**:定期洗晒,发生传染病时可用煮沸法或一定浓度的消毒剂消毒。

**(五)图书消毒**:定期在阳光下翻晒消毒或用紫外灯消毒。

**(六)便盆消毒**:定期消毒,可用含氯石灰(原称为漂白粉)或过氧乙酸溶液浸泡。

(七)空气消毒:活动室和卧室要经常开窗,通风换气。传染病发生后可用食醋蒸熏或用漂白粉喷雾。

(八)门把手、水龙头要保持清洁,每天消毒一次。

(九)有游泳池的托幼园所,应按环境卫生有关条例要求,做好水的消毒。

## 【记忆关键点】

环境卫生:室内 室外 厕所 玩教具 绿化

个人卫生:专人专用 卫生习惯 工作人员

消毒制度:餐具(煮沸) 水果(清洗、削皮) 玩具(暴晒) 被褥、床单(洗晒)
  图书(阳光、紫外灯) 便盆(定期消毒) 空气(开窗、通风) 门把手、水龙头(每天消毒) 游泳池(水的消毒)

## 【考题解析】

### 一、单项选择题

1.(2021年真题)幼儿园不适合暴晒消毒的物品是( )。

A. 餐具 B. 图书 C. 玩具 D. 被褥、床单

【参考答案】A

【解析】餐具用完后要及时洗净,每日煮沸一次。因此选择 A。

2.(2020年真题)幼儿园里适合使用紫外线消毒的物品是( )。

A. 图书 B. 便盆 C. 水果 D. 餐具

【参考答案】A

【解析】幼儿园里适合使用紫外线消毒的物品是图书。因此选择 A。

3.(2021年真题)下列关于幼儿园常用的消毒方法,正确的是( )。

A. 水果用高温消毒 B. 图书用漂白粉消毒

C. 餐具每天暴晒消毒 D. 玩具要定期暴晒消毒

【参考答案】D

【解析】水果洗净削皮吃,图书可暴晒消毒,餐具煮沸消毒,玩具要定期暴晒消毒。因此选择 D。

## 考点解析四

信息收集制度

一、托幼园所应当建立健康档案，包括：托幼园所工作人员健康合格证、学前儿童入园健康检查表、学前儿童健康检查表或手册、学前儿童转园健康证明。

二、托幼园所应当对卫生保健工作进行记录，内容包括：出勤、晨午检及全日健康观察、膳食管理、卫生消毒、营养性疾病、常见病、传染病、伤害和健康教育等记录。

三、工作记录和健康档案应当真实、完整、字迹清晰。工作记录应当及时归档，至少保存 3 年。

四、定期对学前儿童出勤、健康检查、膳食营养、常见病和传染病等进行统计分析，掌握学前儿童健康及营养状况。

## 【记忆关键点】

健康档案　工作记录　归档保存 3 年　定期统计分析

## 【考题解析】

### 一、判断选择题

1.（2019 年真题）托幼园所的工作记录应当及时归档，至少保存 1 年。（　　　）

A. 正确　　　　　　B. 错误

【参考答案】B

【解析】托幼园所的工作记录应当及时归档，至少保存 3 年。因此选择 B。

## 精编习题

### 一、单项选择题

1. 托幼园所的生活制度是将学前儿童在幼儿园内一日生活中的主要环节，在以下方面固定下来，形成制度。（　　　）

　　A. 时间和要求　　B. 时间和程序　　C. 步骤和程序　　D. 行为和习惯

2. 以下属于制定生活制度意义的是（　　　）。

　　A. 纠正学前儿童的不良习惯　　　　B. 激发学前儿童的良好情绪

　　C. 促进学前儿童的生长发育　　　　D. 促进保教人员的心理健康

3. 学前儿童吃饭时食欲旺盛，就寝时按时入睡，活动时精力充沛，这是由于（　　）。

　　A. 生活制度的正确执行　　　　　B. 保教人员的严格管理

　　C. 学前儿童的生理发育特点　　　D. 学前儿童的性格情绪

4. 在制定托幼园所的生活制度时，以下说法正确的是（　　）。

　　A. 不同年龄班作息时间应当一致

　　B. 上午9—11时适合安排集中教学活动

　　C. 可以根据家长的需要安排入园离园时间

　　D. 各地区生活制度应当保持相同

5. 在托幼园所小、中、大班的进餐、睡眠、活动和游戏时间都不同，体现出制定生活制度需要遵循以下原则（　　）。

　　A. 根据学前儿童的年龄和体质安排活动

　　B. 根据学前儿童的生理活动特点安排活动

　　C. 根据地区特点及季节变化做适当的调整

　　D. 根据家长的需要，安排学前儿童入园和离园的时间

6. 以下做法符合根据学前儿童的年龄和体质安排活动原则的是（　　）。

　　A. 体质较弱的儿童，安排更多的睡眠时间

　　B. 下午大脑皮质的兴奋度不如上午，不再安排教学活动

　　C. 夏季昼长夜短，入园的时间可适当提前

　　D. 儿童入园的时间，可根据家长的需要适当地提前

7. 以下做法符合根据学前儿童的生理活动特点安排活动原则的是（　　）。

　　A. 吃饭较慢的儿童，安排较长的就餐时间

　　B. 午餐后儿童大脑皮质的兴奋已降到最低，需安排午睡

　　C. 夏季昼长夜短，儿童入园的时间可适当提前

　　D. 儿童离园的时间，可以根据家长的需要适当地推迟

8. 学前儿童一日生活的安排，既应该保证一定的稳定性和规律性，同时又应该具有相对的（　　）。

　　A. 灵活性　　　　B. 发展性　　　　C. 主体性　　　　D. 整体性

9. 学前儿童进餐前，保教人员应当做的工作不包括（　　）。

　　A. 指导值日生分发碗筷　　　　B. 让幼儿洗手、如厕

　　C. 户外运动，激发食欲　　　　D. 赞美食物，激发食欲

10. 学前儿童进餐时，保教人员可以进行如下指导（　　）。

　　A. 进行进餐比赛　　　　　　　B. 允许边聊天边进餐

　　C. 提醒保持桌面清洁　　　　　D. 对当天问题进行说教

11. 以下属于培养学前儿童进餐习惯的是（　　）。

　　A. 保持桌面清洁　　　　　　　B. 不掉饭、漏饭

　　C. 不用衣袖擦嘴　　　　　　　D. 不挑食、不剩饭

12. 以下属于学前儿童进餐时良好卫生习惯的是（　　　）。

  A. 安静就餐       B. 细嚼慢咽

  C. 不掉饭、漏饭     D. 不挑食、不剩饭

13. 进餐后保教人员应当做的卫生工作是（　　　）。

  A. 创设舒适、愉快的休息环境  B. 养成学前儿童收拾碗筷的良好习惯

  C. 对当天就餐问题进行说教   D. 立即带幼儿到卧室午睡

14. 关于学前儿童进餐的卫生要求，正确的是（　　　）。

  A. 进餐的环境应安静、清洁   B. 允许不吃不合口味的食物

  C. 允许用餐期间交流说话   D. 进餐后立即去卧室午睡

15. 组织学前儿童睡眠时，保教人员应当注意（　　　）。

  A. 午饭后立即组织入睡   B. 睡前播放律动音乐

  C. 卧室光线不宜太强    D. 起床后统一由保育员整理床铺

16. 良好的睡眠环境不包括（　　　）。

  A. 安静温馨  B. 空气清新  C. 光线不宜太强  D. 音乐舒缓

17. 学前儿童正确的睡姿是（　　　）。

  A. 右侧睡和平睡     B. 左侧睡和平睡

  C. 右侧睡和左侧睡    D. 左侧睡和俯卧睡

18. 托幼园所学前儿童午睡的卫生要求不包括（　　　）。

  A. 睡前准备工作要做好   B. 创造良好睡眠环境

  C. 培养早睡早醒的习惯   D. 培养良好生活习惯

19. 关于学前儿童盥洗，以下说法正确的是（　　　）。

  A. 刷牙尽量保持 1 分钟以上  B. 睡前饭后要洗脸

  C. 用流动水搓洗手至少 1 分钟 D. 冬季每晚洗外阴部和脚

20. 在组织学前儿童如厕时，以下符合卫生要求的是（　　　）。

  A. 户外活动时不允许学前儿童如厕

  B. 集体活动时不允许学前儿童如厕

  C. 小班学前儿童要学会自己穿脱裤子

  D. 中、大班学前儿童应学会自己料理大小便

21. 托幼园所，教师组织学前儿童集体饮水的正确的做法是（　　　）。

  A. 来园离园的时候    B. 户外活动后

  C. 上下午各组织一次    D. 午睡起床后

22. 以下关于学前儿童喝水的卫生要求正确的是（　　　）。

  A. 在规定的时间喝水    B. 运动后要大量喝水

  C. 不能在活动室喝水    D. 喝水速度不能太快

23. 学前儿童取水和取放水杯时的卫生要求是（　　　）。

  A. 定时饮水  B. 安全有序   C. 边走边喝   D. 即喝即走

24. 关于托幼园所上课活动时间安排,以下说法正确的是（　　　）。

　　A. 年龄越小,教学活动次数和内容越少

　　B. 一般在早饭后或午睡后半小时安排

　　C. 中、大班每天安排两节,大班后期可增加一节

　　D. 一般每节时间为 20 分钟左右,小班可以适当缩短

25. 关于托幼园所上课活动时间安排,以下说法正确的是（　　　）。

　　A. 小班每节 5～10 分钟　　　　　B. 中班每节 15～25 分钟

　　C. 大班每节 25～30 分钟　　　　　D. 每节一般为 15～20 分钟

26. 托幼园所进行教学活动时,需保持室内外清洁,以下做法正确的是（　　　）。

　　A. 保持干净卫生、光线充足、关闭门窗避免噪声

　　B. 桌椅固定排列有利于人际交流,便于习惯养成

　　C. 体育课或音乐课前用湿拖把拖地,以免尘土飞扬

　　D. 室外可选择不平坦的地面进行运动,锻炼平衡能力

27. 托幼园所的艺术活动卫生要求,以下表述正确的是（　　　）。

　　A. 选择学前儿童喜欢的歌曲　　　B. 唱歌姿势以坐式为宜

　　C. 唱歌时间以学会唱为宜　　　　D. 教给学前儿童正确的发声方法

28. 下列关于开展托幼园所娱乐活动,说法正确的是（　　　）。

　　A. 内容要具有教育意义,反映社会热点

　　B. 内容要简单化、幼儿化,不宜看电影、电视

　　C. 活动场所要空气流通,照明良好,干净安全

　　D. 一般每个月开展一次大型娱乐活动

29. 学前儿童的基本活动,也是托幼园所实施全面教育的重要形式,指的是（　　　）。

　　A. 游戏活动　　　B. 教学活动　　　C. 体育活动　　　D. 生活活动

30. 游戏是学前儿童的基本活动,最佳活动地点是（　　　）。

　　A. 户外　　　　　B. 活动室　　　　C. 盥洗室　　　　D. 专门的游戏室

31. 户外游戏活动时间,春、夏、秋季每天不少于（　　　）。

　　A. 0.5～1 小时　　B. 1～2 小时　　　C. 2～3 小时　　　D. 3～4 小时

32. 托幼园所游戏活动中要注意安全保护,下列做法正确的是（　　　）。

　　A. 游戏前,游戏器材和玩具由学前儿童自主摆放

　　B. 保教人员定期检查玩具、器械及场地是否安全

　　C. 仔细向学前儿童交代注意事项,做好准备活动

　　D. 在安全教育的基础上对游戏中的学前儿童放手放眼

33. 托幼园所日常体育活动的形式以体育游戏活动为主,重点是发展学前儿童的（　　　）。

　　A. 体质　　　　　B. 适应能力　　　C. 运动能力　　　D. 基本动作能力

34. 以下关于体育活动和发展能力的说法,正确的是（　　　）。

A. 单脚连跳发展平衡性　　　　　　B. 反复侧跳发展耐力

C. 体前屈发展灵敏性　　　　　　　D. 立定跳远发展爆发力

35. 关于组织幼儿体育活动,下列做法错误的是(　　)。

A. 注重技巧训练　B. 掌握运动量　C. 培养正确姿势　D. 注意安全防护

36. 下列不属于"三浴"锻炼的是(　　)。

A. 空气浴　　　　B. 日光浴　　　　C. 冷气浴　　　　D. 水浴

37. 关于学前儿童空气浴,下列说法正确的是(　　)。

A. 空气浴一年四季都适用　　　　　B. 空气浴必须在室外进行

C. 体质越弱越适合参加　　　　　　D. 空气浴的场所要求绿化条件好

38. 关于学前儿童日光浴,下列说法正确的是(　　)。

A. 日光浴春、秋、秋季适用　　　　B. 最好在饭后 1 小时或空腹状态进行

C. 身体尽量裸露,但要注意保护眼睛　D. 日光浴锻炼之后可立即进食

39. 在日光锻炼过程中,若发现学前儿童出汗过多、精神不振、头部晕痛和心跳加快的现象,要暂停锻炼,立即扶到阴凉处休息,并(　　)。

A. 冷毛巾敷其头部　　　　　　　　B. 补充少量水分

C. 进行温水擦拭　　　　　　　　　D. 服用清凉饮料

40. 关于学前儿童水浴,下列说法正确的是(　　)。

A. 水浴春、夏、秋三季适用　　　　B. 水浴可从冷水过渡到温水

C. 应提倡幼儿长期坚持冷水盥洗　　D. 冷水擦身时注意不可将皮肤擦红

41. 以下关于幼儿游泳说法错误的是(　　)。

A. 游泳结合了水、空气和日光三种自然因素

B. 游泳池不能太深,注意清洁和安全

C. 饭后 1.5 小时内或空腹时进行游泳

D. 组织学前儿童游泳时,教师必须同时参加

42. 教师与家长互通信息、提出一致的保教措施的重要沟通时刻的是(　　)。

A. 来园及离园　B. 家长会　　　　C. 家长开放日　D. 亲子活动

43. 关于来园前的教师工作,以下说法正确的是(　　)。

A. 热情接待学前儿童,进行晨检并提出一日卫生要求

B. 请家长检查学前儿童是否携带危险物品入园

C. 学前儿童入园后,做好活动室的清洁卫生及通风换气工作

D. 对刚入园的学前儿童,应让其学会独立自理

44. 关于离园前的教师工作,以下说法正确的是(　　)。

A. 学前儿童离园后教师将玩具、桌、椅等放置好

B. 待学前儿童穿戴整齐后,教师亲自交给家长

C. 学前儿童全部接走后,教师可以锁门下班

D. 个别晚接的学前儿童,可以自行回家

45. 学前儿童入园前的健康检查结果在以下时间内有效（　　）。

    A. 半个月　　　　　B. 1 个月　　　　　C. 2 个月　　　　　D. 3 个月

46. 3~6 岁儿童定期健康检查时间一般间隔为（　　）。

    A. 3 个月　　　　　B. 6 个月　　　　　C. 1 年　　　　　D. 一年半

47. 晨检时，教师和家长沟通中了解学前儿童有无不舒服，及在家饮食睡眠等，这属于（　　）。

    A. 一问　　　　　B. 二摸　　　　　C. 三看　　　　　D. 四查

48. 晨检时，检查学前儿童咽喉部是否发红，脸色、皮肤和精神状况，这属于（　　）。

    A. 一问　　　　　B. 二摸　　　　　C. 三看　　　　　D. 四查

49. 晨检中的"查"主要是为了检查（　　）。

    A. 体温是否正常　　　　　　　　B. 咽喉是否正常

    C. 大小便是否正常　　　　　　　D. 是否携带不安全物品来园

50. 以下属于托幼园所全日观察重点的是（　　）。

    A. 游戏活动兴趣　　　　　　　　B. 教育活动效果

    C. 三浴锻炼参与度　　　　　　　D. 食欲、睡眠、体温情况

51. 正常情况下，学前儿童户外活动时间应保持在（　　）。

    A. 1 小时以上　　　B. 1 小时以内　　　C. 2 小时以上　　　D. 2 小时以内

52. 根据体格锻炼制度，学前儿童运动量和运动项目的制定依据（　　）。

    A. 托幼园所的环境条件　　　　　B. 季节变化制定

    C. 学前儿童的兴趣需要　　　　　D. 学前儿童年龄特点

53. 关于托幼园所室外卫生，以下做法正确的是（　　）。

    A. 每天一小扫，每周一大扫　　　B. 音乐、体育课前湿式打扫

    C. 要有防蚊、防暑和取暖设备　　　D. 每周用消毒水消毒一次

54. 关于托幼园所厕所卫生，以下做法正确的是（　　）。

    A. 每天用紫外灯消毒一次　　　　B. 每周用消毒水消毒一次

    C. 蹲式厕所每天消毒一次　　　　D. 便盆每次用完都要用消毒液浸泡

55. 关于餐具消毒，以下说法正确的是（　　）。

    A. 每日煮沸一次，一般 5~10 分钟　　B. 每日煮沸一次，一般 30 分钟

    C. 每周煮沸一次，一般 5~10 分钟　　D. 每周煮沸一次，一般 30 分钟

56. 可以采取在阳光下暴晒消毒的是（　　）。

    A. 餐具　　　　　B. 水果　　　　　C. 玩具　　　　　D. 便盆

57. 执行幼儿园消毒制度，以下正确的是（　　）。

    A. 餐具每周煮沸消毒　　　　　　B. 水龙头每天消毒一次

    C. 玩具定期消毒水浸泡　　　　　D. 水果用开水浸泡消毒

58. 传染病发生后对空气消毒可采用的方法是（　　）。

    A. 开窗通风换气　　　　　　　　B. 高锰酸钾溶液消毒

C. 紫外灯消毒　　　　　　　　　　D. 食醋蒸熏或用漂白粉喷雾

59. 托幼园所应当对卫生保健工作进行记录,并及时归档,至少保存(　　)。

A. 1 年　　　　　B. 3 年　　　　　C. 5 年　　　　　D. 10 年

60. 关于托幼园所的信息收集制度,以下说法正确的是(　　)。

A. 健康档案包括学前儿童转园健康证明

B. 工作记录不包括各类疾病的记录

C. 工作记录归档至少保存一年

D. 对所收集信息要不定期进行统计分析

## 二、判断选择题

1. 生活制度是根据托幼园所实际工作需要,将一日生活中的主要环节,在时间和程序上固定下来,以形成制度。(　　)

A. 正确　　　　　B. 错误

2. 学前儿童年龄越大,越易形成良好的习惯。(　　)

A. 正确　　　　　B. 错误

3. 学前儿童养成规律的生活习惯会使大脑皮质形成一系列时间性的条件反射。(　　)

A. 正确　　　　　B. 错误

4. 学前儿童养成规律的生活习惯后,大脑皮质能用最低的消耗,收到最佳的活动效果。(　　)

A. 正确　　　　　B. 错误

5. 生活制度是托幼园所完成学前儿童全面发展教育任务的重要保证。(　　)

A. 正确　　　　　B. 错误

6. 不同年龄班的一日生活作息时间的安排不同。(　　)

A. 正确　　　　　B. 错误

7. 同一年龄班的学前儿童的进餐、睡眠、活动和游戏的时间应当一致。(　　)

A. 正确　　　　　B. 错误

8. 上午 10—11 时,学前儿童精力旺盛,适合安排学习活动。(　　)

A. 正确　　　　　B. 错误

9. 下午学前儿童大脑皮质的兴奋性降至最低,所以不再安排教学活动。(　　)

A. 正确　　　　　B. 错误

10. 在制定生活制度时考虑到不同季节的特点,可以对生活制度中的部分环节进行适当调整。(　　)

A. 正确　　　　　B. 错误

11. 托幼园所可以根据当地的具体情况和需要,制定出不同季节的生活制度。(　　)

A. 正确    B. 错误

12. 托幼园所制定生活制度时,应要求家长调整好上下班时间,做好学前儿童的来园离园。(    )

A. 正确    B. 错误

13. 执行生活制度应坚持稳定性,以保证学前儿童生活的规律性。(    )

A. 正确    B. 错误

14. 学前儿童一日生活的安排,应该具有相对的灵活性。(    )

A. 正确    B. 错误

15. 进餐时,教师要及时处理当天班级或学前儿童发生的问题。(    )

A. 正确    B. 错误

16. 进餐时注意培养学前儿童文明的进餐习惯和良好的卫生习惯。(    )

A. 正确    B. 错误

17. 进餐后可以让学前儿童进行体育游戏,这有利于食物消化,也有利于午睡。(    )

A. 正确    B. 错误

18. 学前儿童睡眠以左侧睡和平睡为宜,不蒙头睡。(    )

A. 正确    B. 错误

19. 托幼园所要教学前儿童整理床铺、被褥,以培养其初步的自理能力。(    )

A. 正确    B. 错误

20. 正确的刷牙方法:上下刷,里外刷,每个牙齿都刷到,尽量刷到 3 分钟,漱口时用力鼓水,反复几次,将水吐掉。(    )

A. 正确    B. 错误

21. 学前儿童洗手时使用流动的水。(    )

A. 正确    B. 错误

22. 一般情况下,学前儿童隔一两天洗一次头。(    )

A. 正确    B. 错误

23. 小班的学前儿童应当学会自己料理大小便和穿脱裤子。(    )

A. 正确    B. 错误

24. 托幼园所应当每天清洗消毒盥洗池、厕所和便盆。(    )

A. 正确    B. 错误

25. 学前儿童可以随时喝水,要坐在自己的座位上喝。(    )

A. 正确    B. 错误

26. 教师要注意观察学前儿童的饮水量,尤其是剧烈运动后需要大量喝水。(    )

A. 正确    B. 错误

27. 幼儿园小班每天安排两节课,每节 10～15 分钟。(    )

A. 正确    B. 错误

28. 为了做好"幼小衔接"工作,幼儿园大班的一日活动应该参照小学生的作息制度。
( )

    A. 正确           B. 错误

29. 教学活动前要用湿拖把拖地,以免尘土飞扬。( )

    A. 正确           B. 错误

30. 教学活动中,为了避免出现小动作,保持正确坐姿,提倡学前儿童将手背在后面。
( )

    A. 正确           B. 错误

31. 托幼园所可以根据学前儿童喜好,选择一些成人歌曲进行演唱。( )

    A. 正确           B. 错误

32. 进行唱歌活动时要教给学前儿童正确的发声方法,帮助其达到掌握音乐表达技巧的目的。( )

    A. 正确           B. 错误

33. 托幼园所一般 1~2 周要为学前儿童安排一次娱乐活动。( )

    A. 正确           B. 错误

34. 看电视时间过长会对学前儿童产生负面影响,甚至会引起攻击性行为增多。( )

    A. 正确           B. 错误

35. 学前儿童看电视时,室内要有适当照明,这可以减少维生素 A 的消耗。( )

    A. 正确           B. 错误

36. 学前儿童游戏活动最好在户外进行,利于促进新陈代谢,增进健康。( )

    A. 正确           B. 错误

37. 在安排游戏角色时要考虑学前儿童不同的性格,尽量让内向的孩子扮演活泼的角色,提供锻炼性格的机会。( )

    A. 正确           B. 错误

38. 体育锻炼活动可以发展学前儿童的基本动作,养成体育锻炼的兴趣和良好习惯。
( )

    A. 正确           B. 错误

39. 组织学前儿童体育活动,要掌握活动量,培养正确姿势,注意安全防护。( )

    A. 正确           B. 错误

40. 三浴锻炼包括空气浴、日光浴和水浴。( )

    A. 正确           B. 错误

41. 空气浴夏季可结合舞蹈与形体训练进行,冬季可以结合水浴或游泳进行。( )

    A. 正确           B. 错误

42. 有急性呼吸道疾病的学前儿童宜进行空气浴,提高其对环境变化的适应性。
( )

    A. 正确           B. 错误

43. 学前儿童宜在空腹或饭后1小时内进行日光浴。（　　）
    A. 正确　　　　　B. 错误

44. 日光浴后要让学前儿童喝些饮料和开水，并立刻进食以补充能量。（　　）
    A. 正确　　　　　B. 错误

45. 学前儿童一年四季均能进行水浴。（　　）
    A. 正确　　　　　B. 错误

46. 冷水盥洗、擦身、淋浴和游泳等都属于水浴。（　　）
    A. 正确　　　　　B. 错误

47. "三浴"不能在同一天进行，否则学前儿童会发生疾病。（　　）
    A. 正确　　　　　B. 错误

48. 家长把学前儿童送来时，教师要热情接待，并向家长进行一些家教指导。（　　）
    A. 正确　　　　　B. 错误

49. 对刚入园的学前儿童，应要求家长耐心做好安抚工作。（　　）
    A. 正确　　　　　B. 错误

50. 学前儿童离园后，教师再把玩具、桌、椅等放置好。（　　）
    A. 正确　　　　　B. 错误

51. 离园时，允许个别晚接的学前儿童独自留在本班等待家长，要求其不擅自离开以确保安全。（　　）
    A. 正确　　　　　B. 错误

52. 离园时教师要亲自将幼儿交给家长，并向家长了解学前儿童在家的表现及健康状况。（　　）
    A. 正确　　　　　B. 错误

53. 健康检查制度是检查和监督幼儿园各项保健工作的依据。（　　）
    A. 正确　　　　　B. 错误

54. 学前儿童入园前必须经过全身体格检查，托幼园所一般是收无传染疾病或无其他严重疾病的学前儿童。（　　）
    A. 正确　　　　　B. 错误

55. 学前儿童入园前的健康检查，通常是在所在地的妇幼卫生保健院所进行，此检查只在3个月内有效。（　　）
    A. 正确　　　　　B. 错误

56. 3～6(7)岁学前儿童，每半年进行健康检查一次，6(7)岁时做一次总的健康评价。（　　）
    A. 正确　　　　　B. 错误

57. 对生长发育指标低于或高出正常范围的学前儿童，应立即采取有效的措施。（　　）
    A. 正确　　　　　B. 错误

58. 晨检中的"一问"是指询问学前儿童,有无不舒服,在家的饮食、睡眠、排便等生活情况。( )

　　A. 正确　　　　　B. 错误

59. 晨检中的"四查"是指查看学前儿童咽喉部是否发红,脸色、皮肤和精神状态等有无异常。( )

　　A. 正确　　　　　B. 错误

60. 全日健康观察的重点应放在体温和食欲这两个方面。( )

　　A. 正确　　　　　B. 错误

61. 正常天气下,学前儿童每天要坚持 1 小时以上的户外活动。( )

　　A. 正确　　　　　B. 错误

62. 托幼园所的厕所、便盆每天都要用消毒水消毒一次。( )

　　A. 正确　　　　　B. 错误

63. 学前儿童日常生活用品专人专用,每人每日 1 巾 1 杯专用,每人 1 床位 1 被。( )

　　A. 正确　　　　　B. 错误

64. 学前儿童餐具,用完后要及时洗净,每周煮沸一次,一般 5～10 分钟。( )

　　A. 正确　　　　　B. 错误

65. 玩具、图书、被褥都可以通过晒太阳达到消毒效果。( )

　　A. 正确　　　　　B. 错误

66. 托幼园所的门把手、水龙头要保持清洁,每周消毒一次。( )

　　A. 正确　　　　　B. 错误

67. 托幼园所的活动室和卧室,在传染病发生后可用食醋蒸熏或用漂白粉喷雾。( )

　　A. 正确　　　　　B. 错误

68. 在托幼园所水果可以使用高锰酸钾溶液消毒。( )

　　A. 正确　　　　　B. 错误

69. 幼儿园的健康档案主要是对新入园的学前儿童建档。( )

　　A. 正确　　　　　B. 错误

70. 托幼园所工作记录应当及时归档,至少保存 3 年。( )

　　A. 正确　　　　　B. 错误

## 三、简答题

1. 简述睡眠的卫生要求。
2. 简述喝水的卫生要求。
3. 简述上课活动的卫生要求。
4. 简述艺术活动的卫生要求。

5. 简述游戏活动的卫生要求。

6. 简述来园的卫生要求。

7. 简述离园的卫生要求。

8. 简述幼儿体格锻炼制度。

9. 简述信息收集制度。

## 四、论述题

1. 举例说明制定幼儿生活制度的原则。

2. 结合实际论述"三浴"锻炼的卫生要求。

## 五、案例分析题

1. 李老师认为小班孩子生活处理能力比较差,担心出意外事故,因此不允许孩子们随时喝水,每天上下午各组织一次集体饮水,让所有的孩子排队接好水回到自己的座位上喝。她还会注意在户外活动回来后的集体饮水中提醒孩子们多喝点水。

问题:(1)李老师的做法正确吗?

(2)应当如何做好幼儿园的饮水卫生工作?

2. 午睡前,因为天冷张老师提前关好卧室门窗、铺好被子枕头,并催促幼儿如厕、脱衣上床。几个调皮的幼儿在脱衣服的时候打打闹闹,张老师怕影响到其他孩子休息,就让他们到走廊上罚站10分钟再回来睡觉。看到有几个孩子蒙头睡,张老师赶紧拉上窗帘。

问题:(1)在组织睡眠过程中张老师的做法正确吗?

(2)应当如何做好幼儿园的睡眠卫生工作?

# 第九章 托幼园所的环境卫生

◎**考纲要求**

1. 理解幼儿园环境的概念；
2. 了解幼儿园户外环境、房舍的卫生要求；
3. 掌握幼儿园玩具、书籍、文具的卫生要求；
4. 掌握托幼园所精神环境的创设要求；
5. 分值比例 7%。

## 考点1 理解幼儿园环境的概念

**考点解析**

### 一、广义的托幼园所环境与狭义的幼儿园环境

（一）**广义的托幼园所环境**是指托幼园所教育赖以进行的**一切条件的总和**。它既包括幼儿园内部环境，又包括园外的家庭、社会、自然、文化等大环境。

（二）**狭义的托幼园所环境**是指**在托幼园所中**，对学前儿童身心发展产生影响的**物质与精神要素的总和**。

### 二、托幼园所的物质环境和精神环境

托幼园所环境按其**性质**可分为物质环境和精神环境。

（一）**物质环境**包括幼儿园**房舍**、**场地**和**各项设备**，是学前儿童学习、生活、娱乐的重要环境，它是满足学前儿童的各种活动需求，促进学前儿童身心全面发展，保证托幼园所各项教育、教学活动顺利进行的必要条件，具有**保育**和**教育**的功能。

（二）**精神环境**是指符合学前儿童的审美情趣，令其身心轻松愉快的亲切温馨的气**氛**，如托幼园所的人际关系及风气，学前儿童学习、活动及生活的气氛等。它对学前儿童的**身心发展**起着潜移默化的影响。

托幼园所在环境创设时,既要符合经济、适用的原则,又要符合安全、卫生、教育的要求。

【记忆关键点】

物质环境(房舍 场地 各项设备) 精神环境(人际关系 风气 气氛)

【考题解析】

**一、判断选择题**

1.(2019年真题)狭义的幼儿园环境是指在幼儿园中,对幼儿身心发展产生影响的物质环境。( )

A. 正确 　　　　B. 错误

【参考答案】B

【解析】本题考查对幼儿园环境概念的理解。狭义的幼儿园环境是对幼儿身心发展产生影响的物质与精神要素的总和,因此选择 B。

2.(2019年、2022年真题)狭义的幼儿园环境是指幼儿园教育赖以进行的一切条件的总和。( )

A. 正确 　　　　B. 错误

【参考答案】B

【解析】幼儿园教育赖以进行的一切条件的总和指的是广义的幼儿园环境。因此选择 B。

# 考点 2 　了解幼儿园户外环境、房舍的卫生要求

**考点解析一**

托幼园所户外环境的卫生要求

托幼园所户外环境主要包括:自然生态环境、活动场地、大型玩具及其他体育器材、园艺区、种植区、动物区等。

对户外环境的要求是:在安全、卫生的前提下,充分绿化、美化和自然化。

**一、活动场地**

**(一)每班都应有单独的、靠近活动室的户外活动场地。**

（二）各班的户外活动场地之间应用绿篱**隔开**，以便在传染病流行期间实行隔离。

（三）园内最好设有**公用的活动场地**，以便全园组织活动时使用。

（四）在场地不足的情况下，活动场地**可有计划地轮流使用**。

（五）托幼园所的户外活动场地**边缘**，最好能设置凉棚、亭子和长凳，以供学前儿童避雨、遮阳和休息。

## 二、绿化带

（一）托幼园所应有**充分的绿化面积**。在托幼园所建筑物周围、道路两旁、场地周围都应栽培花卉、树木，如有可能还应有一定面积的草坪。

（二）**绿化、美化**应是托幼园所户外环境的突出特色。

（三）种植的树木不能影响室内采光，**不宜**在托幼园所种植多刺、有**臭**味、有**毒**汁和毒果、**飞絮**多、**病虫害**的植物。

【记忆关键点】

> 安全、卫生：单独　隔开　轮流　避雨、遮阳、休息　不宜种植

【考题解析】

## 一、单项选择题

1.（2021 年真题）幼儿园户外环境卫生要求的前提是（　　）。

A. 安全、美化　　　B. 卫生、美化　　　C. 安全、卫生　　　D. 绿化、美化

【参考答案】D

【解析】绿化、美化应是幼儿园户外环境的突出特色。因此选择 D。

2.（2019 年真题）幼儿园绿化带不宜种植的植物是（　　）。

A. 玫瑰　　　　　B. 菊花　　　　　C. 向日葵　　　　D. 茶花

【参考答案】A

【解析】不宜在幼儿园种植多刺的植物，而玫瑰多刺。因此选择 A。

3.（2020 年真题）幼儿园里适合种植的植物是（　　）。

A. 玫瑰　　　　　B. 蒲公英　　　　C. 郁金香　　　　D. 仙人掌

【参考答案】C

【解析】不宜在幼儿园种植多刺、有臭味、有毒汁和毒果、飞絮多、病虫害的植物。符合要求的只有郁金香。因此选择 C。

## 二、判断选择题

1.（2020 年真题）幼儿园户外环境只要做到绿化、美化和自然化。（　　）

A. 正确　　　　　　　B. 错误

【参考答案】B

【解析】对户外环境的要求是在安全、卫生的前提下，充分绿化、美化和自然化。因此选择 B。

2.(2021年真题)幼儿园不宜种植多刺、有毒汁、有毒果及飞絮多的树种。（　　）

A. 正确　　　　　　　B. 错误

【参考答案】A

【解析】此题表述正确。

### 考点解析二

托幼园所房舍的卫生要求

## 一、活动室的卫生要求

**(一)足够的空间**

1. 活动室是学前儿童直接用房中的**主体部分**，是托幼园所学前儿童活动的中心，卧室、盥洗室、厕所、更衣室都应围绕活动室安排。

2. 活动室应有足够的空间，平均每名学前儿童所占面积为2.5 m²，层高不低于3.2 m，每个学前儿童至少得到8 m³的空气。

**(二)充足的光线**

1. 活动室要充分利用太阳光线进行**自然采光**，并配备一定的人工照明设备。

2. 活动室**窗户的面积**是影响自然采光的最主要因素。窗户应向南，窗高(由地面至窗上缘)不低于 2.8 m。

3. 光线不足时，需用人工照明来辅助。一般 50～60 m² 的活动室，可安装6 **盏** 40 W 的日光灯，各灯之间、灯与墙、灯与桌面间**距离**均为 2 m 。

4. 天花板、墙壁颜色对室内照明有一定影响，以**浅色**为宜。

**(三)良好的通风**

1. 通风的**目的**在于排出室内的混浊空气，**换进新鲜空气**，并**调节**室内的**温度和湿度**。

2. 通风的**形式**主要采用**自然通风**。为加强通风，可增大窗户面积，并可对侧开窗。

3. 不同季节的天气，应规定合理的**开窗通风制度**，冬季可使用通风小窗。

4. 开空调时要开一**通风小窗**进行换气，并注意保温。

**(四)防寒保暖**

1. 冬季，幼儿活动室内应维持一定的温度，安装**取暖设备**。

2. 应特别注意**安全**：使用火炉应安装烟筒排烟，炉子周围应有护挡，防止学前儿童玩火。使用取暖器取暖时，要告诉学前儿童不要靠得太近，以免烫伤。

3. 若空气干燥，可在炉子上放水壶，以调节**空气湿度**。

## 二、卧室的卫生要求

(一)学前儿童卧室的面积,平均每人**3～4 m²**。

(二)最好铺设**地板**,有利于保温、防潮和打扫。

(三)床头及两行床铺之间应保持一定的**距离**,避免学前儿童在生病期间相互接触或感染,也便于保育人员的巡视和护理。

(四)卧室内每个学前儿童有一张小床,**长度**略长于其身长,**宽度**约为学前儿童肩宽的**2 倍(约 70 cm)**。**床不应太高**,以便培养学前儿童收拾床铺的习惯。

## 三、盥洗室和厕所的卫生要求

(一)盥洗室一般设在厕所与活动室及卧室之间。

(二)室内设**盥洗台和5～6 个水龙头**,盥洗台最好设在室中央,避免洗涤时的拥挤,利于保持墙壁的清洁。

(三)学前儿童的**盥洗用具**应分开使用,挂毛巾的架子要注意使每条毛巾之间有一定的距离,避免互相接触。

(四)没有自来水的地区,可利用水桶、水缸并凿孔制成**流动盥洗设备**。

(五)厕所内可设**大便池2～5 个**,**小便池1 个**,小班学前儿童可使用**便盆**。

(六)厕所必须**通风**良好,避免臭气直接进入活动室或卧室。

### 【记忆关键点】

安全、卫生　绿化、美化、自然化
足够空间(2.5 m²、3.2 m、8 m³)　充足光线(自然采光、人工照明)
良好通风(自然通风、开窗通风制度)　防寒保暖(取暖设备、注意安全)

### 【考题解析】

### 一、单项选择题

1.(2019 年真题)下列不属于活动室卫生要求的是(　　　)。

A. 足够的空间　　　　　　　　B. 充足的光线

C. 良好的通风　　　　　　　　D. 大量的绿化

【参考答案】D

【解析】活动室的卫生要求主要是空间、光线、通风、保暖,并不需要大量的绿化。因此选择 D。

2.(2020 年真题)下列关于幼儿园的通风措施,正确的是(　　　)。

A. 冬季不需要开窗通风

B. 根据季节气候变化调整通风制度

C. 主要采用空调、风扇等设备进行通风

D. 使用空调时,应整天紧闭门窗并注意保湿

【参考答案】B

【解析】幼儿园一年四季都需要通风,主要采用自然通风,开空调时要开一通风小窗,要根据季节调整开窗通风制度。因此选择 B。

3. (2021 年真题)下列关于幼儿园活动室的卫生要求,错误的是(　　)。

A. 活动室应有足够的空间　　　　　　B. 天花板、墙壁的颜色宜用深色

C. 使用取暖设备时,要特别注意安全　　D. 应按不同季节制定合理的通风制度

【参考答案】B

【解析】天花板、墙壁颜色对室内照明有一定影响,以浅色为宜。因此选择 B。

4. (2022 年真题)下列关于托幼园所的环境卫生制度,说法正确的是(　　)。

A. 冬天要紧闭门窗防寒保暖　　　　　B. 垃圾箱要设在活动场地附近

C. 提倡 3 岁以上的幼儿用蹲式厕所　　D. 种植玫瑰花来绿化、美化环境

【参考答案】C

【解析】冬天托幼园所可使用通风小窗,垃圾箱要远离活动场地,不宜种植多刺植物如玫瑰花等,提倡 3 岁以上的幼儿用蹲式厕所。因此选择 C。

## 二、判断选择题

1. (2019 年真题)活动室的通风制度一年四季都要一致。(　　)

A. 正确　　　　　　B. 错误

【参考答案】B

【解析】不同季节的天气,应规定合理的开窗通风制度。因此选择 B。

2. (2019 年真题)幼儿园活动室要充分利用太阳光线进行自然采光,并配备一定的人工照明设备。(　　)

A. 正确　　　　　　B. 错误

【参考答案】A

【解析】此题表述正确。

3. (2019 年真题)幼儿园使用空调时,要开一个通风小窗进行换气,并注意保湿。(　　)

A. 正确　　　　　　B. 错误

【参考答案】A

【解析】通风的目的最主要在于排出室内的混浊空气,换进新鲜空气,在开空调时,也需要通风。因此选择 A。

4. (2020 年真题)幼儿园天花板的颜色、墙壁的颜色对室内照明有一定的影响,宜用浅色。(　　)

A. 正确　　　　　　B. 错误

【参考答案】A

【解析】此题表述正确。

5.(2021年真题)幼儿园的通风主要采用自然通风,每天都应通风2小时。(　　)

A. 正确　　　　　　　　B. 错误

【参考答案】B

【解析】不同的季节通风制度不同,每天通风的时间也不同。因此选择B。

6.(2022年真题)影响自然采光的最主要因素是窗户的面积和墙壁的颜色。(　　)

A. 正确　　　　　　　　B. 错误

【参考答案】B

【解析】影响自然采光的最主要因素是窗户的面积,而墙壁的颜色对室内照明有一定影响。因此选择B。

# 考点3　掌握幼儿园玩具、书籍、文具的卫生要求

**考点解析**

## 一、玩具的卫生要求

(一)选购玩具时,要考虑到玩具的材料应便于**洗涤**和**消毒**。

通常以塑料玩具为好,其表面光滑,不易污染,又容易消毒。布玩具、毛皮制的玩具易污染,又不易消毒,幼儿园不宜购置。

(二)玩具上的**涂料**不能含有铅、砷、汞等**有毒物质**。

(三)玩具的**表面**必须无锐利的尖角,以**免刺伤**学前儿童。

(四)口琴类的玩具不卫生,极易**传播疾病**,不宜在幼儿园里使用。

(五)玩具的**大小**、**重量**要适合学前儿童的**体力**。

(六)玩具应经常**保洁**和**定期消毒**。

## 二、书籍的卫生要求

(一)幼儿读物的**文字**、**插图**及**符号**要大而清晰,文字与纸张之间在**色调**上要有明显的对比。

(二)纸张要**耐用**,不易破损,纸面要平坦、光滑,**不反光**。

(三)**书籍**及**重量**适于学前儿童使用。

(四)**过脏过破**的图书不宜继续使用。

### 三、文具的卫生要求

(一)选用不含**有毒**色素或有毒物质的铅笔、蜡笔、绘画颜料、墨水等。

(二)铅笔杆上所**涂颜色部分**应有不脱落、不溶于水的透明漆膜。

(三)铅笔芯不宜太硬,否则字迹太浅,易造成学前儿童**视力疲劳**。

**【记忆关键点】**

> 玩具:材料　涂料　表面　口琴　大小、重量　保洁、消毒
> 书籍:大、清晰　明显对比　纸张、纸面　重量　脏破
> 文具:有毒物质　透明漆膜　铅笔芯

**【考题解析】**

### 一、单项选择题

1.(2019 年真题)可以为幼儿准备的玩具是(　　)。

A. 子弹枪　　　　　B. 口吹玩具　　　　C. 皮球　　　　　D. 塑料袋

【参考答案】C

【解析】幼儿园玩具选择时要考虑安全卫生,子弹枪、塑料袋有一定的安全隐患,而口吹玩具存在卫生隐患。因此选择 C。

2.(2022 年真题)下列关于托幼园所玩具的卫生要求,错误的是(　　)。

A. 添置气球、口哨类玩具　　　　　B. 玩具表面无锐利的尖角

C. 添置以塑料材料为主的玩具　　　D. 极易传播疾病的玩具不宜使用

【参考答案】A

【解析】气球、口哨类玩具存在安全卫生隐患,因此选择 A。

### 二、判断选择题

1.(2020 年真题)为小班幼儿提供的书籍应字体大,字迹、图案清晰,文字说明越多越好。(　　)

A. 正确　　　　　　B. 错误

【参考答案】B

【解析】小班幼儿不认识字,文字说明多不适用。因此选择 B。

### 三、简答题

1.(2022 年真题)简述学前儿童书籍的卫生要求。

【参考答案】略

# 考点 4　掌握托幼园所精神环境的创设要求

**考点解析**

学前教育本质上讲就是一种环境的创造。依据学前儿童的年龄特点,创设符合学前儿童发展和教育要求的精神环境。

## 一、树立现代儿童观和教育观,建立良好的教师与幼儿交往关系

**儿童观**是对儿童总的认识,即各种对待儿童观点的总和。**教育观**是在一定的儿童观指导下,对儿童的态度和所施行的教育思想,它是在儿童观的基础上产生的。

教师应树立体现现代教育思想的儿童观和教育观。

首先,要**热爱**、**尊重**并了**解**学前儿童,为学前儿童营造安全、温馨、轻松、愉快的精神环境。教师热爱学前儿童,是有原则的、公正的、有理智的和有分寸的。要爱全体学前儿童,而不只是爱几个儿童。

其次,教师应当以**民主**的态度来对待学前儿童,善于疏导而不是压制,允许学前儿童表达自己的想法和建议,而不以权威的命令去要求学前儿童。

最后,教师与学前儿童的交往中,要尽量采用多种适宜的**身体语言动作**。教师在与学前儿童交谈时,最好保持较近的距离和视线的接触。

## 二、培养幼儿群体,建立良好的学前儿童之间交往关系

托幼园所中伙伴之间的情感交流,就是学前儿童渴求的精神环境,它会使学前儿童产生安全感,而这种心理感受又是学前儿童喜欢托幼园所并接受良好教育的心理基础。因此,在托幼园所的精神环境创设中,要力求为学前儿童提供一个平等和谐团结友爱的班集体,并充分利用集体的教育力量。

教师初建班集体时,应坚持**正面教育**和**集体教育**的原则,使学前儿童个体的才能在集体中得到充分表现,逐渐使学前儿童产生自信和自主感。

教师要引导学前儿童学会相互交流思想和感情,建立同伴间相互关心、友爱的气氛。这样的教育应贯穿于日常教育活动的每一个细小环节中。

## 三、以身示范,建立良好的教师与教师交往关系

教师与教师之间的人际交往对学前儿童的社会性培养具有多重影响。

首先,教师间的交往是学前儿童同伴交往的**重要榜样**。

其次,教师间的交往涉及班级、托幼园所是否具有良好的气氛。

## 四、沟通交流,建立良好的教师与家长交往关系

托幼园所的各项教育离不开家长的配合,要建立良好的精神环境同样也离不开家长的支持和帮助,教师要经常和家长交流,互相学习、取长补短,**共同教育**好学前儿童,教师和家长的关系直接影响到教师和学前儿童的关系。

除此之外,还应形成良好的托幼园所风气,托幼园所的日常规则、一般行为标准也是精神环境创设的重要部分。

## 【记忆关键点】

儿童观　教育观　正面教育　集体教育　榜样　共同教育

## 【考题解析】

### 一、判断选择题

1.(2022 年真题)教师与学前儿童交谈时,最好保持较近的距离和视线的接触。
(　　)

　　A. 正确　　　　　　B. 错误

【参考答案】A

【解析】在师幼交往中,教师要用身体接触、表情、动作等来表示自己对学前儿童的关心、接纳,因此教师与学前儿童交谈时,最好保持较近的距离和视线的接触。因此选择 A。

## 精编习题

### 一、单项选择题

1. 幼儿园教育活动中,被人们当作"隐性课程"的是(　　　)。
　　A. 游戏　　　　　B. 上课　　　　　C. 艺术　　　　　D. 环境
2. 幼儿园教育赖以进行的一切条件的总和,指的是(　　　)。
　　A. 广义的幼儿园环境　　　　　B. 狭义的幼儿园环境
　　C. 幼儿园物质环境　　　　　　D. 幼儿园精神环境
3. 在幼儿园中对学前儿童身心发展产生影响的物质与精神要素的总和,指的是
　　(　　　)。
　　A. 广义的幼儿园环境　　　　　B. 狭义的幼儿园环境
　　C. 幼儿园物质环境　　　　　　D. 幼儿园精神环境
4. 以下不属于幼儿园物质环境的是(　　　)。

A. 幼儿园的房舍　B. 幼儿园的场地　C. 幼儿园的设备　D. 幼儿园的气氛

5. 幼儿园在环境创设时,既要符合安全、卫生、教育的要求,又要符合（　　）。

    A. 经济适用原则　　　　　　　　B. 美观实用原则

    C. 家园合作原则　　　　　　　　D. 保教结合原则

6. 以下不属于幼儿园户外环境的是（　　）。

    A. 大型器械区　　B. 种植区　　　　C. 活动室　　　　D. 园艺区

7. 以下关于幼儿园活动场地说法正确的是（　　）。

    A. 每班都应有单独的、靠近活动室的户外活动场地

    B. 各班的户外活动场地之间应用相通,便于班级交流

    C. 不应设置公用的活动场地,避免传染病流行

    D. 幼儿园的户外活动场地边缘应设绿化带

8. 关于幼儿园绿化带说法正确的是（　　）。

    A. 幼儿园应有充分的绿化面积

    B. 户外环境的突出特色是儿童化

    C. 绿化带的植物以有花有果为首选

    D. 种植的树木要高大树荫可以遮阳

9. 幼儿园户外环境的突出特色是（　　）。

    A. 经济、实用　　B. 安全、卫生　　C. 美化、绿化　　D. 自然化、童趣化

10. 以下适合在幼儿园绿化带种植的植物是（　　）。

    A. 柳树　　　　　　B. 月季　　　　　C. 向日葵　　　　D. 夹竹桃

11. 活动室的卫生要求不包括（　　）。

    A. 足够的空间　　B. 充足的光线　　C. 良好的通风　　D. 合理的布局

12. 托幼园所中学前儿童直接用房中的主体部分是（　　）。

    A. 活动室　　　　B. 更衣室　　　　C. 盥洗室　　　　D. 卧室

13. 托幼园所中学前儿童使用的房舍都应该围绕（　　）安排。

    A. 活动室　　　　B. 更衣室　　　　C. 盥洗室　　　　D. 卧室

14. 托幼园所平均每名学前儿童所占面积是（　　）。

    A. 1 $m^2$　　　　B. 1.5 $m^2$　　　C. 2 $m^2$　　　D. 2.5 $m^2$

15. 关于托幼园所活动室的空间,下列说法正确的是（　　）。

    A. 活动室是托幼园所学前儿童活动的中心

    B. 活动室、盥洗室、厕所都应围绕卧室安排

    C. 活动室的空间要根据办园实际情况安排

    D. 活动室的空间对儿童行为没有太大影响

16. 影响活动室自然采光的最主要因素是（　　）。

    A. 灯光的种类　　B. 窗户的面积　　C. 窗户的朝向　　D. 墙壁的颜色

17. 为了使室内有充足的光线,窗户应（　　）。

    A. 朝东　　　　　　B. 朝南　　　　　C. 朝西　　　　　D. 朝北

18. 为了使室内有充足的光线,窗高(由地面向窗上缘)不低于(　　)。
    A. 2.5 m　　　B. 2.8 m　　　C. 3.0 m　　　D. 3.2 m

19. 关于托幼园所活动室的人工照明,下列说法正确的是(　　)。
    A. 人工照明是托幼园所主要的采光方式
    B. 活动室照度的均匀程度取决于灯的种类、功率和数量
    C. 活动室照度的大小则取决于灯的数量和悬挂高度
    D. 一般 50～60 m² 的活动室,可安装 6 盏 40 W 的日光灯

20. 关于保证幼儿园活动室充足的光线,下列说法正确的是(　　)。
    A. 活动室要充分利用太阳光线进行自然采光,不宜使用人工照明
    B. 活动室要充分利用人工照明来进行教室采光,特别是进行桌面活动时
    C. 活动室窗户的朝向是影响自然采光的最主要因素
    D. 灯的种类、功率、数量和悬挂高度都会影响活动室照度

21. 考虑到对室内照明的影响,托幼园所的天花板、墙壁的颜色宜用(　　)。
    A. 深色　　　　B. 浅色　　　　C. 中间色　　　　D. 装修色

22. 加大窗户面积,并对侧开窗,可以保证活动室(　　)。
    A. 足够的空间　　B. 充足的光线　　C. 良好的通风　　D. 适宜的温度

23. 为调节活动室内的温度和湿度,最好的方式是活动室保持(　　)。
    A. 足够的空间　　B. 充足的光线　　C. 良好的通风　　D. 适宜的温度

24. 关于幼儿园的通风措施,以下说法正确的是(　　)。
    A. 冬季天气太冷不需要开窗通风
    B. 根据季节气候变化调整通风制度
    C. 通风的形式主要采用人工通风
    D. 使用空调时要开门窗进行通风换气

25. 冬季使用火炉维持活动室温度时,首先考虑的因素是(　　)。
    A. 通风　　　　B. 温度　　　　C. 安全　　　　D. 卫生

26. 关于活动室的卫生要求,下列说法错误的是(　　)。
    A. 托幼园所的基本房舍要围绕活动室安排
    B. 窗户朝向是影响自然采光的最主要因素
    C. 活动室通风的形式主要采用自然通风
    D. 冬季不能让学前儿童靠近取暖器取暖

27. 学前儿童卧室的面积,平均每人(　　)。
    A. 1～2 m²　　　B. 2～3 m²　　　C. 3～4 m²　　　D. 4～5 m²

28. 关于幼儿园卧室卫生,以下要求正确的是(　　)。
    A. 最好铺设地毯,有利于保温、防潮和打扫
    B. 床头及两行床铺之间应保持一定的距离
    C. 小床的宽度约为学前儿童肩宽的 1.5 倍
    D. 小床不应太高,以防学前儿童掉下来受伤

29. 幼儿园盥洗室的水龙头数量为（　　　）。
    A. 1～2个　　　　B. 2～3个　　　　C. 4～5个　　　　D. 5～6个

30. 关于盥洗室和厕所的卫生要求，以下正确的是（　　　）。
    A. 厕所一般设在盥洗室与活动室及卧室之间
    B. 盥洗台要靠墙壁设置，避免洗涤时拥挤
    C. 小毛巾要注意保持一定的距离，避免接触
    D. 可设大便池5个，小便池2个，小班幼儿可使用便盆

31. 托幼园所用具设备总的卫生要求不包括（　　　）。
    A. 舒适美观　　B. 使于清洗　　C. 安全无害　　D. 大小适宜

32. 托幼园所选购玩具时，尽量选择以下类型（　　　）。
    A. 塑料玩具　　B. 布质玩具　　C. 毛绒玩具　　D. 皮革玩具

33. 以下适合提供给学前儿童的玩具是（　　　）。
    A. 塑料口哨　　B. 玻璃珠跳棋　　C. 毛绒小熊　　D. 木质七巧板

34. 关于玩具的卫生要求，以下错误的是（　　　）。
    A. 选购时要考虑到玩具的材料应便于洗涤和消毒
    B. 玩具上的涂料不能含有铅、砷、汞等有毒物质
    C. 玩具的表面必须无锐利的尖角，以免刺伤幼儿
    D. 玩具的大小、重量要对幼儿起到锻炼效果

35. 关于书籍的卫生要求，以下说法正确的是（　　　）。
    A. 纸张要平坦、粗糙有质感　　　　B. 文字插图与纸张色调要一致
    C. 书籍及重量适于学前儿童使用　　D. 脏破图书在清洁和消毒后使用

36. 下列不属于文具卫生要求的是（　　　）。
    A. 应选用无毒文具
    B. 铅笔芯不宜太硬
    C. 有童趣且美观的文具
    D. 笔杆上颜色部分应有牢固、不溶于水的透明漆膜

37. 幼儿园的环境创设主要是指（　　　）。
    A. 购买玩具设备及学习材料
    B. 修建房舍及安装地板家具
    C. 合格的物质条件和良好的精神环境
    D. 宽松愉快的氛围和丰富安全的材料

38. 幼儿园不应一味追求形式和表面的美观，避免使环境只具有观赏性，而缺乏
    （　　　）。
    A. 教育性　　B. 实用性　　C. 美观性　　D. 艺术性

39. 幼儿园精神环境创设的要求不包括（　　　）。
    A. 建立良好的教师与幼儿交往关系　　B. 建立良好的幼儿与幼儿交往关系
    C. 建立良好的家长与幼儿交往关系　　D. 建立良好的教师与家长交往关系

40. 关于创设良好的幼儿园精神环境,下列说法错误的是(　　　)。

    A. 教师对待学前儿童要善于疏导,也要善于压制

    B. 教师要随时肯定、表扬学前儿童的积极性

    C. 教师间的交往是学前儿童同伴交往的重要榜样

    D. 托幼园所的各项教育都离不开家长的配合

## 二、判断选择题

1. 广义的幼儿园环境是指在幼儿园中,对学前儿童身心发展产生影响的一切条件的总和。(　　　)

    A. 正确　　　　　　B. 错误

2. 狭义的幼儿园环境是指幼儿园中,对学前儿童身心产生影响的物质与精神要素的总和。(　　　)

    A. 正确　　　　　　B. 错误

3. 幼儿园环境按其性质可分为物质环境和精神环境,物质环境比精神环境更重要。(　　　)

    A. 正确　　　　　　B. 错误

4. 幼儿园的物质环境对学前儿童的身心发展起着潜移默化的影响。(　　　)

    A. 正确　　　　　　B. 错误

5. 幼儿园物质环境和精神环境都具有保育和教育的功能。(　　　)

    A. 正确　　　　　　B. 错误

6. 幼儿园环境是一种"隐性课程",能开发幼儿智力、促进幼儿良好个性的发展。(　　　)

    A. 正确　　　　　　B. 错误

7. 托幼园所户外环境的卫生要求是:充分绿化、美化和自然化。(　　　)

    A. 正确　　　　　　B. 错误

8. 托幼园所户外环境的突出特色是自然化。(　　　)

    A. 正确　　　　　　B. 错误

9. 各班的户外活动场地之间应用绿篱隔开,以便在传染病流行期间实行隔离。(　　　)

    A. 正确　　　　　　B. 错误

10. 托幼园所要有公用的活动场地。(　　　)

    A. 正确　　　　　　B. 错误

11. 托幼园所场地不宽裕的时候,可以考虑减少绿化面积。(　　　)

    A. 正确　　　　　　B. 错误

12. 绿化、美化是托幼园所户外环境的突出特色。(　　　)

    A. 正确　　　　　　B. 错误

13. 除了多刺植物外,只要美观其他树种托幼园所都可以种植。(　　　)

A. 正确　　　　B. 错误

14. 幼儿园种植的树木不能影响室内采光。（　　　）

A. 正确　　　　B. 错误

15. 拥挤的空间会导致学前儿童出现较多的攻击性行为,因此活动室需要足够的空间。（　　　）

A. 正确　　　　B. 错误

16. 托幼园所的基本房舍指活动室,辅助房舍指卧室、盥洗室、更衣室、厕所等。（　　　）

A. 正确　　　　B. 错误

17. 活动室是学前儿童直接用房中的主体部分,是托幼园所学前儿童活动的中心。（　　　）

A. 正确　　　　B. 错误

18. 为方便学前儿童休息,活动室、盥洗室、更衣室、厕所都应该围绕卧室安排。（　　　）

A. 正确　　　　B. 错误

19. 活动室的层高不低于 2.5 m,每个学前儿童至少能得到 8 m³ 的空气。（　　　）

A. 正确　　　　B. 错误

20. 活动室应可能采用自然光,以自然采光为主。（　　　）

A. 正确　　　　B. 错误

21. 活动室要充分利用人工照明设备进行采光,并以太阳光线来辅助。（　　　）

A. 正确　　　　B. 错误

22. 影响自然采光的最主要因素是活动室的窗高。（　　　）

A. 正确　　　　B. 错误

23. 为了保证充分的自然采光,活动室的窗户应向南,窗高不低于 2.8 m。（　　　）

A. 正确　　　　B. 错误

24. 活动室天花板、墙壁的颜色对室内照明影响不大,但会影响幼儿情绪。（　　　）

A. 正确　　　　B. 错误

25. 活动室通风的主要目的在于调节室内的温度与湿度。（　　　）

A. 正确　　　　B. 错误

26. 活动室通风主要以自然通风的形式为主,照明则以人工照明的形式为主。（　　　）

A. 正确　　　　B. 错误

27. 托幼园所的开窗通风制度要坚持执行,不能做任何改动。（　　　）

A. 正确　　　　B. 错误

28. 活动室使用空调时,可开一通风小窗进行换气。（　　　）

A. 正确　　　　B. 错误

29. 利用取暖器取暖时,学前儿童可以靠近可以保证取暖效果。（　　　）

A. 正确　　　　　B. 错误

30. 幼儿园卧室最好铺设地板,有利于保温、防潮和打扫。（　　）

A. 正确　　　　　B. 错误

31. 床头及两行床铺之间应保持一定的距离,主要为了避免学前儿童睡觉时接触。（　　）

A. 正确　　　　　B. 错误

32. 幼儿园的床不应太高,以便工作人员巡视睡眠情况。（　　）

A. 正确　　　　　B. 错误

33. 盥洗室一般设在厕所与活动室及卧室之间。（　　）

A. 正确　　　　　B. 错误

34. 盥洗室内设盥洗台和 3～4 个水龙头。（　　）

A. 正确　　　　　B. 错误

35. 没有自来水的地区,可利用水桶、水缸并凿孔制成流动盥洗设备。（　　）

A. 正确　　　　　B. 错误

36. 小班学前儿童可使用便盆。（　　）

A. 正确　　　　　B. 错误

37. 合乎卫生要求的用具设备是学前儿童教育得以实施的必要物质基础。（　　）

A. 正确　　　　　B. 错误

38. 选购玩具时,要考虑到玩具的材料应便于洗涤和消毒。（　　）

A. 正确　　　　　B. 错误

39. 幼儿园玩具通常以布玩具为好,轻柔安全,便于清洁消毒。（　　）

A. 正确　　　　　B. 错误

40. 幼儿园可以购买口琴类的玩具,培养学前儿童对音乐的兴趣。（　　）

A. 正确　　　　　B. 错误

41. 玩具的大小、重量要适合学前儿童的体力。（　　）

A. 正确　　　　　B. 错误

42. 学前儿童读物的文字与纸张之间在色调上要有明显的对比。（　　）

A. 正确　　　　　B. 错误

43. 书籍及重量要适于学前儿童使用,过脏过破的图书不宜继续使用。（　　）

A. 正确　　　　　B. 错误

44. 学前儿童使用的铅笔芯要硬,否则容易折断。（　　）

A. 正确　　　　　B. 错误

44. 教师和学前儿童交往过程中,要尽量采用口头语言。（　　）

A. 正确　　　　　B. 错误

45. 教师在与学前儿童交谈时,最好保持较近的距离和视线的接触。（　　）

A. 正确　　　　　B. 错误

46. 托幼园所中伙伴之间的情感交流,会使学前儿童产生安全感。（　　）

    A. 正确        B. 错误

47. 教师初建班集体时,应坚持禁止式教育和集体教育的原则。(　　)

    A. 正确        B. 错误

48. 教师与教师之间的人际交往对学前儿童的社会性培养具有多重的影响。(　　)

    A. 正确        B. 错误

49. 幼儿园建立良好的物质环境和精神环境都离不开家长的支持和帮助。(　　)

    A. 正确        B. 错误

50. 教师和家长的关系直接影响到教师和学前儿童的关系。(　　)

    A. 正确        B. 错误

## 三、简答题

1. 简述幼儿园玩具的卫生要求。
2. 简述幼儿园书籍的卫生要求。
3. 简述幼儿园文具的卫生要求。

## 四、论述题

1. 试论述托幼园所精神环境的创设要求。

## 五、案例分析题

1. 小班的林老师比较偏爱可爱听话的孩子,不喜欢调皮好动的孩子,经常会训斥犯错误的孩子。班上的小朋友都怕林老师,正常的需要都不敢表达出来,只要林老师在,教室里都特别安静。时间久了,一些小朋友向家长哭诉不想上幼儿园,家长对此很有意见,甚至有的家长找园长告状。

请分析:(1)林老师的教育方式有什么问题?

        (2)应当为学前儿童创设什么样的精神环境?

# 参考文献

[1]王星妮.学前儿童卫生与保健[M].北京:北京理工大学出版社,2021.

[2]王嘉铖.学前儿童卫生保健[M].北京:北京师范大学出版社,2022.

[3]王东江.学前儿童卫生保健[M].北京:高等教育出版社,2016.

# 附一  学业水平考试模拟试卷

## 试卷 Ⅰ

(全卷共 8 页;考试时间:90 分钟;满分:150 分)

一、**单项选择题**(本大题共 50 小题,每小题 2 分,共 100 分)

1. 人体基本结构的层次关系,以下正确的是(      )。
   A. 细胞—组织— 器官—系统　　　　B. 系统—组织—器官—细胞
   C. 系统—器官—组织—细胞　　　　D. 细胞—器官—组织—系统

2. 人体的生理功能调节不包括(      )。
   A. 神经调节　　　B. 系统调节　　　C. 体液调节　　　D. 自身调节

3. 学前儿童脊柱、骨盆、腕骨随年龄增长逐渐钙化,全部钙化的年龄是(      )。
   A. 6 岁左右　　　B. 8 岁左右　　　C. 10 岁左右　　　D. 13 岁左右

4. 学前儿童脊柱四个生理弯曲中最晚形成的是(      )。
   A. 颈曲　　　　　B. 胸曲　　　　　C. 腰曲　　　　　D. 骶曲

5. 关于学前儿童呼吸系统的特点,表述正确的是(      )。
   A. 年龄越小,呼吸频率越慢　　　　B. 咽鼓管较长且呈水平位
   C. 声带坚韧,声门肌肉不易疲劳　　D. 肺含气量少而含血量多

6. 与机体的免疫机能有密切关系的内分泌腺是(      )。
   A. 胸腺　　　　　B. 甲状腺　　　　C. 垂体　　　　　D. 松果体

7. 婴幼儿皮肤的特点为(      )。
   A. 保护功能强,调节体温的功能差,渗透作用强
   B. 保护功能差,调节体温的功能强,渗透作用强
   C. 保护功能差,调节体温的功能差,渗透作用强
   D. 保护功能强,调节体温的功能强,渗透作用弱

8. 学前儿童开始对男女性别的一些差异感兴趣,发生的年龄是(      )。
   A. 3 岁左右　　　B. 4 岁左右　　　C. 5 岁左右　　　D. 6 岁左右

9. 4 岁的东东消化功能越来越好,饮食越来越多样化了,这是属于(      )。
   A. 成熟　　　　　B. 成长　　　　　C. 发育　　　　　D. 生长

261

10. 出生时只能吃流质,而后能吃半流质,到第一年末便能吃多种普通食物,说明学前儿童的生长发育具有(     )。
    A. 不均衡性                    B. 阶段性和程序性
    C. 个体差异性                  D. 统一协调性

11. 3 岁以下学前儿童测胸围时应采用(     )。
    A. 仰卧位          B. 俯卧位          C. 坐位          D. 立位

12. 影响学前儿童生长发育的因素中,决定生长发育现实性的是(     )。
    A. 遗传            B. 性别            C. 环境          D. 种族

13. 学前儿童健康检查评价指标中,以下属于生理功能指标的是(     )。
    A. 身高            B. 体重            C. 头围          D. 心率

14. 下列属于蛋白质、脂肪共同具有的生理功能是(     )。
    A. 提供热能        B. 良好溶剂        C. 免疫功能      D. 促进肠的蠕动

15. 下列营养素中既可以节约蛋白质,又可以维持内脏和神经等功能的是(     )。
    A. 无机盐          B. 维生素          C. 脂肪          D. 糖类

16. 婷婷出现厌食、味觉降低,并且经常发生口腔溃疡,可以在婷婷的食物中多提供(     )。
    A. 水果            B. 蔬菜            C. 谷类          D. 肝、鱼类

17. 学前儿童每日膳食中,有机蔬菜尽量占摄入蔬菜总量的(     )。
    A. 1/4            B. 1/3            C. 1/2          D.2/3

18. 为学前儿童配制膳食,以下正确的是(     )。
    A. 以水果代替蔬菜              B. 米面越精越好
    C. 多提供植物性食品            D. 各类食物应合理搭配

19. 传染病和非传染病的根本区别是(     )。
    A. 有病原体      B. 有传染性      C. 有规律性      D. 有免疫性

20. 下列疾病中,属于呼吸道非传染性疾病的是(     )。
    A. 流感          B. 水痘          C. 小儿肺炎      D. 流行性腮腺炎

21. 关于流行性腮腺炎,下列描述正确的是(     )。
    A. 病原体存在患者的粪便中      B. 可以给患儿吃酸的食物
    C. 痊愈后可获得终身免疫        D. 出现红色丘疹,并伴有腮腺肿胀

22. 肥胖发生的主要诱因是(     )。
    A. 遗传因素                    B. 精神因素
    C. 内分泌疾病                  D. 过食、缺乏适当运动

23. 急性出血性结膜炎的传播途径是(     )。
    A. 接触传染      B. 呼吸传染      C. 粪便传染      D. 蚊虫传染

24. 牙齿出现残根属于(     )。
    A. Ⅱ度龋        B. Ⅲ度龋        C. Ⅳ度龋        D. Ⅴ度龋

25. 两眼的黑眼珠位置不匀称而导致的弱视,属于(     )。

A. 斜视性弱视　　　　　　　　　　B. 屈光参差性弱视

C. 形觉剥夺性弱视　　　　　　　　D. 先天性弱视

26. 学前儿童意外事故发生的原因包括自身和环境等方面,其中属于环境方面的是( )。

A. 学前儿童运动功能不完善

B. 学前儿童对危险因素缺乏认识

C. 学前儿童好奇、好动、活泼、易冲动

D. 托幼园所管理不善,保教人员缺乏责任感

27. 以下不属于学前儿童急救原则的是( )。

A. 挽救生命　　　B. 防止残疾　　　C. 防止昏迷　　　D. 减少痛苦

28. 关于学前儿童跌伤的处理,以下说法正确的是( )。

A. 只是擦破表皮,可先用红汞涂患部

B. 皮肤未破但有肿痛,可先局部热敷

C. 如果出血较多,先止血并将伤部抬高

D. 出现意识丧失,不要轻易移动

29. 学前儿童被虫咬伤后,可以用食醋处理的是( )。

A. 臭虫咬伤　　　B. 黄蜂蜇伤　　　C. 蜈蚣咬伤　　　D. 蚊子叮咬

30. 当异物入体后,以下处理方法正确的是( )。

A. 活体昆虫入耳后,可用香油诱出

B. 小物体入鼻孔后,可用纸捻刺激鼻黏膜

C. 异物吸入气管后,可用自然咳出

D. 鱼刺扎入咽部,可用食醋软化

31. 发现学前儿童煤气中毒后,处理的第一步骤是( )。

A. 开窗通风　　　B. 抬离中毒现场　　C. 做人工呼吸　　D. 送医院急救

32. 幼儿园对学前儿童惊厥的预防措施,以下说法正确的是( )。

A. 注意休息,宜静不宜动　　　　　B. 饮食要定时定量,避免饥饿

C. 日常生活中多喝淡盐冷开水　　　D. 养成良好的卫生习惯

33. 保教人员为体温异常的学前儿童测体温,以下操作正确的是( )。

A. 测前捏住水银球端,向下向外轻甩

B. 测前体温表刻度不能超过37度

C. 测时将体温表水银球端放在腋窝中间

D. 测10分钟后可以取出读数

34. 关于给学前儿童止鼻血,以下操作正确的是( )。

A. 一般采取坐位　　　　　　　　　B. 头稍向后倾

C. 用乙醇棉花填塞　　　　　　　　D. 捏住鼻根部止血

35. 学前儿童发热进行冷敷时,以下说法正确的是( )。

A. 体温超过38度就要进行冷敷　　　B. 敷在额头、腋下及胸前等处

C. 小毛巾每5～10分钟换一次　　　D. 冷敷应坚持到恢复正常体温

36. 当耳药滴好后,要叮嘱学前儿童保持原姿势,时间为(　　)。

A. 1分钟左右　　B. 3～5分钟　　C. 5～10分钟　　D. 10分钟左右

37. 下列属于学前儿童学习障碍的心理卫生问题是(　　)。

A. 说谎　　　　B. 口吃　　　　C. 攻击性行为　　D. 习惯性阴部摩擦

38. 对多次有意撒谎的儿童,以下教育方式有效的是(　　)。

A. 进行体罚,让他记住以后不能撒谎

B. 及时揭穿谎言,不让其得逞

C. 让其明白"该怎么说"就行了

D. 不必进行严厉批评,树大自然直

39. 以下容易引起学前儿童习惯性阴部摩擦的是(　　)。

A. 内裤太紧　　　　　　　　B. 睡前听儿童故事

C. 患寄生虫病　　　　　　　D. 睡前餐饮过量

40. 在制定托幼园所的生活制度时,以下说法正确的是(　　)。

A. 不同年龄班作息时间应当一致

B. 上午9～11时适合安排集中教学活动

C. 可以根据家长的需要安排入园离园时间

D. 各地区生活制度应当保持相同

41. 在组织学前儿童如厕时,以下符合卫生要求的是(　　)。

A. 户外活动时不允许学前儿童如厕

B. 集体活动时不允许学前儿童如厕

C. 小班学前儿童要学会自己穿脱裤子

D. 中、大班学前儿童应学会自己料理大小便

42. 学前儿童喝水的卫生要求是(　　)。

A. 定时定量喝水　　　　　　B. 坐在自己的座位上喝水

C. 专用水杯可每周消毒一次　　D. 剧烈运动后要大量补水

43. 集中教学活动时间要根据学前儿童年龄特点安排,小班每次活动时间是(　　)。

A. 5～10分钟　　B. 10～15分钟　　C. 15～20分钟　　D. 20～25分钟

44. 托幼园所的艺术活动卫生,以下表述正确的是(　　)。

A. 选择学前儿童喜欢的歌曲　　B. 唱歌姿势以坐式为宜

C. 唱歌时间以学会唱为宜　　　D. 教给学前儿童正确的发声方法

45. 幼儿园的基本活动是(　　)。

A. 游戏活动　　B. 教学活动　　C. 体育活动　　D. 生活活动

46. 幼儿园不宜种植多刺、有毒汁及飞絮多的树,是出于以下考虑(　　)。

A. 经济、卫生　　B. 安全、卫生　　C. 经济、美观　　D. 安全、美观

47. 活动室要充分利用太阳光线进行自然采光,影响自然采光的最主要因素是(　　)。

A. 天花板、墙壁的颜色　　　　B. 活动室的面积

C. 窗户的面积　　　　　　　　　　D. 窗户的朝向

48. 关于幼儿园的通风措施,下面说法正确的是(　　　)。

A. 主要采用自然通风　　　　　　　B. 主要采用人工通风

C. 冬天不需要开窗通风　　　　　　D. 使用空调时尽量不要通风

49. 调节活动室的温度和湿度,最好的方式是保持(　　　)。

A. 足够的空间　　B. 充足的光线　　C. 良好的通风　　D. 适宜的温度

50. 托幼园所选购玩具时,首先要考虑的因素是(　　　)。

A. 符合学前儿童的喜好　　　　　　B. 具有教育功能和价值

C. 应便于洗涤和消毒　　　　　　　D. 适宜的大小和重量

## 二、选择判断题(本大题共 50 小题,每小题 1 分,共 50 分)

51. 教师在与幼儿说话时应注意不宜太大声,以利于学前儿童养成保护声带的好习惯。(　　　)

A. 正确　　　　　　　　B. 错误

52. 学前儿童易感染疾病是由于血液中淋巴细胞较多,中性粒细胞较少。(　　　)

A. 正确　　　　　　　　B. 错误

53. 性早熟是女童 5 岁前,男童 6 岁前呈现第二性特征发育的异常性疾病。(　　　)

A. 正确　　　　　　　　B. 错误

54. "侏儒症"和"呆小症"都会导致学前儿童智力低下。(　　　)

A. 正确　　　　　　　　B. 错误

55. 学前儿童 5～6 岁前存在"生理性远视",这是正常现象。(　　　)

A. 正确　　　　　　　　B. 错误

56. 学前儿童肝脏相对较大,所以其肝脏的解毒能力较强。(　　　)

A. 正确　　　　　　　　B. 错误

57. 学前儿童神经系统发育最早,淋巴系统发育最快,生殖系统发育最迟缓。(　　　)

A. 正确　　　　　　　　B. 错误

58. 《幼儿园工作规程》规定,幼儿园应当建立学前儿童健康检查制度,每年体检一次,每半年量身高、体重一次,每季度测视力一次。(　　　)

A. 正确　　　　　　　　B. 错误

59. 学前儿童的生长和发育是同步进行的。(　　　)

A. 正确　　　　　　　　B. 错误

60. 学前儿童生长发育旺盛,所以摄入的蛋白质越多越好,所以蛋白质摄入量在总热量中占比最高。(　　　)

A. 正确　　　　　　　　B. 错误

61. 学前儿童获得维生素 D 的主要来源是动物肝脏、蛋类、海鱼等食物。(　　　)

A. 正确　　　　　　　　B. 错误

62. 脂肪可以间接帮助身体组织运用钙,因此有助于学前儿童骨骼和牙齿的发育。

（　　　）

    A．正确　　　　B．错误

63．铁虽然是人体所需微量元素，但摄入不足会影响学前儿童体格及智力发育。（　　　）

    A．正确　　　　B．错误

64．严重的营养不良会造成学前儿童永久性的智力障碍。（　　　）

    A．正确　　　　B．错误

65．人体失水 10％会产生碱中毒，失水 20％以上可能危及生命。（　　　）

    A．正确　　　　B．错误

66．维生素 B2 缺乏时可引起脚气病，严重时会心力衰竭而死亡。（　　　）

    A．正确　　　　B．错误

67．水痘从病人发病日起到皮疹全部干燥结痂，都有传染性。（　　　）

    A．正确　　　　B．错误

68．斜视的手术治疗时间以 3～4 岁以前为佳。（　　　）

    A．正确　　　　B．错误

69．长期贫血会严重影响学前儿童的生长发育，但不会影响其智力发展。（　　　）

    A．正确　　　　B．错误

70．痱子是由于汗毛孔堵塞而引起的皮肤急性炎症，是夏季常见的一种皮肤病，具有一定的传染性。（　　　）

    A．正确　　　　B．错误

71．所有患传染病的人痊愈后均可获得终身免疫。（　　　）

    A．正确　　　　B．错误

72．手足口病患儿的护理要做好消毒隔离工作，一般需要隔离 1 周。（　　　）

    A．正确　　　　B．错误

73．学前儿童腹泻严重时可出现高热、呼吸障碍、嗜睡和昏迷，甚至发生惊厥，但不会危及生命。（　　　）

    A．正确　　　　B．错误

74．学前儿童学会独自行走后，意外事故便相应减少。（　　　）

    A．正确　　　　B．错误

75．当学前儿童手被挤伤后，如无破损，可以让其将受伤的手指高举过心脏以缓解痛苦。（　　　）

    A．正确　　　　B．错误

76．竹棍的刺扎入学前儿童的皮肤后，处理措施的第一步骤是拔刺。（　　　）

    A．正确　　　　B．错误

77．不要给较小的学前儿童吃花生米、豆子、果冻等，以免发生气管、支气管异物。（　　　）

    A．正确　　　　B．错误

78．学前儿童脱臼后，可以自然复位，也可以送医院请医生复位。（　　　）

  A. 正确　　　　B. 错误

79. 学前儿童开放性骨折后,首先采取的措施是固定处理。(　　)

  A. 正确　　　　B. 错误

80. 注意营养,生活规律,适度运动,保持充足的睡眠,都有利于预防晕厥。(　　)

  A. 正确　　　　B. 错误

81. 冷敷和热敷都利于消肿,在扭伤、跌伤后先热敷后冷敷。(　　)

  A. 正确　　　　B. 错误

82. 给学前儿童滴眼药时,要把药液滴在上眼皮内。(　　)

  A. 正确　　　　B. 错误

83. 幼儿期恐惧是一种情绪障碍。(　　)

  A. 正确　　　　B. 错误

84. 遗传因素、脑损伤、代谢障碍、铅中毒、不良的教育方式都可能会引起多动症。(　　)

  A. 正确　　　　B. 错误

85. 建立良好的师幼关系,关键在于幼儿。(　　)

  A. 正确　　　　B. 错误

86. 学前儿童的性教育应当是"两性别优势互补教育"。(　　)

  A. 正确　　　　B. 错误

87. 学前儿童年龄越小,越不容易形成良好的习惯。(　　)

  A. 正确　　　　B. 错误

88. 到下午时学前儿童大脑皮质的兴奋性降至最低,所以不再安排教学活动。(　　)

  A. 正确　　　　B. 错误

89. 正常情况下,学前儿童户外活动时间(包括户外体育活动时间),每天不少于 2 小时。(　　)

  A. 正确　　　　B. 错误

90. 空气浴应先室内,后室外。(　　)

  A. 正确　　　　B. 错误

91. 提倡幼儿长期坚持冷水盥洗,可以预防感冒。(　　)

  A. 正确　　　　B. 错误

92. 全日健康观察的重点应放在体温和食欲这两个方面。(　　)

  A. 正确　　　　B. 错误

93. 在托幼园所水果可以使用高锰酸钾溶液消毒。(　　)

  A. 正确　　　　B. 错误

94. 幼儿园工作记录应当及时归档,至少保存 3 年。(　　)

  A. 正确　　　　B. 错误

95. 幼儿园的精神环境具有教育和保育的功能。(　　)

A. 正确　　　　B. 错误

96. 托幼园所儿童使用的床不应太高,便于保教人员进行检查。(　　)

A. 正确　　　　B. 错误

97. 厕所要建在盥洗室与活动室及卧室之间,方便使用。(　　)

A. 正确　　　　B. 错误

98. 托幼园所物质环境比精神环境重要,应该加强物质环境的创设。(　　)

A. 正确　　　　B. 错误

99. 学前儿童读物文字与纸张之间在色调上要有明显的对比。(　　)

A. 正确　　　　B. 错误

100. 保教人员之间保持良好的交往关系,会容易激发出学前儿童积极的社会性行为。(　　)

A. 正确　　　　B. 错误

# 试卷 Ⅱ

**一、简答题**(本大题共 4 题,每小题 10 分,共 40 分)

1. 简述学前儿童神经系统的特点。

2. 学前儿童能量主要消耗在哪几个方面?

3. 简述小儿肺炎的预防措施。

4. 简述学前儿童被宠物咬伤的处理方法

**二、论述题**(本大题共 1 题,每小题 20 分,共 20 分)

1. 充足的睡眠有利于幼儿的生长发育,请结合托幼园所工作实际,论述睡眠活动的卫生要求。

**三、案例分析题**(本大题共 2 题,每小题 20 分,共 40 分)

1. 幼儿园体检后,中班的王老师告诉佳佳妈妈,佳佳有颗牙是龋齿,要尽早去看牙医。佳佳妈妈却说:"我早就发现了。不过乳牙有问题没有关系,反正也会换牙。等换了牙,再让孩子好好保护也不迟。"

问题:(1)请判断佳佳妈妈的说法对吗? 并说明理由。

(2)如果你是王老师,针对保护牙齿会提出哪些建议?

2. 毛毛从小由爷爷奶奶照顾,由于是独生子,爷爷奶奶对他宠爱有加,遂养成小霸王作风,在幼儿园,同样也是横行霸道,经常欺负其他小朋友,不是推扯小朋友,就是投掷东西打人,每天都有小朋友告状。老师还了解到,毛毛在家里十分喜欢看动画片《奥特曼》,经常模仿其打怪兽。

　　问题:(1)材料中的毛毛可能出现了哪种心理卫生问题?原因是什么?

　　　　(2)请帮助老师和家长,提出相应的矫正措施。

# 附二　参考答案

## 第二章　学前儿童生理特点及卫生保健

### 一、单项选择题

1. B　2. C　3. C　4. A　5. A　6. D　7. B　8. D　9. D　10. D
11. B　12. D　13. C　14. B　15. C　16. B　17. B　18. A　19. A　20. D
21. C　22. D　23. C　24. A　25. D　26. C　27. D　28. D　29. B　30. D
31. D　32. A　33. D　34. B　35. A　36. B　37. B

### 二、判断选择题

1. B　2. B　3. B　4. A　5. B　6. B　7. A　8. A　9. A　10. B
11. B　12. A　13. B　14. A　15. A　16. A　17. B　18. A　19. B　20. B
21. B　22. B　23. A　24. B　25. A　26. B　27. B　28. A　29. B　30. B
31. B　32. B　33. A　34. B　35. B　36. B　37. A　38. A　39. A　40. A
41. B　42. B　43. A　44. B　45. A　46. B　47. B

### 三、简答题

1. 简述学前儿童骨骼肌的特点。

(1)肌肉重量与体重比随年龄增长而增加。

(2)肌肉嫩、柔软,肌肉纤维较细,肌腱宽而短。

(3)肌肉含水分相对较多,含蛋白质、脂肪、无机盐少,收缩力差,力量和耐力不足,容易疲劳或受损伤。

(4)新陈代谢旺盛,氧气供应充足,疲劳恢复快。

(5)肌肉的力量和协调性较差。

(6)大肌肉群发育较早,小肌肉群发育较晚,精细动作不易掌握。

2. 简述学前儿童肺的特点。

(1)肺组织发育尚未完善,肺泡数量少,弹力组织发育较差,气体交换面积不足,间质发育良好。

(2)血管组织丰富,毛细血管与淋巴细胞间隙较成人宽。

(3)肺含气量少而含血量多,肺部易感染。

(4)肺容量相对较小,年龄越小,呼吸频率越快。

3. 简述学前儿童气管、支气管的特点。

(1)气管、支气管软骨柔软,缺乏弹力组织。

(2)黏膜柔嫩,纤毛运动差,黏液分泌少,不易清除外来微生物,易发生感染。

(3)气管管腔较小,有炎症后易引起水肿、充血而导致阻塞,引起呼吸困难。

(4)气管位置较成人高,右侧支气管较直,支气管异物以右下肺为多见。

4. 简述保护学前儿童声带的卫生要求。

(1)选择适合学前儿童音域特点的歌曲和朗读材料,每句不要太长,音调不要过高或过低。

(2)唱歌或朗读的过程中要适当安排休息,以防声带过分疲劳。

(3)要避免学前儿童大声唱歌或喊叫,鼓励用自然、优美的声音唱歌、说话。

(4)成人与学前儿童说话不要太大声,要教会学前儿童听到过大的声音捂耳或张口。

(5)当学前儿童咽部有炎症时,应减少发音。

5. 简述乳牙的生理功能。

(1)帮助消化和营养的吸收。

(2)刺激颌骨的正常发育。

(3)诱导恒牙的正常萌出及发育。

6. 简述学前儿童肝脏的特点。

(1)肝脏相对较大。

(2)肝脏分泌胆汁较少,脂肪消化吸收能力差。

(3)肝脏糖原贮存少,受饿易低血糖。

(4)肝细胞和肝功能不成熟,肝脏的解毒能力差。

7. 简述学前儿童血液的特点。

(1)年龄越小,血液量相对越多。

(2)血液中血浆含水分较多,含凝血物质较少,出血时血液凝固得较慢。

(3)红细胞含血红蛋白的数量较多,有强烈的吸氧性,利于新陈代谢。

(4)中性粒细胞较少,淋巴细胞较多,抵抗疾病能力较差,易感染疾病。

8. 简述学前儿童皮肤的特点。

(1)学前儿童皮肤面积相对较大,皮肤汗液是成人的 2 倍。

(2)皮肤水分多,约占体内水分的 13%。

(3)皮肤薄嫩,偏于碱性,保护功能差,易受损伤和感染。

(4)皮肤中毛细血管丰富,流经皮肤的血流量比成人多。

(5)皮肤调节体温的能力较差,易患感冒。

9. 简述学前儿童排尿习惯的培养。

（1）提醒学前儿童排尿，注意不要太频繁。

（2）不要让学前儿童长时间憋尿。

（3）不要让学前儿童长时间坐便盆。

（4）对于有尿床习惯的幼儿，要做好遗尿的防范工作，为其安排好合理的生活制度。

（5）提醒学前儿童不要渴急了才喝水，保证充足的饮水。

10. 简述如何保持会阴部卫生，预防泌尿道感染。

（1）每晚睡前应给学前儿童清洗会阴部，要有专用的毛巾、脸盆，毛巾用后消毒。不要让学前儿童穿开裆裤。

（2）教会学前儿童擦屁股的正确方法，即由前往后擦。

（3）注意防止个别学前儿童玩弄生殖器。

（4）每天适量喝水。

11. 简述学前儿童神经系统的特点。

（1）脑重量变化快。

（2）神经系统发育不均衡。

（3）容易兴奋，容易疲劳。

（4）自主神经发育不完善。

12. 简述开发右脑、协调左右脑的措施。

（1）有意识地加强幼儿左侧肢体的锻炼。

（2）让学前儿童多参加体育游戏和全身性运动，提高神经系统反应的灵敏性和准确性。

（3）多动手，在活动中"左右开弓"，促进大脑两半球的均衡发育。

（4）让学前儿童尽早使用筷子进餐，学会使用剪刀、玩穿珠子游戏等。

13. 简述学前儿童听觉器官的特点。

（1）学前儿童的外耳道比较狭窄，外耳道壁尚未完全骨化。

（2）学前儿童的耳廓血液循环差，易生冻疮。

（3）学前儿童的咽鼓管短又粗，倾斜度小，易引起中耳炎。

（4）由于硬脑膜血管和鼓膜血管相通，所以中耳炎又可引起脑膜炎。

（5）中耳炎治疗不及时，会导致耳聋。

# 四、论述题

1. 论述学前儿童运动系统的特点。

（1）柔软的骨

①学前儿童的骨骼比较柔软，软骨多。

②骨膜比较厚，血管丰富，这对骨的生长及再生起重要作用。当骨受损时，愈合较成人快。

③学前儿童的骨髓全是红骨髓，具有造血的功能。

④骨骼中含有机物较多，无机物较少，骨的弹性大而硬度小，不易骨折，但受压后容易弯曲变形。

（2）灵活的关节

学前儿童的关节窝较浅,关节附近的韧带较松,肌肉纤维比较细长,所以关节和韧带的伸展性和活动范围比成人大,但关节的牢固性较差,在外力作用下容易发生脱臼。

（3）易疲劳的骨骼肌

①学前儿童肌肉只占体重的 30％左右。肌肉重量与体重之比随年龄的增长而增加。

②学前儿童肌肉嫩、柔软,肌肉纤维较细,肌腱宽而短。

③学前儿童的肌肉含水分相对较多,含蛋白质、脂肪、无机盐少,收缩力差,力量和耐力不足,容易疲劳和受损伤。

④新陈代谢旺盛,肌肉容易疲劳,恢复比成人快。

⑤神经系统的调节功能不强,所以肌肉的力量和协调性较差。

⑥大小肌肉群发育不同速,大肌肉群发育早,小肌肉群发育迟,精细动作不易掌握。

2. 举例说明如何做好学前儿童运动系统的卫生保健。

（1）培养学前儿童正确的坐、立、行姿势

①正确的坐、立、行姿势可以保证学前儿童身心健康发育。如驼背,会使幼儿胸廓畸形,脊柱变形,也会产生自卑感。

②正确姿势应该是整个身体保持自然状态,头正、肩平、挺胸收腹、双眼平视前方。

③教师应纠正学前儿童坐、立、行中的不正确姿势,并为学前儿童做出榜样。

（2）合理地组织体育锻炼和户外活动

①体育锻炼和户外活动可以促进新陈代谢,刺激骨的生长,增强机体抵抗力,预防佝偻病。

②要根据学前儿童的年龄特点,选择运动方式及运动量,使全身得到锻炼。

（3）保证充足的营养和睡眠

①应供应充足的营养,让学前儿童多晒太阳,蛋白质、钙、磷、维生素 D 都能促进骨的钙化和肌肉的发育。

②保证充足的睡眠,促进学前儿童运动系统的正常生长发育。

（4）衣服和鞋子应宽松适度

①不宜穿过于紧身的衣服,以免影响血液循环。衣服应宽松适度,如过于肥大,则影响运动,易造成意外伤害。

②足弓具有弹性,可以缓冲震荡,保护足底的血管和神经。鞋的大小要合脚,过小则会影响足弓的正常发育。

（5）注意安全,预防意外事故的发生

学前儿童骨的弹性大,易弯曲变形,关节易脱臼,肌肉的力量和协调性也较差,易发生意外事故。应做到以下预防工作:

在组织活动时,要做好运动前的各项准备工作;避免用力过猛牵拉学前儿童手臂;女孩不宜从高处向硬的地面上跳;不宜拎过重的东西,手做精细动作时间宜短。

3. 举例说明如何做好学前儿童呼吸系统的卫生保健。

（1）培养学前儿童的良好卫生习惯

学前儿童鼻不能阻挡灰尘和细菌,易患上呼吸道感染,还会引起中耳炎。培养幼儿良好的卫生习惯。如:①用鼻呼吸的习惯。②不用手挖鼻孔。③教会幼儿擤鼻涕的方法。④打喷嚏时用手帕捂住口鼻,不随地吐痰、不蒙头睡觉等。

(2)保持室内空气新鲜

新鲜的空气能促进人体新陈代谢,有利于学前儿童呼吸系统的健康,使其心情愉快。因此,托幼园所室内应经常开窗通风换气。

(3)加强体育锻炼和户外活动

可以加强幼儿呼吸肌的力量,促进胸廓和肺的正常发育,增加肺活量,提高抵抗力。因此要组织学前儿童体育锻炼,做操、跑步时要配合动作,自然正确地加深呼吸。

(4)保护学前儿童声带

学前儿童声带不够坚韧,声门肌肉容易疲劳,易造成声带增厚,声音嘶哑。因此,幼儿教师要选择适合的歌曲和朗读材料;鼓励幼儿用自然优美的声音唱歌说话;当咽部有炎症时,应减少发音,直至完全恢复。

(5)严防异物进入呼吸道

学前儿童气管、支气管缺乏弹力组织,管腔狭小,易导致呼吸困难。因此,要培养安静进餐的习惯,吃饭时不玩闹;不整吞食物;不玩扣子、豆类等小东西,不把小物体放入鼻孔。

4. 举例说明如何做好学前儿童循环系统的卫生保健。

(1)保证营养,防止贫血

学前儿童生长发育迅速,血液总量增加较快,缺铁可导致缺铁性贫血,应纠正学前儿童挑食、偏食的毛病,适当增加含铁和蛋白质较为丰富的食物,如猪肝、瘦肉、豆类等。

(2)合理安排学前儿童的一日活动

长时间过度紧张,会影响心脏的正常功能,因此要合理安排一日活动,注意动静交替,劳逸结合,按时睡眠,减轻心脏负担。

(3)组织体育锻炼,增强体质

适宜的体育锻炼,可促进血液循环,使心肌粗壮结实,增强心脏的功能。因此,要为不同年龄、体质的学前儿童安排不同时间、不同强度的活动,在运动前做好准备活动,结束时做整理活动,剧烈活动时不可立即停止。

(4)学前儿童的衣着要宽大舒适

窄小的衣服会影响血液的流动和养料、氧气的供给。因此,学前儿童的衣服应宽大舒适,以保证血液循环的畅通。

(5)要预防传染病和放射性污染

学前儿童血液中含吞噬细菌作用的白细胞较少,抗病能力差,易患传染病。因此,学前儿童生病发烧要卧床休息,还要预防放射性污染对造血器官的损害。

(6)预防动脉硬化应始于幼儿

预防动脉硬化关键在"早"。因此,学前儿童膳食要控制胆固醇和饱和脂肪酸的摄入,同时宜少盐,口味要"淡"。

(7)避免神经刺激

过度或突然的神经刺激,会影响学前儿童的心脏和血管的正常功能。所以要提供轻松、和谐的生活环境,避免神经刺激。

5. 举例说明如何做好学前儿童消化系统的卫生保健。

(1)保护牙齿

乳牙是学前儿童的主要咀嚼器官,但因牙釉质薄,牙本质松脆,易生龋齿,因此要保护牙齿,主要措施:①预防龋齿,定期检查。注意少吃甜食,及时漱口或刷牙,每半年检查一次牙齿。②做好口腔卫生,养成早晚刷牙,饭后漱口的习惯;2岁开始早晚刷牙。③勤于咀嚼,不吃过冷过热的食物。④纠正某些不良习惯,如吮吸手指、咬嘴唇、咬手指甲等。

(2)建立合理的饮食制度,培养良好的卫生习惯

消化器官的活动是有规律的,所以要少吃多餐、定时定量进餐。饭前便后洗手,吃饭细嚼慢咽,不吃汤泡饭和零食、不挑食,饭后擦嘴并及时漱口。注意饮食的清洁卫生,防止病从口入。

(3)饭后不做剧烈运动

轻微活动,能促进消化,增进食欲,剧烈运动会抑制消化。饭前进行较安静的室内活动,饭后宜轻微活动。不宜立即午睡,最好散步15～20分钟再午睡。

(4)培养学前儿童定时排便的习惯

婴儿半岁后,可培养定时排便的习惯,最好早饭后排便。多运动,多吃蔬菜水果,吃点粗粮,多喝开水,预防便秘。

6. 举例说明如何做好学前儿童排泄系统的卫生保健。

(1)培养学前儿童及时排尿的习惯

①提醒学前儿童排尿,但不要太频繁。②不要让学前儿童长时间憋尿。③不要让学前儿童长时间坐便盆。④对于有尿床习惯的学前儿童,要做好遗尿的防范工作,要为其安排好合理的生活制度。⑤提醒学前儿童不要渴急了才喝水。

(2)保持会阴部卫生,预防泌尿道感染

①每晚睡前应给学前儿童清洗会阴部。要用专用的毛巾、脸盆,不要让学前儿童穿开裆裤。厕所、便盆每天洗刷,定期消毒。②教会学前儿童擦屁股的正确方法。③注意防止个别学前儿童玩弄生殖器。④每天适量喝水。

(3)保持皮肤的清洁

保护皮肤最重要的方法就是保持皮肤的清洁,应教育幼儿养成爱清洁的习惯。

①教育学前儿童每天擦洗身体裸露的部分。②给学前儿童洗头时,要避免皂沫进入眼睛。③使用儿童护肤品。④给学前儿童修剪指甲时,手指甲剪成弧形,脚指甲应剪平。⑤不宜烫发。⑥根据年龄特点,培养良好盥洗习惯。

(4)加强体育锻炼和户外活动

适当锻炼和户外活动,可提高学前儿童的耐寒和抗病能力。如加强三浴锻炼、坚持冷水洗脸。

(5)注意学前儿童衣着卫生

学前儿童平时着装不宜过多,衣服应安全舒适,式样简单,便于穿脱。对不同年龄的

学前儿童和不同季节的衣着卫生应有不同要求。如冬季防寒保暖、夏季防暑降温。

（6）预防和及时处理皮肤外伤

学前儿童活泼好动,缺乏生活经验,易受外伤,应加强安全教育;学前儿童皮肤渗透性强,易中毒,要避免接触腐蚀性物品。

7. 论述幼儿园应如何做好学前儿童内分泌系统的卫生保健工作。

（1）组织好学前儿童的睡眠

①学前儿童在夜间入睡后,垂体才大量分泌生长激素。②睡眠时间不够、睡眠不安,会影响孩子的身高,使遗传潜力不能充分发挥。③幼儿园要组织好学前儿童的睡眠,使他们睡眠时间充足,睡得踏实。

（2）安排好学前儿童的膳食

碘是合成甲状腺素的原料。若缺碘,除了脖子粗,最大的威胁是影响智力发育,引起听力下降、语言障碍等。所以,学前儿童饮食中要注意补碘。

（3）预防性早熟

性早熟会影响学前儿童的最终身高,易造成心理障碍和误入歧途。要注意预防性早熟,避免使用营养品和成人美容用品,避免食用含激素的蔬菜、水果、饮料和动物性食品。

## 五、案例分析题

1.（1）陈园长的做法不合理,理由如下。

在拔河中运动系统的腕骨、关节、肌肉等参与运动,但学前儿童的运动系统并没有发育成熟,容易在拔河中受损伤。

①学前儿童腕骨的发育是逐渐进行的,新生儿时期的腕骨都是软骨,随着年龄的增长逐渐钙化。学前儿童手腕负重能力差,不要提拎较重的物品,也不宜长时间做运用手的精细动作,更不适合进行拔河活动。

②学前儿童关节窝浅,关节附近的韧带较松,肌肉纤维比较细长,所以韧带的伸展性和活动范围比成人大,但关节牢固性较差,在外力作用下易发生脱臼。拔河活动易导致学前儿童上肢关节脱臼,不适合在幼儿园开展。

③学前儿童肌肉嫩、柔软,肌肉纤维较细,肌腱宽而短;肌肉含水分相对较多,含蛋白质、脂肪、无机盐少,收缩力差,力量和耐力不足,容易疲劳和受损伤。尤其运动量过大,肌肉容易疲劳。拔河运动易导致学前儿童肌肉受损,不适合在幼儿园开展。

（2）幼儿园应按如下要求做好学前儿童运动系统的卫生保健工作:

①培养学前儿童正确的坐、立、行姿势。正确的坐、立、行姿势可以保证学前儿童身心健康发育。教师应纠正学前儿童不正确姿势,并做出榜样。

②合理地组织体育锻炼和户外活动。要根据学前儿童的年龄特点,选择运动方式及运动量,使全身得到锻炼。

③保证充足的营养和睡眠。保证充足的营养,多晒太阳,蛋白质、钙、磷、维生素 D 都能促进骨的钙化和肌肉的发育。还要保证充足的睡眠,促进学前儿童运动系统的正常生长发育。

④衣服和鞋子应宽松适度。不宜穿过于紧身的衣服,以免影响血液循环。也不可过于肥大,则影响运动,易造成意外伤害;鞋的大小要合脚,过小则会影响足弓的正常发育。

⑤注意安全,预防意外事故的发生。在组织活动时,要做好运动前的各项准备工作,避免不安全的活动和动作,预防意外事故的发生。

2.(1)因为学前儿童皮肤调节体温能力较差,在外界温度变化时,往往难以适应,这是学前儿童易患感冒的原因之一。所以,案例中李老师让小朋友把外套脱了后,班里有几个孩子出现了打喷嚏,甚至流鼻涕的现象。

(2)学前儿童皮肤的卫生保健:

保护皮肤最重要的方法是保持皮肤的清洁。应教育学前儿童养成爱清洁的习惯,具体有以下几个方面:

①教育学前儿童每天擦洗身体裸露的部分,如脸、颈、手、耳。

②给学前儿童洗头时,要避免皂沫进入眼睛。

③学前儿童洗手洗脸后应使用儿童护肤品,不宜用成人用的护肤品或化妆品。

④给学前儿童修剪指甲时,手指甲应剪成弧形,脚趾甲应剪平,边缘稍修剪即可。学前儿童不宜烫发。

⑤在幼儿园,教师应根据学前儿童的年龄特点,培养良好的盥洗习惯,尤其在夏天更要注意皮肤的清洁卫生。

# 第三章　学前儿童的生长发育及健康评价

## 一、单项选择题

1. A　2. A　3. B　4. B　5. C　6. A　7. B　8. B　9. C　10. C
11. D　12. B　13. D　14. A　15. D　16. D　17. B　18. A　19. C　20. D
21. B　22. A　23. B　24. D　25. B　26. C　27. C　28. C　29. C　30. B
31. A　32. D　33. B　34. C　35. B　36. B　37. A　38. B　39. B　40. C
41. D　42. A　43. B　44. D　45. A　46. C　47. B　48. C　49. A　50. A
51. C　52. C　53. B　54. C　55. D　56. C

## 二、判断选择题

1. B　2. A　3. B　4. A　5. B　6. A　7. A　8. B　9. B　10. B
11. B　12. B　13. A　14. B　15. B　16. B　17. B　18. B　19. B　20. B
21. B　22. A　23. B　24. B　25. A　26. A　27. B　28. A　29. A　30. B
31. A　32. B　33. A　34. B　35. B　36. B　37. B　38. B　39. B　40. A
41. A　42. B　43. B　44. B　45. A　46. B　47. B　48. B　49. A　50. B

51.B　52.A　53.A　54.B　55.A　56.A　57.B　58.A　59.A　60.B

### 三、简答题

1. 简述学前儿童生长发育的一般规律。

(1)生长发育是由量变到质变的过程。

(2)生长发育是有阶段性和程序性的连续过程。

(3)生长发育的速度是波浪式的,身体的各部位的生长速度也是不均衡的。

(4)身体各系统的生长发育不均衡,但统一协调。

(5)生理的发育与心理的发展密切相关。

(6)生长发育具有个体性差异。

# 第四章　学前儿童的营养与膳食卫生

## 一、单项选择题

1.D　2.B　3.C　4.C　5.C　6.D　7.D　8.D　9.B　10.C

11.C　12.C　13.C　14.B　15.B　16.A　17.A　18.A　19.C　20.B

21.D　22.A　23.B　24.D　25.C　26.B　27.C　28.C　29.C　30.D

31.B　32.C　33.A　34.D　35.D　36.C　37.D　38.D　39.D　40.B

41.A　42.B　43.D　44.D　45.D　46.C　47.C　48.B　49.C　50.C

## 二、判断选择题

1.B　2.B　3.A　4.B　5.A　6.A　7.B　8.B　9.B　10.B

11.B　12.B　13.A　14.A　15.B　16.A　17.A　18.A　19.B　20.A

21.A　22.A　23.B　24.B　25.A　26.A　27.A　28.A　29.A　30.B

31.B　32.A　33.A　34.B　35.A　36.A　37.B　38.A　39.B　40.B

41.A　42.B　43.B　44.A　45.A　46.B　47.B　48.A　49.A　50.B

### 三、简答题

1. 学前儿童的合理营养包括哪些内容?

(1)含有机体所需的一切营养素和热量,且比例适当。

(2)食物易消化,并能促进食欲。

(3)不含对机体有害的物质。

(4)按时、有规律地定量摄入食物。

2. 简述学前儿童平衡膳食包括的六大类食品必须具备的条件。

(1)质优、种类齐全。

(2)量足。

(3)营养素间比例适当,搭配合理,营养均衡。

(4)调配得当,使其易消化。

3. 学前儿童膳食有哪些特点?

(1)膳食营养的丰富性和均衡性。

(2)学前儿童因地域、环境的不同,对膳食的喜好则不同。

(3)各年龄段幼儿的膳食心理特点不同。

(4)膳食次数较多。

4. 简述托幼园所健康的膳食心理环境。

(1)创设和谐的就餐气氛,不强迫进食。

(2)在进食过程中,教师可以穿插知识教育、情感交流、行为与习惯的训练。

(3)对个别挑食的学前儿童,疏通引导。

(4)还可以播放一些轻松优美的音乐,促进食欲,保持学前儿童愉快的进餐情绪。

5. 配置学前儿童膳食的原则是什么?

(1)满足学前儿童营养需要,达到营养均衡。

(2)膳食搭配能促进食欲,适合学前儿童消化。

(3)根据季节变化调整膳食。

6. 如何培养学前儿童良好饮食习惯?

(1)家长和教师要做好表率。

(2)要求学前儿童定时、定量、定点进餐,细嚼慢咽。

(3)进餐时间每次控制在半小时,不宜太长。

(4)养成不偏食、不挑食、不剩饭撒饭,讲究饮食卫生和就餐礼貌的好习惯。

(5)少喝碳酸饮料,少吃洋快餐,少吃零食。

## 四、论述题

1. 结合实际来说明学前儿童膳食的特点。

(1)膳食营养的丰富性和均衡性

学前儿童正处于生长发育期,新陈代谢旺盛,需要供给充足的营养,才能满足机体的需要。营养的缺乏和过剩均会影响儿童的生长发育,甚至会引起疾病,所以儿童的膳食营养要求丰富、多样化,各类营养成分互补、均衡。

(2)幼儿因地域、环境的不同,对膳食的喜好则不同

不同地区,饮食习惯不同,学前儿童对膳食的喜好也不同,如北方喜面食,南方喜米饭。不同家庭环境的学前儿童,膳食特点也不一样,如有的偏爱吃荤,有的则偏爱吃素。因此提供平衡膳食时,还要适当考虑地域环境对学前儿童膳食的影响。

(3)各年龄阶段幼儿的膳食心理特点表现不一

1 岁以内婴儿以奶类为主,1～3 岁婴幼儿喜欢软的温热的食物。3 岁幼儿喜欢味道

鲜美、色彩分明、形状规则,熟、软、温和的食品。4～6岁的幼儿喜欢吃形式多样、色香味形均佳的饭菜。当幼儿拒食某种食物时,不能硬塞硬喂,要在膳食配置上进行加工,使他们乐于接受。

(4)膳食次数较多

1岁以内的婴儿膳食次数从10～12次/天逐渐向7～8次/天过渡,1～3岁幼儿5～6次/天,3～6岁幼儿4～5次/天,其中包括正常的三餐和两餐之间的点心或水果。

2. 结合实际来说明学前儿童膳食的原则。

(1)满足学前儿童营养需要,达到营养均衡

①主副食搭配合理,品种多样。学前儿童的午点要丰富,多吃时令性蔬菜和水果。各类食物相互搭配,蔬菜量和粮食进食量相等,有机蔬菜占总蔬菜1/2为佳。

②每日食物中所含的蛋白质、脂肪、糖类三大营养素之间比例恰当,分别占总热量的12%～15%,25%～30%和55%～60%。

③动植物食品平衡。

④动物性蛋白质及豆类蛋白质不少于每日所需蛋白质总量的50%。

(2)能促进食欲,适合学前儿童消化

学前儿童膳食调配要注意色香味形,增进学前儿童食欲。选择的食物品种、数量和烹调方法要适合学前儿童的肠胃吸收,还要注意讲究卫生。

(3)根据季节变化调整膳食

结合季节变化的实际情况,科学合理地制定膳食。如,冬季适当增加脂肪量,春末夏初要补充维生素D和钙等,夏季多选用清淡爽口的食品,秋季要及时补足热量和各种维生素。

## 五、案例分析题

1.(1)贝贝妈妈的做法是不正确的,理由如下。

学前儿童正处于生长发育的旺盛时期,每天必须从膳食中摄取足够的营养物质和热量,才能满足身体发育,维持体内各种生理活动的需要。在案例中,妈妈为3岁的贝贝每天准备的早餐都是鸡蛋和牛奶,不吃或很少吃主食,营养结构不合理,所含的营养素种类不齐全,比例也不恰当,导致膳食不平衡,这样的做法不利于贝贝的生长发育。

(2)贝贝妈妈的做法对贝贝的生长发育的影响:

贝贝妈妈不合理的喂养可能会导致贝贝营养不良症,不仅影响贝贝生长发育,而且影响贝贝成年后的体质和健康状况。主要有以下两个方面的影响:

①营养不良影响贝贝身体发育。营养缺乏,会使学前儿童发育迟缓、生长低下、精神不振、反应迟钝,对学前儿童身心有极大的危害,严重的会引起各种疾病,甚至导致死亡。

②营养不良影响贝贝智力和行为。营养缺乏会使贝贝注意力不集中,运动神经不发达,运动能力差,感觉器官也不能协调,导致学习能力和行为较差。

因此,建议贝贝妈妈在贝贝的早餐中增加主食、水果或蔬菜,补充糖类和维生素,保证合理营养,平衡膳食。

# 第五章　学前儿童常见疾病及预防

## 一、单项选择题

| | | | | | | | | | |
|---|---|---|---|---|---|---|---|---|---|
| 1. A | 2. A | 3. D | 4. B | 5. C | 6. A | 7. A | 8. B | 9. B | 10. A |
| 11. A | 12. B | 13. C | 14. A | 15. D | 16. B | 17. D | 18. A | 19. C | 20. C |
| 21. D | 22. B | 23. D | 24. A | 25. D | 26. C | 27. B | 28. C | 29. D | 30. D |
| 31. A | 32. B | 33. B | 34. C | 35. A | 36. B | 37. C | 38. D | 39. D | 40. A |
| 41. D | 42. A | 43. C | 44. C | 45. B | 46. C | 47. C | 48. C | 49. D | 50. B |
| 51. D | 52. A | 53. C | 54. C | 55. B | 56. A | 57. B | 58. B | 59. C | 60. A |
| 61. D | 62. C | 63. A | 64. B | 65. D | 66. C | 67. B | 68. A | 69. D | 70. B |
| 71. D | 72. C | | | | | | | | |

## 二、判断选择题

| | | | | | | | | | |
|---|---|---|---|---|---|---|---|---|---|
| 1. B | 2. B | 3. B | 4. A | 5. B | 6. B | 7. B | 8. B | 9. A | 10. A |
| 11. B | 12. A | 13. A | 14. A | 15. A | 16. B | 17. A | 18. A | 19. B | 20. A |
| 21. B | 22. B | 23. A | 24. B | 25. A | 26. B | 27. B | 28. B | 29. A | 30. B |
| 31. B | 32. A | 33. A | 34. B | 35. B | 36. A | 37. B | 38. B | 39. A | 40. B |
| 41. A | 42. A | 43. A | 44. B | 45. B | 46. B | 47. A | 48. A | 49. B | 50. B |
| 51. B | 52. A | 53. A | 54. A | 55. B | 56. B | 57. B | 58. B | 59. B | 60. A |
| 61. A | 62. B | 63. A | 64. B | 65. B | 66. A | 67. A | 68. A | 69. B | 70. B |

## 三、简答题

1. 简述传染病的基本特征。

(1)有病原体。

(2)传染性与流行性。

(3)病程发展具有一定的规律性。

(4)免疫性。

2. 简述传染病发生和流行的三个环节。

(1)传染源:传染病患者、病原体携带者、受感染的动物。

(2)传播途径:病原体由传染源到达人体内所经过的途径。

(3)易感人群:容易受这种传染病传染的人群。

3. 简述幼儿园控制传染源的措施。

(1)对患者必须做到三早:早发现、早隔离、早治疗。

(2)幼儿园应完善并坚持执行健康检查制度。

(3)做好晨间检查和全日健康观察工作。

(4)若有发现或怀疑的患者,应及早报告卫生防疫部门。

(5)有条件的托幼园所应设立隔离室及时隔离患者、接触者及疑似传染病患者。

4. 针对呼吸道疾病,幼儿园如何切断传播途径?

(1)对呼吸道疾病进行隔离。

(2)要实行湿式打扫,防止尘土飞扬。

(3)加强通风换气。

(4)采用紫外线照射或乳酸蒸气消毒,保持空气新鲜。

(5)对病儿所在的班级,要进行彻底的消毒。

5. 为了提高易感人群抵抗力,幼儿园应该采取哪些措施?

(1)养成良好的卫生习惯和严格执行作息制度。

(2)让学前儿童多接触阳光和空气。

(3)多参加户外活动和适宜的体育锻炼。

(4)提供合理的营养。

(5)传染病流行期间易感者不与传染源接触,做好预防接种工作。

6. 简述流行性感冒的护理措施。

(1)高热时卧床休息。

(2)居室要有阳光,空气新鲜。

(3)睡眠充足,多喝开水。

(4)饮食有营养,易消化。

(5)对高热患儿应适当降温,采用物理降温或药物降温。

7. 简述流行性感冒的预防措施。

(1)增强机体的抵抗力,加强体育锻炼。

(2)多晒太阳,多参加户外活动。

(3)衣着要适宜,及时给学前儿童添减衣服。

(4)冬春季不去或少去拥挤的公共场所,避免感染。

(5)居室要定期消毒,保持空气新鲜。

(6)对患儿进行隔离。

8. 简述水痘的护理措施。

(1)发热时卧床休息。

(2)保持室内空气清新,饮食易消化,多喝开水。

(3)注意皮肤、指甲清洁。勤剪指甲,避免抓破皮肤引起感染。

(4)疱疹上涂龙胆紫,使疱疹尽快干燥结痂。

(5)勤换内衣和床单。

(6)病儿需隔离至全部皮疹结痂为止。

9. 简述流行性腮腺炎的护理措施。

（1）卧床休息。

（2）多喝水，应吃流质或半流质食物，避免吃酸，以减轻咀嚼时的疼痛。

（3）多用盐开水漱口，以保持口腔的清洁。

（4）腮部疼痛时可热敷或冷敷，也可外敷清热解毒中药。

（5）体温太高可用退热药。

（6）预防并发症的发生。

10. 简述手足口病的护理措施。

（1）消毒隔离：患儿隔离 2 周，用过的物品要彻底消毒，开窗通风或空气消毒。

（2）饮食营养：多喝温开水。宜吃清淡、温性、可口、易消化、软的流质或半流质食物。

（3）口腔护理：要保持口腔清洁，饭前饭后用生理盐水漱口，可将维生素 B2 粉剂直接涂于口腔糜烂部位。

（4）皮疹护理：保持患儿皮疹部位、衣、被清洁，衣着要舒适、经常更换。防止抓破皮疹。

11. 简述手足口病的预防措施。

（1）养成学前儿童良好的卫生习惯，做到饭前便后洗手、不喝生水、不吃生冷食物。

（2）勤晒衣被，多通风，不到人群聚集、空气流通差的公共场所。

（3）发现可疑患儿，要及时到医疗机构就诊。

（4）轻症患儿不必住院，可在家中，避免交叉感染。

（5）托幼机构要注意物品消毒，加强晨检和日检。

12. 简述急性出血性结膜炎的预防措施。

（1）教育学前儿童养成良好的卫生习惯，不用手揉眼、不用患者手帕和毛巾，不共用脸盆。

（2）如果单眼患病，叮嘱患儿不要用手、毛巾擦患眼再擦健康眼，以免感染。

（3）用流动水洗脸，尤其是夏季游泳后和外出回来后。

（4）教师为患儿滴眼药前后均须认真用肥皂洗手。

13. 简述小儿肺炎的护理措施。

（1）保持室内空气新鲜，温湿度适宜。

（2）卧床休息，减少活动，穿衣盖被适宜。

（3）注意体温，保持呼吸通畅，多饮水。

（4）饮食有营养，清淡、易消化，避开易致痰食物，保证充足的维生素。

（5）密切观察患儿的病情，防止病情加重引发并发症。

14. 简述小儿肺炎的预防措施。

（1）室内注意通风换气，清洁卫生。

（2）注意加强锻炼，增强抗病能力。

（3）随天气注意适当增加衣服，避免接触感染源。

（4）预防佝偻病、贫血、麻疹以及百日咳等疾病。

（5）接种疫苗预防小儿肺炎。

15. 简述腹泻的预防措施。

(1)注意搞好饮食和环境卫生,以防感染。

(2)平时加强体格锻炼和户外活动,增强体质。

(3)饮食定时定量,添加辅食循序渐进。

(4)细心照料婴幼儿,避免腹部着凉。

(5)发现腹泻患儿时,应隔离治疗,做好消毒工作。

16. 简述龋齿的预防措施。

(1)重点要抓好学前儿童口腔保健工作,建立良好的口腔卫生习惯。

(2)减少或控制饮食中的糖,纠正睡前吃糖果、点心或其他甜饮料的习惯。

(3)多吃粗糙、硬质和含纤维质的食物。

(4)睡前刷牙,使用含有一定量的氟化物牙膏或使用防龋药物。

(5)定期开展龋齿普查,以便及时采取治疗措施。

17. 简述肥胖的预防措施。

(1)做到早治疗,提前预防。

(2)主要从饮食入手。科学喂养,谷物辅食不宜过早,牛奶加糖不要过多,少饮糖水或含糖多的饮料,少食油脂类食品,每日需进食一定的粗粮、蔬菜和水果。

(3)每天保证适当的活动。

(4)定期测体重,若发现超重及时采取措施。

18. 如何治疗肥胖儿童?

(1)最关键的是要改变饮食习惯。控制高糖、高脂食物,多吃含纤维素多、较清淡的食物。

(2)每日饮食少食多餐,不吃零食和洋快餐,尤其是高热量的甜食。

(3)逐渐减少肥胖儿的进食量,使之恢复正常体重。

(4)多做有氧运动,以跳绳、慢跑等不剧烈的活动为宜,每次坚持 15 分钟到 1 小时。

19. 简述痱子的护理措施。

(1)室内通风,尽量降低室温,保持凉爽干燥,有利于痱子的消退。

(2)勤洗澡,用温水、不用带刺激性肥皂。

(3)洗后立即擦干,搽痱子水或痱子粉或爽身粉等药物。

(4)勤换内衣,穿宽松、单薄、吸汗、易干布料的衣服。

(5)脓痱子患儿注意保持皮肤清洁,进行有效的抗感染治疗。

(6)如果皮肤感染伴有发热,要及时送医院就诊。

20. 简述痱子的预防措施。

(1)保持室内通风,采用防暑降温措施。

(2)保持皮肤清洁,衣着宽松,随时为学前儿童擦汗。

(3)夏季每天至少洗两次澡,勤换衣服,洗后搽痱子粉。

(4)不要在烈日下活动。

(5)饮食不要过饱,少吃糖和高脂肪的食物,多喝清凉饮料,如绿豆汤、五花茶。

## 四、论述题

1. 请结合新冠肺炎谈谈传染病基本特征。

（1）有病原体

这个特征是传染病和非传染病的根本区别所在。病原体是指能使人感染疾病的微生物，多数传染病的病原体是病毒。新冠肺炎的病原体就是新型冠状病毒。

（2）传染性与流行性

传染病都具有传染性，传染病的病原体会通过一定的途径，由患者、其他动物或带有病原体的物体传染给健康的人。传染病的传染性有强有弱，传染期有长有短，传播途径也各不相同。新冠肺炎的传染性极强，传播途径主要为直接传播、气溶胶传播和接触传播。

传染病还具有流行性，在流行时某些传染病还具有地方性和季节性。新冠肺炎在世界范围内大流行，没有表现出明显的季节性。

（3）病程发展具有一定的规律性

传染病的发展过程具有从一个阶段到另一个阶段的规律性，一般可以分为以下几个时期：A. 潜伏期；B. 前驱期；C. 发病期；D. 恢复期。新冠肺炎潜伏期一般是 1～14 天，潜伏期并不固定，会受到个体差异影响。新冠肺炎在前驱期已具有传染性，发病期患者一般会出现乏力、发热、单咳、四肢酸疼等症状。得了新冠肺炎一般需要 7 到 14 天才能恢复好。

（4）免疫性

传染病痊愈后，人体对该传染病有了抵抗能力，产生免疫性。有些传染病痊愈后可获得终身免疫，如麻疹；而有的如流感，则免疫时间很短。新冠肺炎痊愈后，人体对该传染病有了一定抵抗能力，但目前还没有证据表明具体的免疫程度和期限。

2. 请结合学前儿童实际谈谈急性出血性结膜炎的护理和预防。

急性出血性结膜炎俗称"火眼"或"红眼病"，多发生于春夏季，可重复感染。

（1）急性出血性结膜炎的护理

①每天用 3％硼酸水或生理盐水冲洗眼睛 2～3 次，并用消毒棉签拭净眼缘。

②也可用中草药方剂洗眼或湿敷，如用凉茶水洗眼或湿敷，每日 2～3 次。

③选用抗菌眼药水，每 1～2 小时点眼一次。

④睡前涂金霉素、红霉素等抗菌眼药膏。

⑤不能包扎眼睛和热敷，否则会影响内分泌物排出，使结膜炎症加重。

（2）急性出血性结膜炎的预防

①教育学前儿童养成良好的卫生习惯，不用手揉眼、不用患者手帕和毛巾，不共用脸盆。

②如果单眼患病，叮嘱患儿不要用手、毛巾擦患眼再擦健康眼，以免感染。

③用流动水洗脸，尤其是夏季游泳后和外出回来后。

④教师为患儿滴眼药前后均须认真用肥皂洗手。

3. 请结合学前儿童实际谈谈腹泻的护理和预防。

（1）腹泻的护理

①注意每次便后用温水给患儿清洗臀部。

②不要让腹泻的学前儿童挨饿。

③饮食上应少食多餐，烹调宜软、碎、烂。

④已有脱水症状的患儿无论程度轻重,均应立即送医院治疗。

(2)腹泻的预防

①注意饮食和环境卫生,以防感染。

②平时加强体格锻炼,多做户外活动,以增强体质。

③饮食要定时定量,添加辅食时应循序渐进,不宜过多、过急。

④细心照料婴幼儿,避免腹部着凉。

⑤发现腹泻患儿时,应隔离治疗,并做好消毒工作。

4. 请结合学前儿童实际谈谈肥胖的治疗与预防。

学前儿童因过食、缺乏适当的体育锻炼等原因导致肥胖。

(1)肥胖儿童的治疗

①最关键的是要改变饮食习惯。控制高糖、高脂食物,多吃含纤维素多、较清淡的食物。

②每日饮食少食多餐,不吃零食和洋快餐,尤其是高热量的甜食。

③逐渐减少肥胖儿的进食量,使之恢复正常体重。

④多做有氧运动,以跳绳、慢跑等不剧烈的活动为宜,每次坚持15分钟到1小时。

(2)肥胖儿童的预防

①做到早治疗,提前预防。

②主要从饮食入手。科学喂养,谷物辅食不宜过早,牛奶加糖不要过多,少饮糖水或含糖多的饮料,少食油脂类食品,每日需进食一定的粗粮、蔬菜和水果。

③每天保证适当的活动。

④定期测体重,若发现超重及时采取措施。

5. 请结合学前儿童实际谈谈痱子的护理和预防。

(1)痱子的护理措施

①室内通风,尽量降低室温,保持凉爽干燥,有利于痱子的消退。

②勤洗澡,用温水、不用带刺激性肥皂。

③洗后立即擦干,搽痱子水或痱子粉或爽身粉等药物。

④勤换内衣,穿宽松、单薄、吸汗、易干布料的衣服。

⑤脓痱子患儿注意保持皮肤清洁,进行有效的抗感染治疗。

⑥如果皮肤感染伴有发热,要及时送医院就诊。

(2)痱子的预防措施

①室内保持通风,采用防暑降温措施。

②保持皮肤清洁,衣着宽松,随时为学前儿童擦汗。

③夏季每天至少洗两次澡,勤换衣服,洗后搽痱子粉

④不要在烈日下活动。

⑤饮食不要过饱,少吃糖和高脂肪的食物,多喝清凉饮料,如绿豆汤、五花茶。

## 五、案例分析题

1.(1)乐乐可能患的是龋齿

案例中陈老师发现乐乐的大牙齿有一点点的黑点,说明乐乐牙齿发生病变,形成龋洞。案例中乐乐说:"我刚咬了一口鸡腿,牙就痛起来了。"又说:"昨天我吃冰棍的时候牙也痛。"一般情况下Ⅱ度龋齿表现为对冷、热、酸、甜刺激有过敏反应,Ⅲ度龋齿反应更为明显。说明乐乐的牙齿已经患上Ⅱ度或Ⅲ度龋。

(2)龋齿的护理及预防的措施

龋齿的护理:

①开始有症状就要注意口腔卫生,用药物牙膏刷牙。

②症状明显一定要到口腔专科医院治疗,填补或镶嵌。

③饮食上注意减少对龋齿的刺激。

龋齿的预防:

①重点要抓好学前儿童口腔保健工作,建立良好的口腔卫生习惯。

②减少或控制饮食中的糖,纠正学前儿童睡前吃糖果、点心或其他甜饮料的习惯。

③多吃粗糙、硬质和含纤维的食物。

④睡前刷牙,使用含有一定量的氟化物牙膏或使用其他防龋齿药物。

⑤定期开展龋齿普查,以便及时采取治疗措施。

2.(1)豆豆可能是长痱子了。在豆豆额头、背上及腋窝里都有成片的红色丘疹,并且痒,这些都是痱子的主要症状。

造成豆豆患这一疾病的原因是豆豆在热天还穿着长袖长裤,出汗后衣服湿透,汗液没及时从皮肤表面蒸发,引起汗管口阻塞,影响汗液的正常排泄,于是形成痱子。

(2)痱子的护理和预防

痱子的护理措施:

①室内通风,尽量降低室温,保持凉爽干燥,有利于痱子的消退。

②勤洗澡,用温水、不用带刺激性肥皂。

③洗后立即擦干,搽痱子水或痱子粉或爽身粉等药物。

④勤换内衣,穿宽松、单薄、吸汗、易干布料的衣服。

⑤脓痱子患儿注意保持皮肤清洁,进行有效的抗感染治疗。

⑥如果皮肤感染伴有发热,要及时送医院就诊。

痱子的预防措施:

①室内保持通风,采用防暑降温措施。

②保持皮肤清洁,衣着宽松,随时为学前儿童擦汗。

③夏季每天至少洗两次澡,勤换衣服,洗后用痱子粉。

④不要在烈日下活动。

⑤饮食不要过饱,少吃糖和高脂肪的食物,多喝清凉饮料,如绿豆汤、五花茶。

# 第六章　学前儿童意外事故的预防和急救

## 一、单项选择题

1. B　　2. D　　3. A　　4. C　　5. B　　6. A　　7. C　　8. D　　9. C　　10. D
11. C　　12. D　　13. B　　14. C　　15. C　　16. D　　17. A　　18. D　　19. A　　20. C
21. D　　22. D　　23. D　　24. A　　25. B　　26. D　　27. B　　28. C　　29. C　　30. A

## 二、判断选择题

1. A　　2. B　　3. B　　4. A　　5. A　　6. B　　7. A　　8. B　　9. A　　10. B
11. B　　12. B　　13. A　　14. B　　15. A　　16. B　　17. A　　18. B　　19. B　　20. B
21. B　　22. B　　23. B　　24. B　　25. B　　26. B　　27. A　　28. B　　29. B　　30. B
31. B　　32. A　　33. A　　34. B　　35. A　　36. B

## 三、简答题

1. 简述学前儿童常见意外事故发生的原因。

(1)学前儿童运动功能不完善。

(2)学前儿童对危险因素缺乏认识。

(3)学前儿童好奇、好玩、活泼、易冲动。

(4)托幼园所管理不善,保教人员缺乏责任感。

此外托幼园所的生活、活动环境中的不完善因素也是发生意外事故的隐患。

2. 简述幼儿园保管药品、有毒物品的措施。

(1)建立严格的药品管理制度,一是保证用药安全,二是防止吃错药。

(2)放药品的位置要固定,药品应放在幼儿拿不到的地方,并贴上标签。

(3)内服药、外用药分开放置。

(4)给学前儿童服药前要仔细核对姓名、药名、用量,并按时、准确地给患儿喂药。

(5)服药情况应有交接班记录。

(6)药物过敏史学前儿童要有记载。

(7)有毒物品上锁保存,使用时有记录,用完瓶罐统一回收处理。

3. 简述跌伤的处理。

跌伤后,安慰学前儿童不要紧张,并做如下处理:

(1)如果伤口小而浅,只是擦破了表皮,先用双氧水洗净伤口,然后用红汞涂患部。

(2)如果伤口大或深,出血较多,要先止血,将伤部抬高,立即送医院处理。

(3)如果皮肤未破,伤处肿痛淤青,可局部冷敷,一天后再用热敷。

(4)跌伤常见的并发症为脑震荡,应立即送医院。

4.简述小外伤的预防。

(1)教育学前儿童不要玩尖锐的物品,加强玩具质量的管理。

(2)不要让学前儿童接触乙醇、石灰等化学物品,不要观看电焊,远离爆竹。

(3)户外活动注意安全,以防跌伤出血。

(4)定期做好大型玩具的修缮工作。

(5)室内或楼道、走廊湿滑,或雨后走路通道铺设纸板、草袋。

(6)装修地板应选用粗糙防滑的材料。

5.简述宠物咬伤的处理。

(1)立即清洗伤口。一是要快,分秒必争;二是要彻底;三是伤口不可包扎。

(2)正确处理伤口后,应立即把幼儿送医院。

(3)及时注射狂犬疫苗,能行之有效地预防发病。

6.简述宠物咬伤的预防。

(1)不要让学前儿童单独与宠物相处,要控制好宠物。

(2)教导学前儿童不要去碰别人的宠物,懂得动物不是玩具,在宠物吃饭、睡觉时不要打扰。

(3)家养狗要定期注射疫苗,远离流浪狗。

(4)最简单的方法是不要养宠物。

7.简述烫伤的处理。

(1)让流动的水不断冲洗伤处,进行冷却处理。

(2)若是隔着衣服,要先用冷水使烫伤处冷却 20~30 分钟,然后剪开衣服并脱掉,在烫伤处涂抹"红花油""獾油"等油剂,并保持创伤面的清洁。

(3)对烫伤面积较大的学前儿童,应立即将湿衣服脱掉。用干净被单将伤者包裹起来,送医院治疗。

8.简述烫伤的预防。

(1)教育学前儿童不玩火,炉子周围应有围栏。

(2)开水、热饭、热汤应放在安全的地方,以免学前儿童打翻。

(3)手提开水时,要提防学前儿童从旁突然冲出来。

(4)给学前儿童洗澡时,要先倒凉水,后倒热水。

9.简述骨折的预防。

(1)教育学前儿童走路时要小心,要绕过障碍物行走,避免摔伤导致骨折。

(2)上下楼梯时,要一格一格走,不要从楼梯上向下跳。

(3)玩游戏时要团结友爱,不要争抢玩具,打打闹闹会碰伤造成骨折。

(4)饮食中增加富含钙的食物,多进行户外有氧运动,促进钙质转换和吸收,利于新陈代谢。

10.简述触电的预防。

(1)对托幼园所中易发生触电的隐患要及时检修。室内电源插头应安装在学前儿童触摸不到的地方。

（2）雷雨时不要让学前儿童待在树下、电线杆旁避雨，以免雷击触电。

（3）教育学前儿童室外玩耍时，千万不要爬电线杆，遇到落在地上或半垂的电线时，一定要绕行，不玩灯头、电线插头、电器等。

（4）告诉学前儿童千万不要用湿手去开灯、关灯或接触其他电源开关，不能用手指、小刀和铅笔去捅多用插座。

11. 简述溺水的处理。

（1）积极抢救，使学前儿童脱水上岸。

（2）保持呼吸道通畅，检查溺水者口鼻，清除异物。

（3）倒水，使溺水者俯卧，或腹部放在救护者左膝，用手压迫背部，把水倒出来。

（4）进行人工心肺复苏急救，并通知医院抢救。

①呼吸复苏的急救方式是口对口人工呼吸。

②心跳复苏的急救方式是胸外心脏按压。

③呼吸和心跳都停止的急救方式是口对口人工呼吸和心脏按压交替进行。

12. 简述溺水的预防。

（1）教学前儿童游泳和游泳的规则，知道自然水域游泳安全知识。

（2）告诉学前儿童不要在没有成人看管下单独游泳。不要跳水和潜水，学会用脚试探水的深浅。不要在水里吃东西。

（3）冬季避免在冰上步行、滑冰或在薄冰上骑车，以防掉入冰窟窿。

（4）学前儿童在水周围的时候，教师要时刻严密监护。

13. 简述晕厥的预防。

（1）注意营养，有规律地进食，生活节奏正常。

（2）适度运动，保持充足的睡眠。

（3）最好到门诊做一个检测，以便早发现早治疗。

14. 简述止鼻血的方法。

（1）尽量使学前儿童安静，避免哭闹，并松开衣领、腰带，安慰他。

（2）采取坐位，头稍向前倾。

（3）填塞止血：出血较多时，用清洁、干燥的棉花或加数滴麻黄碱或肾上腺素，填塞鼻孔内止血。

（4）捏鼻止血：用拇指和食指捏住鼻翼 5 分钟，压迫止血。

（5）若经以上处理，鼻仍出血不止，立即送医院处理。

15. 简述测体温的方法。

（1）测体温前，先看看体温表的数值是否超过 35 ℃。

（2）如果超过 35 ℃，可用一只手捏住远离水银球的一端，向下向外轻轻甩几下，使水银线降到"35"刻度以下。

（3）擦去学前儿童腋窝的汗，把体温表的水银球端放在腋窝中间，注意不要把表头伸到外面。让学前儿童屈臂夹紧体温表，测 5 分钟取出。

(4)读取并记录数值。

(5)测体温应在学前儿童进食半小时以后,安静状态下进行。

16. 简述小毛巾冷敷法。

(1)将小毛巾折叠数层,放在冷水中浸湿,拧成半干以不滴水为度。

(2)敷在学前儿童前额、腋窝、肘窝、大腿根等地方。

(3)每5~10分钟换一次。

(4)学前儿童发生寒战、面色发灰,应停止冷敷。

(5)冷敷时间不宜过长,以免影响血液。

17. 简述喂药的具体方法。

(1)先核对药名、人名,防止用错药。

(2)如果是药片,可将药片研成细小粉末,溶在液体中,用奶瓶像喂奶那样喂进去。

(3)1岁左右婴儿哭闹拒绝吃药可采用以下方式:固定其头部,使头歪向一侧。左手捏住婴儿下巴,右手将勺尖紧贴孩子的嘴角将药灌入。等药咽下去以后,放开下巴,再喂几口糖水。

(4)对2~3岁以后的幼儿,应鼓励他们自己吃药。

18. 简述滴眼药的具体方法。

(1)滴眼药前,一定要先核对药名、人名,防止用错药。

(2)教师先把手洗干净。

(3)学前儿童眼部如有分泌物,用干净毛巾擦净。

(4)教师用左手食指、拇指轻轻分开学前儿童上下眼皮,让其头向后仰、眼向上看。教师右手拿滴药瓶,将药液滴在学前儿童下眼皮内,每次1~2滴。

(5)再用拇指和食指轻提上眼皮,嘱学前儿童转动眼球,使药液均匀布满眼内。

(6)眼药膏,最好在睡前涂。可直接挤在下眼皮内,闭上眼睛轻轻揉匀即可。

19. 简述滴鼻药的具体方法。

(1)滴鼻药前,一定要先核对药名、人名,防止用错药。

(2)教师先把手洗干净。

(3)让学前儿童平卧,肩下垫个枕头,使头后仰,鼻孔向上;或让学前儿童坐在椅子上,背靠椅背,头尽量后仰。

(4)教师右手持药瓶,在距鼻孔2~3 cm处将药液滴入。

(5)轻轻按压鼻翼,使药液分布均匀。

(6)滴药后保持原姿势3~5分钟。

20. 简述滴耳药的具体方法。

(1)滴耳药前,一定要先核对药名、人名,防止用错药。

(2)教师先把手洗干净。

(3)滴耳药时,让学前儿童侧卧,使患耳向上。

(4)如外耳道有脓液,可先用干净的棉签将脓液擦净,再滴药。

(5)向下、向后轻拉学前儿童耳垂,使外耳道伸直。

（6）右手持药瓶将药水滴入外耳道后壁,轻轻压揉耳屏,使药液充分进入外耳道深处。

（7）滴药后保持原姿势5～10分钟。

（8）若刚从冰箱内取出滴耳液,要在室温下放一会儿再用,否则会引起不适,甚至发生眩晕。

## 四、论述题

1. 如何做好托幼园所的安全工作?

做好托幼园所的安全工作,要采取一定的安全措施。

（1）环境设施要安全,消除意外事故的隐患

①消除场地设施隐患措施,活动场地要经常打扫,保持平坦及清洁;托幼园所建筑用房不宜超过两层;楼梯、窗户要有护栏;经常检修,严禁使用危房。

②消除家具、玩具设施隐患措施,家具、玩具要牢固,没有尖角和裂缝。不玩口吹玩具,不玩塑料口袋。

③消除生活配件设施隐患措施,门上不宜加设弹簧,电灯开关要安全,危险物品避免直接接触。

（2）要妥善保管药品、有毒物品

①建立严格的药品管理制度,一是保证用药安全,二是防止吃错药。

②放药品的位置要固定,药品应放在幼儿拿不到的地方,并贴上标签。

③内服药、外用药分开放置。

④给学前儿童服药前要仔细核对姓名、药名、用量。

⑤服药情况应有交接班记录。

⑥药物过敏史学前儿童要有记载。

⑦有毒物品上锁保存,使用时有记录,用完瓶罐统一回收处理。

（3）要建立安全检查制度(重点内容,幼儿防走失)

①托幼园所要设专人定期、不定期地检查园内的房屋、场地、玩具等。

②加强对门卫的严格管理,随时关好大门,防止走失。

③建立、健全严格的家长接送制度,并建立接送卡片。

④外出活动、交接班,都要清点人数。

（4）加强一日生活环节中的安全管理

托幼园所应加强来园、盥洗、户外活动、学习活动、游戏、午餐与午睡、离园环节中的安全管理,杜绝安全事故。

2. 托幼园所开展安全教育有哪些内容? 请举例说明。

（1）教育学前儿童遵守各种安全制度

教育学前儿童不能随便离开自己所在的班,在出入各室和上、下楼梯时不打闹。遵守体育运动、游戏各项规则。遵守交通规则。加强幼儿的安全意识。

（2）教育学前儿童懂得"水""火""电"的危险

①防水的知识。如不要在距离水边较近的地方玩耍,遇到同伴溺水,要学会呼救等。

②防火的知识。如不玩火,着火了赶快告诉成人,见到点着的烟头和小火苗时要踩灭它。有简单的防火知识,知道火警电话是119。

③防电的知识。如不玩弄电器开关、插头、插座等。知道电的标志,见到高压电标志要远离。

(3)教育学前儿童不做有危险的事

①不互射弹弓,不戏弄牲畜,不爬高。

②不采食花、草、种子。

③不把小物品衔在口中吮吸,或放入耳、鼻中。

④不要随便拿药吃,要遵医嘱由家长喂药。

(4)教给学前儿童有效的自救知识

①进行必要的安全教育,帮助学前儿童了解什么是危险,怎样避开危险;

②介绍自然灾害发生时的自救知识。

(5)教会幼儿防走失、防拐骗等自我保护技能

①保教人员可根据自己的班级情况,开展一系列的防走失、防拐骗教育活动。

②预防和控制意外事件的发生,可以设置情境,给学前儿童"亲身体验"的机会。

## 五、案例分析题

1.(1)李老师的做法有正确的地方也有不正确的地方。

①正确的做法

a. 能够及时关注学前儿童的身体状况,在案例中,户外活动回来,李老师发现小明出汗过多而且额头有点烫。

b. 能及时选择合适的方式判断学前儿童身体状况,在案例中,李老师嘱咐保育员拿来体温计给小明测量。

c. 能及时安置体温异常的学前儿童,在案例中,测得的体温是38.2 ℃,李老师立即让小明停止游戏。

②不正确的做法

a. 测量体温的时机不正确,在案例中,户外活动回来,李老师发现小明出汗过多而且额头有点烫,马上嘱咐保育员拿来体温计给小明测量。活动后出汗的孩子体温异于正常体温,正确的做法是等待半小时左右再进行测量。

b. 没有正确处理发热的学前儿童,在案例中,测得的体温是38.2 ℃,李老师立即让小明卧床休息。此时正确的做法应当是送到保健医生处做更准确的判断,并打电话联系家长。

c. 提供的饮料不正确,在案例中,李老师给发热出汗的小明拿来一杯加入适量的盐的水,对正常运动出汗多的孩子只需要提供温开水即可。

(2)正确处理出汗发热儿童

①首先要帮小明擦汗,给他喝点温开水,等待半小时后给他测量体温。

a. 测体温前,先看看体温表的数值是否超过35 ℃。

b. 如果超过 35 ℃,可用一只手捏住远离水银球的一端,向下、向外轻轻甩几下,使水银线降到"35"刻度以下。

c. 擦去学前儿童腋窝的汗,把体温表的水银球端放在腋窝中间,注意不要把表头伸到外面。让学前儿童屈臂夹紧体温表,测 5 分钟后取出。

d. 读取并记录数值。

②其次,如果此时体温偏高,要及时送到医务室说明情况,并打电话给家长,告之具体情况,询问处理意见。

③最后,根据园医和家长的意见安置小明。

2.(1)张老师的做法有正确的也有不正确的。

①正确的处理

对兰兰病情的判断是正确的,在案例中,兰兰不舒服,有点恶心想吐,头晕没力气,耳朵里有嗡嗡的声音,没有发烧,这是中暑的症状,张老师判断是明确的。

②不正确的处理

案例中,张老师把兰兰带到阴凉墙边是不正确的,应当移到阴凉通风的地方,墙边不通风。

案例中,张老师给兰兰太阳穴搽了点驱风油,这种做法也是不正确的,应当给中暑的孩子用冷毛巾或冰袋敷头部。

(2)中暑的预防与处理

活动前要做好中暑的预防工作。

①多注意增加液体摄入,不要口渴再饮水,注意补充盐分和矿物质。

②夏季幼儿宜穿着质地轻薄、宽松、浅色的衣物。

③高温时减少户外锻炼,避开正午前后时段,选择阴凉处进行。

中暑后的处理工作:

①教师应迅速将中暑者移至阴凉通风处。

②解开其衣扣,并用冷毛巾或冰袋敷其头部。

③让学前儿童服用清凉饮料、人丹、十滴水等。

# 第七章　学前儿童心理健康教育

一、单项选择题

| | | | | | | | | | |
|---|---|---|---|---|---|---|---|---|---|
| 1. B | 2. A | 3. C | 4. C | 5. B | 6. B | 7. B | 8. A | 9. C | 10. B |
| 11. B | 12. A | 13. C | 14. B | 15. A | 16. D | 17. B | 18. B | 19. D | 20. B |
| 21. A | 22. B | 23. C | 24. C | 25. C | 26. C | 27. D | 28. C | 29. D | 30. A |
| 31. A | 32. A | 33. C | 34. C | 35. B | 36. A | 37. C | 38. A | 39. D | 40. C |

41. A　42. A　43. B　44. C　45. D　46. C　47. A　48. B　49. D　50. C

51. A　52. D　53. A　54. B　55. D　56. C　57. D

## 二、判断选择题

1. B　2. A　3. A　4. B　5. A　6. A　7. B　8. B　9. A　10. A

11. A　12. A　13. A　14. A　15. B　16. B　17. B　18. A　19. A　20. A

21. B　22. A　23. B　24. A　25. B　26. B　27. B　28. B　29. A　30. A

31. B　32. B　33. A　34. B　35. B　36. A　37. B　38. A　39. A　40. A

41. A　42. A　43. A　44. A　45. B　46. A　47. B　48. B　49. B　50. A

51. B　52. A　53. A　54. A　55. A

## 三、简答题

1. 简述幼儿期恐惧症的矫正方法。

(1)家长和教师不可采用恐吓、威胁的方法教育学前儿童。

(2)应积极鼓励学前儿童学会如何积极应付而不是消极回避。

(3)如果个别恐惧程度严重,且持续时间较长,则要进行专门治疗。

2. 简述学前儿童攻击性行为的矫正方法。

(1)应尽早查明原因,给予矫正。

(2)采用正确的教育方法。不可迁就姑息,也不可体罚。

(3)发作时,可暂不予理睬,待其行为自行消退后给予说服教育。

(4)帮助学前儿童学习如何与他人相处、如何调节自己的情绪、如何对待挫折等。

(5)帮助和促进学前儿童社会化过程。

3. 简述学前儿童口吃发生的原因。

(1)主要与心理状态有关(个体发展程度)。

(2)家长做过多矫正,或采用威吓、强制等方法来训练语言,精神过度紧张造成口吃。

(3)学前儿童在突然受到惊吓,出现口吃。

(4)模仿别人口吃,个性急躁,也会出现口吃。

(5)患有某种疾病如百日咳、流感、麻疹,或脑部受到创伤,均有可能形成口吃。

(6)学前儿童由于口吃受到讥笑、指责,有可能使症状加重和发展。

4. 简述学前儿童口吃的矫正方法。

(1)因发育迟缓而发生的口吃,多随年龄的增长而自行消失。

(2)解除学前儿童的心理紧张,避免对学前儿童嘲笑、指责或过分矫正。

(3)成人与学前儿童讲话要心平气和、不慌不忙,使学前儿童受到感化,养成从容不迫的讲话习惯。

(4)对口吃学前儿童进行口型示范和发音矫正的训练,多练习朗诵和唱歌。

(5)运用鼓励和表扬的方法培养其信心和勇气。

5. 简述学前儿童习惯性阴部摩擦的矫正方法。

(1)家长应冷静地予以制止,正确诱导,分散学前儿童对性器官的过分注意,切忌惩罚、羞辱、讥笑和恐吓孩子。

(2)注意培养学前儿童的卫生习惯,勤洗阴部,防止局部疾患和感染。

(3)学前儿童衣着不要过暖,内裤不要太紧。

(4)多鼓励学前儿童参加集体活动和体育锻炼。

6．简述学前儿童多动症发生的原因。

(1)多种因素共同作用的结果。

(2)遗传因素。

(3)脑损伤。

(4)代谢障碍。

(5)铅中毒。

(6)不良的教育方式。

7．简述学前儿童多动症的矫正方法。

(1)成人要对多动症学前儿童进行耐心的帮助和指导,多鼓励表扬他们,不断增强他们的自尊心和自信心。

(2)引导学前儿童在集体活动中遵守一定的行为规范,加强动作练习。

(3)进行注意力训练,训练的难度,根据学前儿童完成情况增减。

(4)可以配合使用其他的治疗方法,如改善身体状况、应用药物。

8．如何开展幼儿园性教育?

(1)没有性别歧视,这是形成健康的性心理的重要因素。

(2)转移对外生殖器的注意,帮助学前儿童懂得性器官是身体的一个组成部分。

(3)自然、合理简单地回答学前儿童有关性的问题。

(4)性教育应该是"两性别优势互补教育"。

## 四、论述题

1. 结合实际来谈谈幼儿园应如何开展各项活动,进行心理健康教育。

在幼儿园,教师应注意利用游戏活动、教学活动、日常生活活动对学前儿童进行心理健康教育,保教结合,促进学前儿童健康成长。

(1)培养学前儿童良好的生活习惯

良好的生活习惯有益于学前儿童情绪饱满、情绪稳定。在日常生活活动中教师要养成幼儿良好的睡眠习惯、进食习惯、排便习惯及卫生习惯,有利于保持学前儿童良好的精神状态和健康的身体。

(2)帮助学前儿童学会调节自己的情绪

学前儿童是在主动积极的活动中发展的,因此幼儿园教育中要做到以下几点:

①满足学前儿童对玩具、游戏活动的需要。

②教师改进活动方式,以开放式的活动形式为主。

③让学前儿童在活动中体验同伴友好相处的乐趣,树立规则意识。

④当学前儿童受到挫折和委屈时,教师和家长要让学前儿童通过合理的方式宣泄,以减轻心理上的压力。

(3)帮助学前儿童学习社会交往技能

活泼开朗的性格和乐于交往是健康心理的一个重要方面,因此幼儿园心理健康教育要注意以下几点:

①教师要帮助学前儿童学习社会交往技能。

②进行移情教育,引导学前儿童多为他人着想。

③学会合作分享。

④学会恰当地自我评价。

(4)健康的性教育

学前儿童期发展健康的性心理的关键时期,要进行健康的性教育。

①没有性别歧视,这是形成健康的性心理的重要因素。

②转移对外生殖器的注意,帮助学前儿童懂得性器官是身体的一个组成部分。

③用自然、合理简单地回答学前儿童有关性的问题。

④性教育应该是"两性别优势互补教育"。

2. 举例说明维护和促进学前儿童心理健康的措施。

(1)创设适宜的环境,促进学前儿童健康地成长

①教师要为学前儿童创设丰富的物质环境,营造宽松的精神环境。如尊重学前儿童的人格,体会他们的意愿。

②教师还要提高自身的心理素质,用健康的心理影响幼儿,随时调控自己。如在面对困难挫折时保持健康积极、乐观向上的心态。

(2)开展心理咨询,加强保健措施

①托幼园所可建立专门的心理咨询室,接待学前儿童及其家长。早发现早矫正。

②开展健康监测,坚持做好晨检及全日健康观察,对传染病做到早发现、早隔离、早治疗。

③对体弱及心理行为异常的学前儿童,建立观察记录档案,并与家长密切配合。

④普及科学喂养知识,实施计划免疫等保健措施,促进学前儿童的健康。

(3)开展各项活动,进行心理健康教育

①培养学前儿童良好的生活习惯,如在日常生活活动中教师要养成幼儿良好的睡眠习惯、进食习惯、排便习惯及卫生习惯。

②帮助学前儿童学会调节自己的情绪,如满足学前儿童对玩具、游戏活动的需要,在受到挫折和委屈时,引导他们通过合理的方式宣泄。

③帮助学前儿童学习社会交往技能,如进行移情教育,引导学前儿童多为他人着想,学会合作分享。

④开展健康的性教育,如帮助学前儿童懂得性器官是身体的一个组成部分,合理简单地回答学前儿童有关性的问题。

(4)密切家园协作,增强教育合力

①幼儿园举办心理健康讲座、座谈、交流讨论会等多种途径,向家长宣传心理健康教育的基本知识和重要意义。

②家园共同商讨、采取学前儿童心理健康教育的策略,做到家园教育一致,促进学前儿童的心理健康。

### 五、案例分析题

1.(1)乐乐的这种行为属于无意说谎,不属于品行障碍。

出现无意说谎的原因是:三四岁的学前儿童由于认知水平低,在思维、记忆、想象、判断等方面,往往会出现与事实不相符合的情况,如常把想象的东西当作现实存在的东西,把渴望得到的东西说成已经得到了,把希望发生的事情当作已经发生的事情来描述。

(2)教师的做法不正确。

对于无意撒谎的学前儿童,成人不该指责他们,只需让学前儿童明白该怎么说就行了。

# 第八章  托幼园所的卫生保健制度

## 一、单项选择题

| | | | | | | | | | |
|---|---|---|---|---|---|---|---|---|---|
| 1. B | 2. C | 3. A | 4. C | 5. A | 6. A | 7. B | 8. A | 9. C | 10. C |
| 11. D | 12. C | 13. B | 14. A | 15. C | 16. D | 17. A | 18. C | 19. D | 20. D |
| 21. C | 22. D | 23. B | 24. C | 25. C | 26. C | 27. D | 28. C | 29. A | 30. A |
| 31. D | 32. C | 33. D | 34. D | 35. A | 36. C | 37. D | 38. C | 39. B | 40. C |
| 41. C | 42. A | 43. A | 44. B | 45. B | 46. C | 47. A | 48. C | 49. D | 50. D |
| 51. C | 52. D | 53. A | 54. B | 55. A | 56. C | 57. B | 58. D | 59. B | 60. A |

## 二、判断选择题

| | | | | | | | | | |
|---|---|---|---|---|---|---|---|---|---|
| 1. B | 2. B | 3. B | 4. A | 5. A | 6. A | 7. B | 8. B | 9. B | 10. A |
| 11. A | 12. B | 13. A | 14. A | 15. B | 16. A | 17. B | 18. B | 19. A | 20. A |
| 21. A | 22. B | 23. B | 24. A | 25. A | 26. B | 27. B | 28. B | 29. B | 30. B |
| 31. B | 32. B | 33. A | 34. B | 35. A | 36. A | 37. A | 38. A | 39. A | 40. A |
| 41. B | 42. B | 43. B | 44. B | 45. A | 46. A | 47. B | 48. B | 49. B | 50. B |
| 51. B | 52. B | 53. A | 54. A | 55. B | 56. B | 57. B | 58. B | 59. B | 60. B |
| 61. B | 62. B | 63. A | 64. B | 65. A | 66. B | 67. A | 68. A | 69. B | 70. A |

## 三、简答题

1. 简述睡眠的卫生要求。

(1)睡前准备工作要做好。

(2)创造良好的睡眠环境。

(3)培养学前儿童正确的睡姿。

(4)培养学前儿童良好的生活习惯。

2. 简述喝水的卫生要求。

(1)上下午各组织一次集体饮水,提醒并允许学前儿童随时喝水。提醒、帮助学前儿童安全有序地取水和取放水杯。

(2)学前儿童应坐在自己的座位上喝水,避免泼洒。提醒喝水速度不能太快。

(3)学前儿童个人专用水杯每天清洗并消毒。

(4)注意饮水量,剧烈运动后不应喝大量的水。帮助学前儿童学会渴了主动饮水,养成喝白开水的习惯。

3. 简述上课活动的卫生要求。

(1)时间安排合理

年龄越小,教学活动时间越短,次数和内容越少。

(2)室内外清洁

教室要保持干净卫生、通风透气、光线充足,桌子排列有利于人际交流。体育课、音乐课前用湿拖把拖地。

(3)培养正确的姿势

注意培养正确的坐、立、行、阅读、绘画及握笔姿势,不提倡手背在后面听课。

4. 简述艺术活动的卫生要求。

(1)选择适合学前儿童音域特点的歌曲和朗读材料,不宜演唱成人歌曲,以防止声带疲劳。

(2)教给学前儿童正确的发声方法。

(3)唱歌的地点要求无尘,空气新鲜,温度适宜。

(4)唱歌的姿势以立式为主,挺胸抬头。

(5)唱歌时间不宜过长,并注意配合舞蹈、动作训练和音乐欣赏。

(6)中、大班学前儿童可以学习打击乐,培养节奏感。

(7)有音乐才能的学前儿童可个别辅导,培养音乐兴趣。

5. 简述游戏活动的卫生要求。

(1)最好在户外进行。

(2)注意保持幼儿的愉快情绪。

(3)游戏活动时间适当合理。

(4)游戏中注意安全保护。

6. 简述来园的卫生要求。

(1)做好活动室的清洁卫生及通风换气工作,冬季做好采暖工作。

(2)热情接待并向家长了解学前儿童在家的表现及健康状况。

(3)进行晨检,并对学前儿童提出一日的卫生要求。

(4)每班教室应安排生活柜,方便学前儿童来园后有固定的地方放置物品。

(5)教育学前儿童不带危险物品入园。

(6)对刚入园的学前儿童,要耐心做好安抚工作。

7.简述离园的卫生要求。

(1)教育学前儿童把玩具、桌、椅等放置好,穿戴整齐。

(2)教师将学前儿童亲自交给家长,此时可向家长进行一些家教指导。

(3)学前儿童全部接走后,教师收拾好活动室,然后巡视一遍,确定没有孩子再锁门。

(4)个别晚接的学前儿童,本班教师亲自交给值班人员,确保学前儿童安全。

(5)若有家长来访,教师要耐心解答家长的疑问,与家长友好交流。

(6)班级通知可在本班门口贴出,以便家长及时知道。

8.简述幼儿体格锻炼制度。

(1)在正常天气下,每天坚持2小时以上户外活动,并加强冬季锻炼。

(2)要创造条件,充分利用日光、空气、水等自然因素,有计划地锻炼学前儿童体格。

(3)要做好运动前的准备工作,加强运动中的保护,避免运动伤害。

(4)体格锻炼要循序渐进,运动量和运动项目要适合学前儿童年龄特点,对个别体弱学前儿童要给予特殊照顾。

9.简述信息收集制度。

(1)托幼园所应当建立健康档案。

(2)托幼园所应当对卫生保健工作进行记录。

(3)工作记录和健康档案应当真实、完整、字迹清晰。工作记录应当及时归档,至少保存3年。

(4)定期对学前儿童出勤、健康检查、膳食营养、常见病和传染病等进行统计分析,掌握学前儿童健康及营养状况。

## 四、论述题

1.举例说明制定幼儿生活制度的原则。

(1)根据学前儿童的年龄和体质安排活动

①不同的班级应有不同的作息制度。如年龄越小睡眠时间越长,学习时间越短。

②生活制度应兼顾学前儿童的个体差异。如有的学前儿童精力旺盛,睡眠时间较少;有的学前儿童体质弱,需要更多的睡眠时间。

(2)根据学前儿童的生理活动特点安排活动

①早晨7—10时,学前儿童头脑清醒、精力旺盛,可安排上课。

②上午10—11时学前儿童神经系统兴奋性逐渐降低,可安排轻松的游戏,消除疲劳。

③午餐后,学前儿童大脑皮质兴奋降至最低,需安排午睡。

④下午,大脑皮质的兴奋程度又逐渐增高,可让做做体操、游戏。

⑤晚上睡前,可安排安静的活动。

(3)根据地区特点和季节变化做适当的调整

①各园应根据本地区的具体地理特征及本园实际情况,制定相应的生活制度。

②制定生活制度,还应考虑不同的季节特点,如夏季昼长夜短,入园时间可适当提前。

(4)根据家长的需要,安排学前儿童入园和离园的时间

制定生活制度时,要考虑家长的实际情况和需要,尽量与家长上下班时间相衔接。如入园时间可根据家长的需要适当提前,而离园的时间也可以适当地推迟。

2.结合实际论述"三浴"锻炼的卫生要求。

"三浴"锻炼指空气浴、日光浴和水浴锻炼。

(1)空气浴的卫生要求:

①最好从夏季开始,逐渐过渡到冬季。

②先室内,后室外。

③室温应逐步下降。持续的时间由几分钟延长到 20～30 分钟。

④夏天可结合水浴或游戏进行,冬季可结合舞蹈与形体进行。

⑤空气浴场所要求绿化条件好,空气新鲜。

⑥观察幼儿有无寒战打喷嚏、脸色苍白等状况,若有应立即停止。

⑦身体显著衰弱、有急性呼吸道疾病及其他严重疾病的幼儿则不宜锻炼。

(2)日光浴的卫生要求:

①应选择清洁、平坦、干燥、绿化较好、空气流畅但又避开强风的地方。

②日光浴春秋季以上午 10:00—11:00 为宜,夏季以上午 8:00—9:00 为宜,冬季以上午 10.00—12:00 为宜。

③空腹或饭后 1 小时内不宜进行日光浴,日光浴后,不要马上进食。

④进行日光浴时,身体尽量裸露,注意保护眼睛。

⑤发现学前儿童出汗过多、精神不振、头部晕痛和心跳加快的现象,要暂停锻炼,立即休息,补充少量水分。

(3)水浴的卫生要求:

①水浴可从温水逐步过渡到冷水。

②提倡长期坚持冷水盥洗,每天用冷水洗手洗脸,预防感冒。

③冷水擦身宜用柔软的湿毛巾,擦洗的部位依次为:上下肢、胸、腹、背,之后用干毛巾擦干身子,不可用力过猛。

④淋浴先从上肢开始,再到背部、胸腹部、下肢。

⑤游泳结合了水、空气和日光三种自然因素,游泳时间不宜太长,饭后 1.5 小时内或空腹状态下以及患病幼儿不宜游泳。

一旦学前儿童适应"三浴"锻炼,则"三浴"可在一天内同时进行。

## 五、案例分析题

1.(1)李老师的做法有正确的地方也有不正确的地方。

①正确的做法

每天上下午各一次的集体饮水是正确的,通过集体饮水培养学前儿童喝水的习惯。

在集体饮水中让所有的孩子排队接水也是正确的,可以帮助学前儿童安全有序地取水,保证饮水时的安全。

接好水回到自己座位上喝也是正确的,可以避免泼洒。

②不正确的做法

不允许孩子们随时喝水是不正确的,因为学前儿童每天需要保持一定的饮水量,水能帮助体内生理活动的进行,并参与物质的吸收、运输及排泄,调节体温和维持渗透压,如果缺乏会影响学前儿童正常的生理活动,甚至导致尿道炎。应当提醒并允许学前儿童随时喝水。

户外活动回来后的集体饮水中提醒孩子们多喝点水也是不正确的,运动后立刻大量喝水会加重心脏负担,应当适量喝水。

(2)幼儿园饮水卫生

①上下午各组织一次集体饮水,提醒并允许学前儿童随时喝水。提醒、帮助学前儿童安全有序地取水和取放水杯。

②学前儿童应坐在自己的座位上喝水,避免泼洒。提醒喝水速度不能太快。

③学前儿童个人专用水杯每天清洗并消毒。

④注意饮水量,剧烈运动后不应喝大量的水。帮助学前儿童学会渴了主动饮水,养成喝白开水的习惯。

2.(1)张老师的做法有正确的地方也有不正确的地方。

①正确的做法

张老师关注到睡前准备工作、睡眠环境以及学前儿童的睡姿问题,这些都是正确的。但在具体操作中的做法不正确。

②不正确的做法

提前关好卧室门窗是不正确的,应当提前打开门窗,让卧室通风换气。

铺好被子枕头是不正确的,要教学前儿童自己整理床铺被褥,培养初步的自理能力。

催促幼儿如厕、脱衣上床也是不正确的,这会影响学前儿童愉快的睡眠情绪。应当提醒学前儿童如厕、脱衣上床,在平稳情绪中做好睡眠的准备。

让打打闹闹的幼儿到走廊上罚站10分钟再回来睡觉是不正确的,这虽然让睡眠环境安静了,但老师不能用惩罚方式来解决问题。

看到有几个孩子蒙头睡,张老师赶紧拉上窗帘这也是不正确的,正确的做法应当是轻轻把被子从头上取下来。

(2)幼儿园的睡眠卫生

①睡前准备工作要做好。做到"三要":一要提醒如厕,二要保持愉快的睡眠情绪,三要安静上床。

②创造良好睡眠环境。做到"三要":一要保持安静,二要空气清新,三要光线不宜太强。

③培养学前儿童正确的睡姿,以右侧睡和平睡为宜,要观察并纠正睡姿和异常行为问题。

④培养学前儿童良好的生活习惯。教学前儿童正确穿脱衣、鞋、袜的顺序和摆放位

置,教学前儿童自己整理床铺、被褥,培养初步自理能力。

# 第九章　托幼园所的环境卫生

## 一、单项选择题

| | | | | | | | | | |
|---|---|---|---|---|---|---|---|---|---|
|1.D|2.A|3.B|4.D|5.A|6.C|7.A|8.A|9.C|10.C|
|11.D|12.A|13.A|14.D|15.A|16.B|17.B|18.B|19.D|20.D|
|21.B|22.C|23.C|24.B|25.C|26.B|27.C|28.B|29.D|30.C|
|31.D|32.A|33.D|34.D|35.C|36.C|37.C|38.A|39.C|40.A|

## 二、判断选择题

| | | | | | | | | | |
|---|---|---|---|---|---|---|---|---|---|
|1.B|2.A|3.B|4.B|5.A|6.A|7.B|8.B|9.A|10.A|
|11.B|12.A|13.B|14.A|15.B|16.B|17.A|18.B|19.B|20.A|
|21.B|22.B|23.A|24.B|25.B|26.B|27.B|28.A|29.B|30.A|
|31.B|32.B|33.A|34.B|35.A|36.A|37.A|38.A|39.B|40.B|
|41.A|42.A|43.A|44.B|45.A|46.A|47.B|48.A|49.A|50.A|

## 三、简答题

1. 简述幼儿园玩具的卫生要求。

(1)选购玩具时,要考虑到玩具的材料应便于洗涤和消毒,通常以塑料玩具为好。

(2)玩具上的涂料不能含有铅、砷、汞等有毒物质。

(3)玩具的表面必须无锐利的尖角,以免刺伤学前儿童。

(4)口琴类的玩具不卫生,极易传播疾病,不宜在幼儿园里使用。

(5)玩具的大小、重量要适合学前儿童的体力。

(6)玩具应经常保洁和定期消毒。

2. 简述幼儿园书籍的卫生要求。

(1)幼儿读物的文字、插图及符号要大而清晰。

(2)文字与纸张之间在色调上要有明显的对比。

(3)纸张要耐用,不易破损,纸面要平坦、光滑,不反光。

(4)书籍及重量适于学前儿童使用。

(5)过脏过破的图书不宜继续使用。

3. 简述幼儿园文具的卫生要求。

(1)选用不含有毒色素或有毒物质的铅笔、蜡笔、绘画颜料、墨水等。

(2)铅笔杆上所涂颜色部分应有不脱落、不溶于水的透明漆膜。

(3)铅笔芯不宜太硬,否则字迹太浅,易造成学前儿童视力疲劳。

## 四、论述题

1. 试论述托幼园所精神环境的创设要求。

(1)树立现代儿童观和教育观,建立良好的教师与幼儿交往关系

①要热爱、尊重并了解学前儿童,为学前儿童营造一种安全、温馨、轻松愉快的精神环境。

②教师应当以民主的态度来对待学前儿童,善于疏导而不是压制,允许学前儿童表达自己的想法和建议。

③教师在与学前儿童的交往中,要尽量采用多种适宜的身体语言动作。教师在与学前儿童交谈时,最好保持较近的距离和视线的接触。

(2)培养幼儿群体,建立良好的学前儿童之间交往关系

①要力求为学前儿童提供一个平等和谐团结友爱的班集体,并充分利用集体的教育力量。

②教师初建班集体时,应坚持正面教育和集体教育的原则,逐渐使学前儿童产生自信和自主感。

③教师要引导学前儿童学会相互交流思想和感情,建立同伴间相互关心、友爱的气氛。

(3)以身示范,建立良好的教师与教师交往关系

①教师间的交往是学前儿童同伴交往的重要榜样。

②教师间的交往,涉及班级、托幼园所是否具有良好的气氛。

(4)沟通交流,建立良好的教师与家长交往关系

教师要经常和家长交流,互相学习、取长补短,共同教育好学前儿童。教师和家长的关系,直接影响到教师和学前儿童的关系。

除此之外,还应形成良好的托幼园所风气,托幼园所的日常规则、一般行为标准也是精神环境创设的重要部分。

## 五、案例分析题

1.(1)林老师的教育方式不符合托幼园所精神环境创设的要求,没有建立良好的师幼交往关系。

①林老师比较偏爱可爱听话的孩子,不喜欢调皮好动的孩子,表现出她对孩子的爱是没有原则,有失公正和理智。

②林老师经常会训斥犯错误的孩子,表现出她不善于疏导,一味地压制,缺乏民主的教育态度。

正是因为林老师存在以上的教育问题,导致班上的小朋友都怕林老师,不想上幼儿园。

(2)精神环境的创设。

①树立现代儿童观和教育观,建立良好的教师与幼儿交往关系。

要热爱、尊重并了解学前儿童,并以民主的态度来对待学前儿童,允许学前儿童表达

自己的想法和建议。在与学前儿童交往中尽量采用多种适宜的身体语言动作。

②培养幼儿群体,建立良好的学前儿童之间交往关系。

为学前儿童提供一个平等和谐团结友爱的班集体,并充分利用集体的教育力量。坚持正面教育和集体教育的原则,引导学前儿童学会相互交流思想和感情,建立同伴间相互关心、友爱的气氛。

(3)以身示范,建立良好的教师与教师交往关系。

教师间的交往是学前儿童同伴交往的重要榜样。教师间的交往,涉及班级、托幼园所是否具有良好的气氛。

(4)沟通交流,建立良好的教师与家长交往关系。

教师要经常和家长交流,互相学习、取长补短,共同教育好学前儿童。

除此之外,还应形成良好的托幼园所风气,托幼园所的日常规则、一般行为标准也是精神环境创设的重要部分。

# 学业水平考试模拟试卷

## 试卷 I

### 一、单项选择题

1. A　2. A　3. C　4. C　5. D　6. A　7. C　8. A　9. C　10. B
11. A　12. C　13. D　14. A　15. D　16. D　17. C　18. D　19. A　20. C
21. C　22. D　23. A　24. D　25. A　26. D　27. D　28. C　29. B　30. B
31. A　32. B　33. C　34. A　35. C　36. C　37. B　38. B　39. C　40. C
41. D　42. B　43. B　44. D　45. A　46. B　47. C　48. A　49. C　50. C

### 二、判断选择题

51. A　52. A　53. B　54. B　55. A　56. B　57. A　58. B　59. A　60. B
61. B　62. A　63. A　64. A　65. B　66. B　67. A　68. B　69. B　70. B
71. B　72. B　73. B　74. B　75. A　76. B　77. A　78. B　79. B　80. A
81. B　82. B　83. A　84. A　85. B　86. A　87. B　88. B　89. A　90. A
91. A　92. B　93. A　94. A　95. A　96. B　97. B　98. B　99. A　100. A

# 试卷 Ⅱ

## 一、简答题

1. 简述学前儿童神经系统的特点。

(1)脑的重量变化快。

(2)神经系统的发育不完善。

(3)容易兴奋,容易疲劳。

(4)自主神经发育不完善。

2. 学前儿童能量主要消耗在哪几个方面?

(1)基础代谢。

(2)食物的特殊动力作用。

(3)活动所需要。

(4)生长发育所需。

(5)排泄的消耗。

3. 简述小儿肺炎的预防措施。

(1)室内注意通风换气,清洁卫生。

(2)加强体育锻炼,增强抗病能力。

(3)随天气变化注意增减衣服,避免接触感染源。

(4)防治佝偻病、贫血、麻疹及百日咳等疾病。

(5)还可通过疫苗预防小儿肺炎。

4. 简述学前儿童被宠物咬伤的处理方法。

(1)应该立即、就地、彻底清洗伤口。

①要快,分秒必争。

②要彻底。

③伤口不可包扎。

(2)正确处理伤口后,应尽快送医院。

(3)及时注射狂犬疫苗,能有效预防发疯。

## 二、论述题

1. 充足的睡眠有利于幼儿的生长发育,请结合托幼园所工作实际,论述睡眠活动的卫生要求。

学前儿童年龄越小,所需睡眠时间越长。托幼园所教师应重视照顾学前儿童的睡眠,要注意以下几点:

（1）睡前准备工作要做好

①要提醒学前儿童如厕。

②要求学前儿童不做剧烈运动,也不刺激学前儿童情绪,让学前儿童保持安静愉快的睡眠情绪。

③要求学前儿童安静地上床,不与同伴讲话、疯闹。

（2）创造良好睡眠环境

①安静,尤其教师不能在此时串班,说话、进餐、打电话等。

②空气清新,教师要提前让卧室通风换气。

③室内光线不宜太强,这样学前儿童易入睡,也易睡得沉。

（3）培养学前儿童的正确睡姿

①睡眠以右侧睡和平睡为宜,不蒙头睡,不用手压着心脏、腹部、头脸,宜用鼻呼吸。

②教师还要细心观察学前儿童睡眠,若发现学前儿童有不良睡姿应及时纠正。

③若发现学前儿童有异常行为问题的,如吮手指、玩弄生殖器、尿床等,要及时处理,教育纠正。

（4）培养学前儿童的良好生活习惯

①教师要教学前儿童正确的穿脱衣、鞋、袜的顺序和摆放的位置。

②教学前儿童自己整理床铺、被褥,以培养学前儿童初步的自理能力。

## 三、案例分析题

1.（1）佳佳妈妈的说法是错误的。

①乳牙因牙釉质薄,牙本质松脆,易生龋齿。

②乳牙的生理功能;乳牙是儿童主要的咀嚼器官,帮助消化和营养的吸收;刺激颌骨的正常发育;诱导恒牙的正常萌出及发育。

以上功能说明学前儿童的乳牙在其健康成长的过程中具有极其重要的作用,一旦发现龋齿,要及时进行适当处理,不能听之任之。

（2）可以提出以下建议。

①预防龋齿,定期检查。并非只有恒牙才会发生龋齿,学前儿童的乳牙更容易受害。建议少吃甜食,吃甜食后及时漱口或刷牙,并定期检查牙齿,应每半年检查一次,发现龋齿要及时进行适当处理。

②做好口腔卫生。学前儿童养成早晚刷牙、饭后漱口的习惯。教会学前儿童刷牙的正确方法,顺着牙上下刷。应为幼儿选择头小和刷毛较软、较稀的儿童牙刷。从一岁半开始即应养成早晚刷牙的习惯。

③勤于咀嚼,不吃过冷过热的食物。要让学前儿童常吃含纤维素较多的食物,如蔬菜、水果、粗粮等可以清洁牙齿。高度的咀嚼功能是预防牙列畸形的最有效、最自然的方法之一。

④纠正某些不良习惯。为保证学前儿童牙齿的正常发育,防止牙列不齐,应注意不要让学前儿童吸吮手指、托腮、咬下嘴唇、咬手指甲、咬其他硬物等。

2.(1)材料中的毛毛的行为可能是攻击性行为,这是一种品行障碍。

造成毛毛出现这种心理卫生问题的原因有以下两个方面。

①爷爷奶奶对毛毛过于溺爱,有求必应,造成毛毛任性、霸道的作风。

②毛毛喜欢看动画片《奥特曼》,其中有很多暴力行为镜头,毛毛模仿、学习,逐渐出现攻击行为。

(2)有以下矫正措施。

①对于毛毛的攻击性行为,成人应尽早查明原因,给予矫正,否则会使毛毛出现社会适应性困难,更会影响到其道德行为的发展。

②材料中爷爷奶奶的教育方法不妥,应改变有求必应的做法,采用正确的教育方法。

③家长和老师对这种行为既不可迁就姑息,也不可体罚。发作时,可暂不予理睬,待其行为自行消退后给予说服教育。

④老师可帮助毛毛学习如何与他人相处,如何调节自己的情绪,如何对待挫折等。其实质就是帮助和促进毛毛社会化的过程。